기본 임상화학실험

권세영 · 김상락 · 나영악 · 류재두 · 문기영 · 박철 저

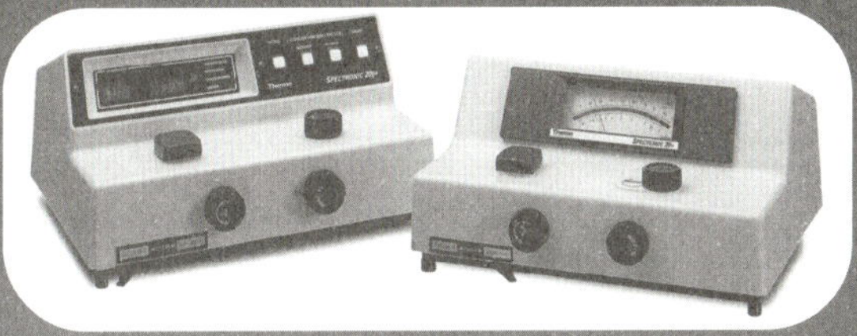

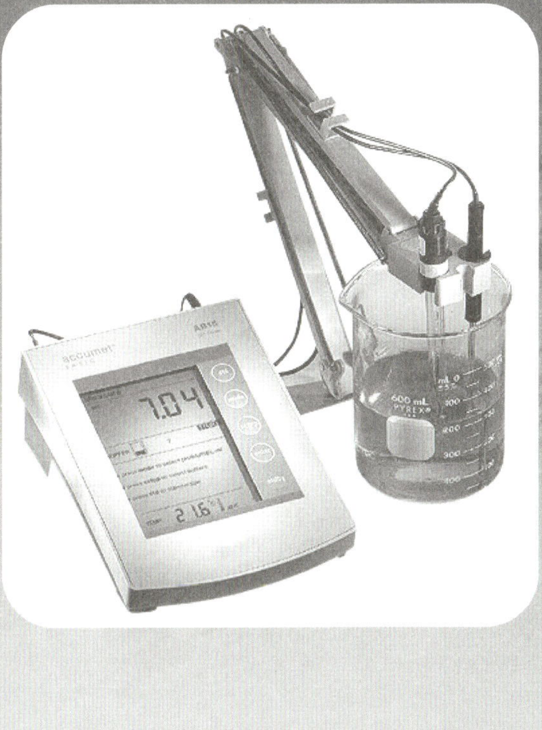

KOREA 고려의학

머리말

최근 의생명과학분야의 눈부신 발전과 더불어 임상화학도 빠르게 발전을 거듭하고 있으며, 그 응용범위의 확대와 검사방법에 따른 분석장비도 하루가 다르게 급변하게 발전하고 있다.

특히 자동화학분석기의 발달과 효소 및 면역 화학적 검사 기술의 발전으로 임상화학적 분석분야는 정확과 정밀화가 요구되고 있다. 또한, 산업체의 기술력 발달로 인하여 진단검사의학과의 검사실자동화(total laboratory automation, TLA)와 현장검사(point of care testing, POCT)가 진행됨에 따라 현장에서는 높은 기술능력이 요구되고 있어 이에 적응할 수 있는 인재를 배양하고, 지식의 함양이 절실히 요구되는 실정이다.

저자들은 이러한 급진적인 발전을 감안할 때 분석과정에 있어 최근의 동향을 수록하면서 될 수 있는 한 이론과 실제를 부합시키는데 역점을 두었고, 각 검사에 대한 원리, 시약의 조제방법, 측정조작법 및 정상치 등을 학생들이 쉽게 이해하고, 실험을 할 수 있도록 간략하게 정리하는데 노력을 기울였다. 아울러, 이 책에서는 수기(manual)의 기본 분석과정을 충분히 이해하는데 주력하였으며, 또한 익숙해지면 자동분석기의 조작을 쉽게 이해할 수 있도록 하였기 때문에 자동화학분석에 대해서는 취급하지 않았다.

이 책에서는 학습단위별로 학습평가를 위한 연습문제를 일부 수록하여 자신의 학습결과를 자율적으로 평가하게 하였다. 그리고 부록에서는 현장에서 요구하는 내용을 참고하여 각 항목에 대한 이론적인 지식과 생리적 변동, 임상적 의의 및 정상 참고치, 정도관리물질 등을 수록하였다.

끝으로, 편집을 도와주신 여러 교수님들과 출판을 맡아주신 고려의학 최병진 사장님과 편집부 여러분께 진심으로 감사드립니다.

2010년 2월
저 자

차　례

총 론 ·· 1

제 1 장 실험실 안전 ·· 3
Laboratory Safety
1. 실험실 안전 ·· 3
1. 임상검사실에서의 주의사항 ·· 7

제 2 장 초자기구의 종류와 사용법 ·· 11
The Kind of Glass Wares
1. 초자기구의 종류 ·· 11
2. 사용법 ·· 26
3. 초자기구의 세척방법 ·· 27

제 3 장 측정기기의 동작법 ·· 29
Operation of Analytical Instrument
1. pH meter의 동작법 ·· 29
2. 비색계의 동작법 ·· 31
3. centrifuge의 동작법 ·· 32

제 4 장 용액의 정의 ·· 35
Definition of Solutions
1. 용액의 정의 ·· 35
2. 용해도 ·· 35
3. 퍼센트용액 ·· 35
4. 몰용액 ·· 37
5. 규정용액 ·· 37
6. 몰랄용액 ·· 38
7. 오스몰 용액 ·· 38
8. 오스몰랄 용액 ·· 38
9. 교질 용액 ·· 39
10. 완충액 ·· 39

제 5 장 검체 및 용액의 희석방법 ········· 41
Dilution of Methed Sample and Solution
1. 검체 희석방법 ········· 41
2. 용액 희석방법 ········· 42

제 6 장 검량곡선 작성법 ········· 43
Calibration Curve
1. 시약종류 ········· 43
2. 시약조제 ········· 43
3. 기기 및 기구 ········· 43
4. 조작법 ········· 44
5. 검량곡선 작성 ········· 45

제 7 장 정도관리 ········· 47
Quality Control
1. 정도관리의 용어 ········· 47
2. 오차 ········· 49
3. 도수분포(frequency distribution) ········· 49
4. 표준편차(standard deviation : SD의 계산) ········· 50
5. 변동계수(coefficient of variation : CV) ········· 51
6. Tonk's 허용범위(acceptable variance) ········· 526.
7. 회수율(recovery rate) ········· 52
8. 회귀직선과 상관계수 ········· 52
9. delta check(변화치)와 panic value(경고치) ········· 54
10. 정확도의 관리 ········· 55
11. 정밀도의 관리 ········· 55
12. 내부정도관리 ········· 62

제 8 장 외부정도관리 ········· 65
External Quality Control
1. 각 검사 시설간의 정도관리(inter laboratory quality control) ········· 65
2. control survey ········· 65
3. QAP(quality assurance program) ········· 66
4. 외부정도관리법(external quality control) ········· 66

제 9 장 관리혈청 ······ 69
Control Serum
1. 혼합혈청 ······ 69
2. 관리혈청 ······ 71

제 10 장 연습문제 ······ 73

각 론 ··· 85

제 1 장 검체 취급 ··· 87
Preparation of Specimen
1. 혈액채취 ··· 87
2. 혈청분리 ··· 88
3. 용혈의 원인 ··· 88
4. 성분변화 방지법 ··· 88

제 2 장 항응고제 ··· 89
Anticoagulant
1. double oxalate(이중 수산염) ··· 89
2. lithium oxalate ··· 90
3. EDTA-Na ··· 90
4. heparin ··· 90
5. sodium citrate(구연산 나트륨) ··· 91
6. sodium fluoridc(불화 나트륨 : NaF) ··· 91

제 3 장 포도당 측정 ··· 93
Blood Glucose
1. 포도당 측정(GOD-POD법, glucose oxidase법) ··· 93

제 4 장 비단백질소 측정 ··· 99
Nonprotein Nitrogens
1. 요소질소 측정(blood urea nitrogen, BUN) ··· 99
2. 크레아티닌 측정(creatinine) ··· 104
3. 요산 측정(uric acid, UA) ··· 108
4. 암모니아 측정(ammonia, NH3) ··· 112

제 5장 단백질 측정 ··· 117
Serum Protein
1. 총단백질 측정(total protein, TP) ··· 117
2. 알부민 측정(albumin) ··· 122

제 6 장 지질 측정 ········ **127**
Lipids
1. 총콜레스테롤 측정(total cholesterol) ········ 127
2. 중성지방 측정(triglyceride, TG) ········ 132
3. 고밀도지단백 콜레스테롤 측정(HDL-cholesterol) ········ 136

제 7 장 무기질 측정 ········ **141**
Electrolytes
1. 칼슘 측정(calcium, Ca) ········ 141
2. 마그네슘 측정(magnesium, Mg) ········ 146
3. 무기인 측정(inorganic phosphate, Pi) ········ 150
4. 혈청철 측정(serum iron, SI, Fe) ········ 154
5. 총철결합능 측정(total iron binding capacity, TIBC) ········ 157

제 8 장 효소 측정 ········ **163**
Enzymes
1. 아밀라아제 측정(Amylase, AMS)- ········ 163
2. 아미노기 전이효소 측정(Transaminase, AST & ALT) ········ 166
3. 알카리성 포스파타아제 측정(Alkaline phosphatase, ALP) ········ 172
4. 산성 포스파타아제 측정(Acid phosphatase, ACP) ········ 176
5. 지지티 측정(γ-glutamyl transpeptidase, GGT, γ-GTP) ········ 180
6. 젖산 탈수소효소 측정(Lactic dehdyrogenase, LD) ········ 184
7. 크레아틴 키나아제 측정(Creatine kinase, CK) ········ 188

제 9장 간기능검사 ········ **193**
Liver Function Tests
1. 빌리루빈 측정(alkali azobilirubin blue(AAB)법) ········ 193

제 10 장 연습문제 ········ **199**

부 록 ······ 229

1. 원소와 원소 기호 ······ 231
2. 원소의 주기율표 ······ 232
3. Greek alphabet ······ 233
4. 숫자표시 ······ 233
5. SI단위에 대한 접두사 ······ 233
6. 측정 단위 ······ 234
7. Useful Information about Concentrated Acids and Bases ······ 234
8. 지시약의 범위 ······ 235
9. 위험 물질 ······ 236
10. 화합물의 명명법과 화학식 ······ 237
11. 임상에서 사용되는 약자 ······ 239
12. 대수표 ······ 243
13. 투과율-흡광도(환산표) TRANSMIT ······ 245
14. 임상화학분야의 검사종목과 참고치 ······ 246
15. SI(국제) 단위 환산표 ······ 263
16. 일반화학 검사 결과보고지 ······ 264
17. 정도관리용 혈청 ······ 266

찾아보기 ······ 267

총 론

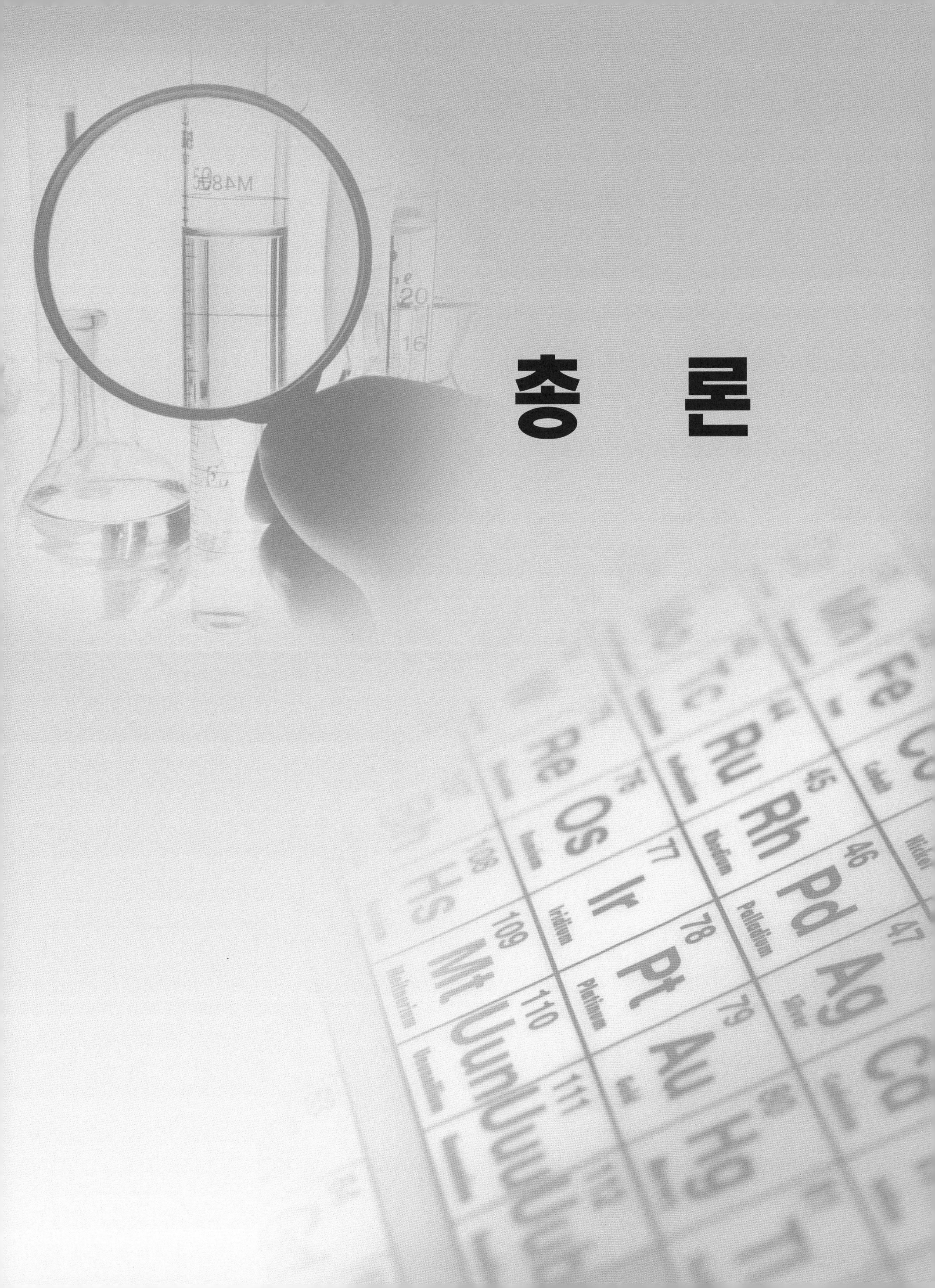

Chapter

01 실험실 안전 (Laboratory Safety)

1 실험실 안전

검사실에는 여러 가지 종류의 위험물질을 사용하고 있기 때문에 주의를 게을리 하면 큰 위험에 직면하게 된다. 강산이나 강알칼리, 발화성물질이나 가연성 물질, 휘발성물질이나 폭발성물질 그리고 고압 가스등 화학물질, 전기, 병원성 미생물, 방사성동위원소 등에 언제나 주의하여야 한다.

임상검사실에서 주의할 것들은 (1) 폭발성 물질, (2) 고압가스, (3) 발화성 물질, (4) 인화성 물질, (5) 산화성 물질, (6) 독성물질 (7) 방사성 물질, (8) 부식성 물질, (9) 기타 등으로 분류할 수 있다. The national fire protection association(NFPA)는 발화성과 반응성에 따라 0~4까지 분류하고 위험한 화학 물질에 발화성(flammable), 부식성(corrosive), 유독성(poison), 폭발성(explosive), hazard identification system 등의 위험을 표시하도록 한다. 뿐만 아니라 시약이 들어 있는 용기에도 세안(eye wash), 후드에서 취급(use in fume hood), 보호안경착용(safety goggle), 빈 실린더(empty cylinder), 보안대 착용지역(ware eye protection in this area) 등을 표시하도록 한다.

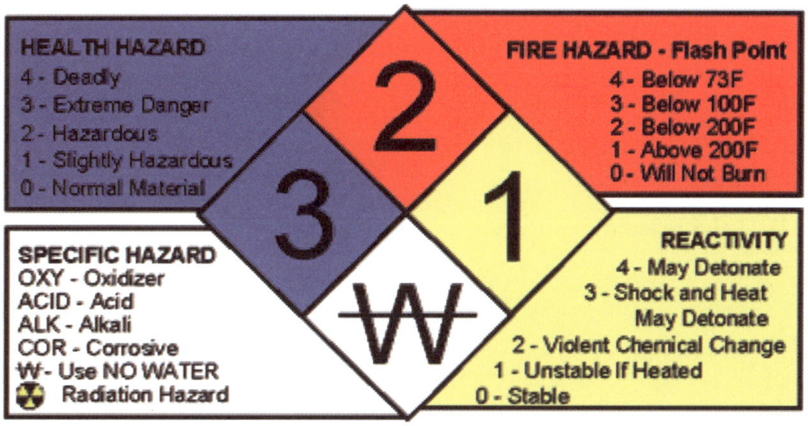

그림 1-1. NFPA hazard diamond

1) laboratory safety

(1) burn and scalds

a. electric burn

b. chemical burn

c. brush burn

d. flash burn

e. radiation burn

f. thermal burn (scalds)

(2) fire and explosion

flammable solvents, gas, etc.

(3) poisonous substance

a. strong mineral acids and weak acids.

b. strong basics and weak basics. (acoustics)

c. poisonous compounds.

d. others (oxidants, reductants, etc.)

(4) laceration

glass handling accident : glassware, t-tube, microtome knife, etc.

analyzing process accident : sample probe, nozzle, etc.

(5) infection

hospital infection / laboratory infection

(6) radiation

radio active materials (isotope)

lazer beam, UV., fluorescein light etc.

(7) others

emotional shock

고압 gas - LPG, CO_2, O_2, N_2 gas etc.

냉동 gas - CO_2, NH_3

독성 gas - acetone, ethyl ether, epoxy resin etc.

2) 유해위험물질의 종류

종 류	특 성	예
폭발성 물질	가열·마찰·충격 또는 다른 화학 물질과의 접촉으로 인하여 산소나 산화제 공급 없이 폭발	질산에스테르류, 니트로화합물, 니트로소화합물, 아조화합물, 디아조화합물, 하이드라진 및 그 유도체, 유기과산화물 등
발화성 물질	스스로 발화하거나 발화가 용이한 것, 또는 물과 접촉하여 발화하고 가연성 가스를 발생시키는 물질	• 가연성 고체 : 황화인, 적린, 유황, 철분, 금속분, 마그네슘, 인화성 고체 등 • 자연발화성 및 금속성물질 : 칼륨, 나트륨, 알킬알미늄, 알킬리튬, 황인, 알칼리금속 등
산화성 물질	산화력이 강하고 가열·충격 및 다른 화학물질과의 접촉으로 인하여 격렬히 분해·반응하는 물질	염소산 및 염류, 과염소산 및 그 염류, 과산화수소 및 무기과산화물, 아염소산 및 그 염류, 불소산염류, 초산 및 그 염류, 요오드산염류, 과망간산염류, 중크롬산 및 그 염류 등
인화성 물질	대기압에서 인화점이 65℃이하인 가연성 액체	• 인화점 —30℃이하 : 에틸에테르, 가솔린, 아세트알데이드, 산화프로필렌 등
		• 인화점 —30℃~0℃ : 노르말헥산, 산화에틸렌, 아세톤, 메틸에틸케톤 등
		• 인화점 0℃~30℃ : 메틸알코올, 에틸알코올, 크시렌, 아세트산 등
		• 인화점 30℃~65℃ : 등유, 경유, 에탄, 프로판, 부탄 기타(15℃, 1기압에서 기체상태인 가연성가스)
가연성 가스	폭발한계 농도의 하한이 10%이하 또는 상하한의 차이가 20% 이상 인 가스	• 수소, 아세틸렌, 에틸렌, 메탄, 에탄, 프로판부탄, 기타(15℃, 1기압에서 기체상태인 가연성 가스)
부식성 물질	금속 등을 쉽게 부식시키거나, 인체와 접촉하면 심한 상해를 입히는 물질	• 부식성산류 : 농도 20% 이상인 염산, 질산, 황산 등, 농도 60% 이상인 인산, 아세트산 등
독성 물질	다음 조건의 동물실험에서 독성치를 나타내는 물질 독성 약물, 돌연변이 원종, 중금속, 암유발 물질, 유해성 환경오염물질	•LD50(경구, 쥐) : 200 mg/Kg 이하 •LD50(경피, 쥐 또는 토끼) : 400 mg/Kg 이하 •LD50(쥐, 4시간 흡입) : 2,000 ppm 이하

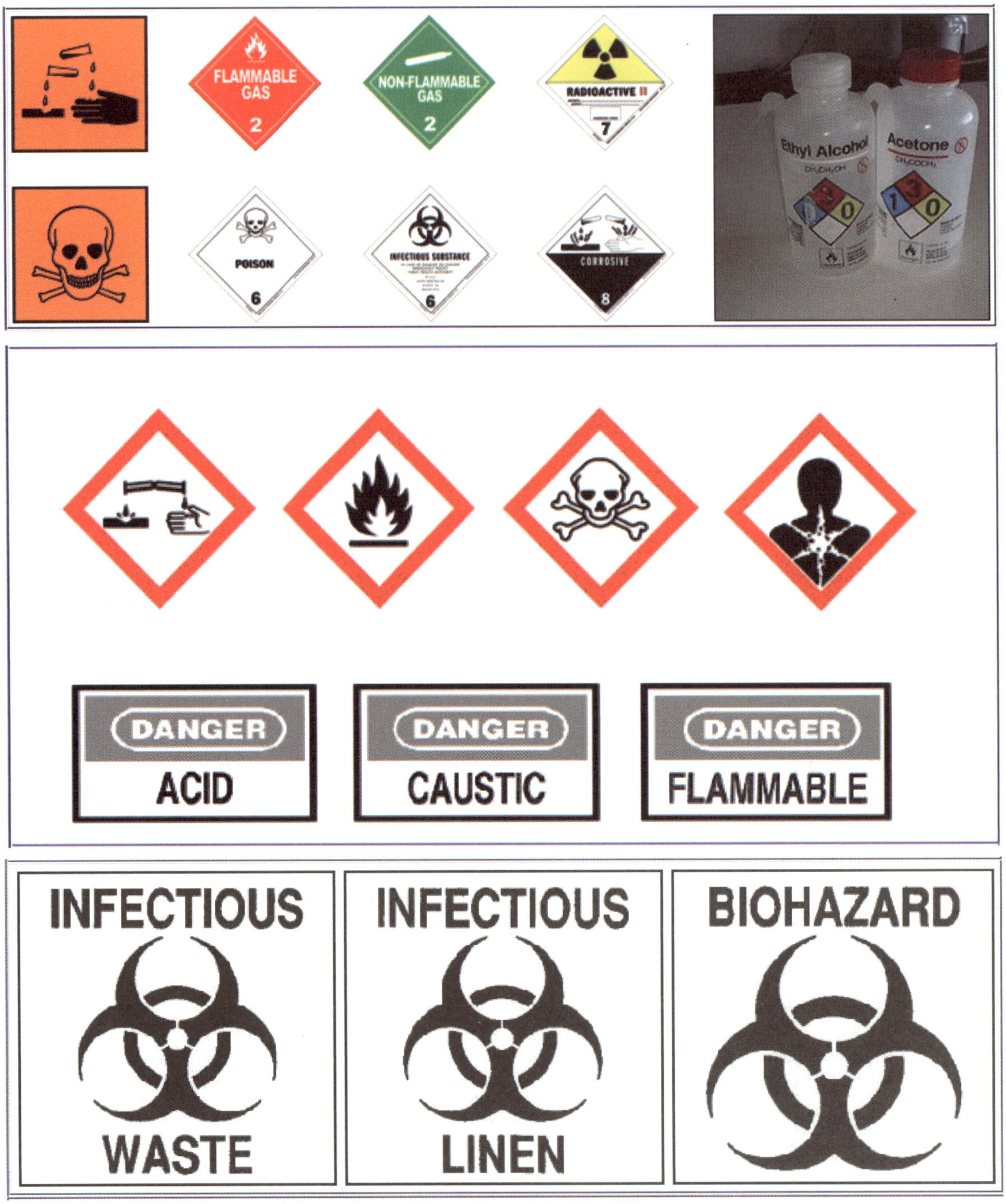

그림 1-2. 물리, 화학, 생물학적인 위험요소의 각종 안전표지

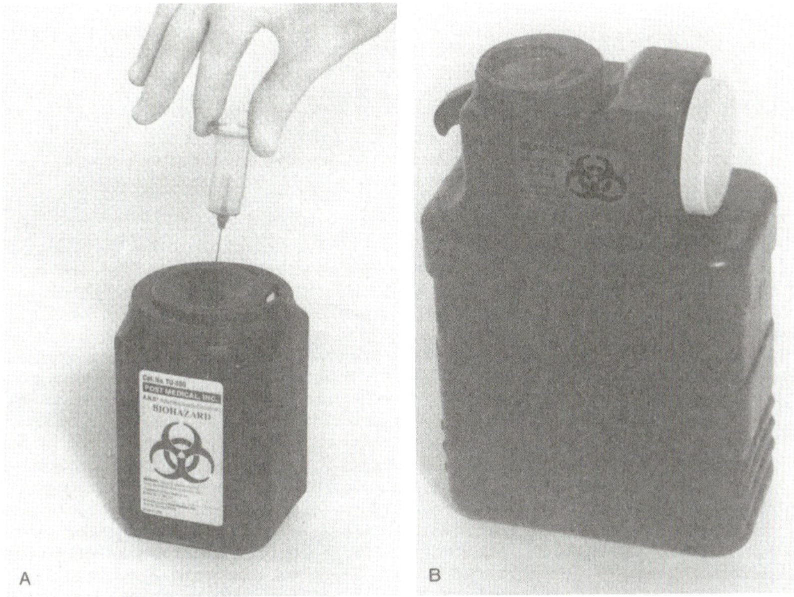

그림 1-3. 생물학적인 위험물질들(biological hazards)로부터 오염을 방지하기 위하여 사용하는 주사바늘 처리기구 (A : 작은 주사바늘, B : 비교적 큰 주사바늘)

2 임상검사실에서의 주의사항

[일반적 사항]

① 모든 임상검사는 진단 및 치료에 지침이 되므로 검사법에 익숙해야 하며, 세심한 주의와 신속·정확을 기해야 한다.

② 잘 알고 있는 사항이라도 주의를 게을리 하여 뜻밖의 결과를 초래하는 경우가 있으므로 그때마다 실험 방법을 올바르게 숙지하는 것이 중요하다.

③ 간단한 검사법이라도 그 판정에는 숙련을 요하는 것이 많으므로 스스로 경험을 쌓아서 자신 있는 판단을 내리도록 한다.

④ 검사성적에 의문이 있을 때에는 반드시 동일한 방법 또는 다른 술식으로 재검해 보아야 한다. 절대로 "적당히 가감"해서는 안 된다.

⑤ 검사를 할 때는 그 원리를 충분히 이해하고, 만약 예상치 않는 결과가 나왔을 때는 그 원인을 탐구해 볼 필요가 있다.

⑥ 검사성적의 정확을 기하기 위해서는 동일 검사목적의 다른 방법과 비교검토하고, 또한 때때로 회수시험을 하거나, 또는 검정시료를 사용하여 정도관리를 할 필요가 있다.

⑦ 경험사항은 무엇이든 기록해 두는 습관을 기르도록 하며, 이것은 자신의 경험을 활용하고 기능을 향상시킴은 물론 사고의 재발이나 정도관리에 도움이 된다.

⑧ 검사성적의 보고는 신속히 해야한다. 또한 검사성적은 피검자의 일신상의 비밀에 속하므로 관계자 이외에는 절대로 이야기해서는 안된다.

⑨ 검사실 안전의 4요소인 정리, 청소, 청결과 정돈 상태는 실험을 신속·정확하게 하기 위해서도, 또는 예기치 않는 사고를 미연에 방지하기 위해서도 중요하다.

⑩ 검사실 내에서 음식을 먹거나 담배를 피우는 행위는 감염과 오염의 방지, 그리고 질서유지를 위해서도 금지시켜야 한다.

⑪ 검사용 기구는 항상 소중히 다룸으로써, 경비절약에 유의해야 한다.

⑫ 임상검사실은 학술적 연구 장소일 뿐만이 아니라, 주의력·인내력·도덕심을 기르는 수련장이라 생각해야 한다.

[피검재료에 대해서]

① 피검재료는 필요 이상으로 많이 사용하거나, 또는 후에 다시한번 조사해야 할 경우가 흔히 있기 때문에 너무 성급하게 버려서는 안 된다.

② 피검재료에는 반드시 환자의 성명, 채취년월일, 기타 필요사항을 기록해 둔다. 기억에만 의존했다가 뜻하지 않은 혼란을 초래할 때가 있다. 또한, 보존을 요하는 것은 그 취지를 기록해 두어야 한다.

③ 피검재료는 항상 위험한 병원성 미생물(세균 또는 바이러스)을 가지고 있다고 생각하고, 실내·피복 등을 오염시키지 않도록 주의해야 하며, 검사가 끝났을 때에는 반드시 손을 소독하고, 병원성 미생물을 보유하고 있다고 생각되는 것은 약물 또는 고압 멸균소독하여 감염관리규정 등에 준하여 폐기처분한다.

④ 감염성 병원체는 감염관리규정에 따라야 한다.

[시약에 대해서]

① 시약은 한꺼번에 많이 만들지 않는 것이 좋다. 장기간 사용하면 오염되기 쉽고, 또한 효력에 변화가 온다. 시약이 오래되어 변질되면 잘못된 성적이 나오는 경우가 흔히 있다. 설령 안정한 시약이라도 검정해 둘 필요가 있다.

② 시약은 마개가 있는 경질 유리병 또는 플라스틱 용기에 저장한다. 빛에 의해서 변화하는 약품은 갈색병에 담아 둔다. 특히 부패나 변질되기 쉬운 시약은 냉암소에 보관한다.

③ 동결보존을 요하는 시약은 사용할 때마다 용해 → 동결을 반복하게 되면 변질되기 쉬우므로, 소분하여 동결보존해 두는 것이 좋다.

④ 시약병에는 반드시 label을 붙이고, 시약병·농도·조제년월일 등을 기입해 둔다. 시약을 쏟을 때에는 label이 붙은 쪽이 위로 오게 하여 붓도록 한다. 만약 시약이 흘러내려도 label에 묻지 않게 하기 위함이다.

⑤ 시약병은 사용할 때마다 마개를 막도록 하고, 점적병의 마개는 폐쇄 위치로 돌려 놓고, 반드시 정해진 장소에 보관해 둔다. 마개가 다른 것과 바뀌지 않도록 주의한다.

⑥ 화학적으로 청정한 피펫이 아니면 시약병에 직접 넣어서는 안된다. 또한 일단 덜어낸 시약은 원칙적으로 시약병에 다시 담아서는 안된다. 따라서 필요한 만큼만 덜도록 습관을 길러야 한다.

⑦ 극약을 피펫으로 빨아들일 때에는 충분히 주의한다. 될 수 있는 대로 고무 스포이드가 달린 안전 피펫(propipette)이나 pip pump 또는 pipette aid를 사용한다.

⑧ 강산이나 강알칼리 등은 낮은 위치에 보관하도록 하며, 책상 위나 탁자 위에 쓰러지지 않도록 특히 주의해야 하며, 싱크대에 버릴 때에는 물로 충분히 희석하여 환경오염이 되지 않도록 지정된 폐수관을 통해 버리도록 한다.

⑨ 방사성 물질이 함유된 시약을 사용할 때에는 위험물 취급에 관한 규정에 따라야 한다.

[검사기구에 대해서]

① 검사기구는 사용 후 가급적 빨리 닦거나, 세정·건조·소독·멸균 등을 하여, 각각 정해진 장소에 보관하고, 먼지가 앉지 않도록 한다.

② 한번 사용한 피펫이나 약스푼 등은 세정·건조하지 않은 채 다른 약품에 사용해서는 안된다.

③ 유리 기구는 사용 후 세제용액 또는 크레졸 비누액 속에 넣어 두었다가 나중에 증류수로 세정한다. 부착물이 묻은 채 방치하면 마개가 고착되거나 세정이 어렵게 된다.

④ 세균에 오염되었을 가능성이 있는 유리 기구는 사용 후 반드시 멸균처리하여 폐기하거나 또는 증류수로 세정, 멸균하여 다시 사용한다.

⑤ 세균검사용 기구는 반드시 멸균해야만 한다. 백금선·백금이 등은 화염멸균(작열할 때까지) 하고, 시험관·petri dish·pipette등은 건열멸균(시험관은 솜으로 막고, petri dish·pipette 등은 종이에 싸거나 금속 용기에 넣어 160℃에서 30~60분), 주사기, 핀셋 등은 자비소독(100℃에서 5~10분)을 하는 것이 통례이다.

⑥ 현미경, 원심기 기타 정밀기계의 사용·보수 등은 최대한 주의를 기울여 취급해야 한다.

[화기 · 수도 · 전기에 대해서]

① 검사가 끝난 후에는 반드시 가스·전기·수도에 주의한다. 특히 밝은 방에서는 bunsen burner에 점화되어 있는 것을 잊어버리기 쉽다. 가스는 개별cork를 잠그고 난 후에 main cork을 잠그도록 한다.

② 인화성 약품(에테르, 석유, 벤진, 톨루엔, 알코올 등)에 대해서는 화기에 충분히 주의하고, 이들 약품은 다량을 실험대 위에 두지 않도록 한다. 만약 잘못 인화되었을 때에는 먼저 가스를 잠그고, 젖은 수건 등으로 불을 덮거나, 모래를 뿌린다. 만일의 경우

에는 침착하게 대처할 수 있도록 마음의 준비를 하고 있어야 한다.

③ 정격 전압, 전류 안전장치가 되어 있는 전기시설과 ME기기를 사용하여야 함은 물론 CF (core float)형과 BF (body float)형 기기를 사용하여야 한다.

④ 전기충격을 방지하기 위하여 AVR 시스템과 EPR (equipotential patient reference) 시스템의 설치는 물론 충전부의 이중절연, 저압 및 초저압화 기기의 사용과 보호접지 등, 2중으로 안전성을 확보하고 올바른 취급 방법을 정확하게 숙지한 후 사용한다.

Chapter 02 초자기구의 종류와 사용법 (The Kind of Glass Wares)

1 초자기구의 종류

임상화학실험에서는 많은 초자기구와 여러 가지 기계, 기구를 사용하고 있다. 그러나 각종 기계, 기구는 실험결과에 미치는 영향이 크기 때문에 그 종류나 용도, 특징 및 장·단점을 알아두는 것이 중요하다. 보통 초자기구는 내열온도 및 alkali 용출량에 따라 경질과 연질로 나누고, 경질은 다시 1급, 2급, 보통질로 나눈다.

1) 눈금의 표시

(1) TC pipette(to contain)

피펫내에 들어있는 용량을 표시한 것으로, pipette내에 수은을 넣었을 때 내벽에 묻지 않으므로 검정시에는 수은을 사용한다. 따라서 이 종류의 pipette는 씻어내는 종류(wash out pipette)로 적은양의 계량용에 주로 이용된다.

(2) TD pipette(to deliver)

pipette에서 표시된 용량을 옮겼을 때(방출된 후)의 양을 표시한 것으로, pipette 내에 증류수를 넣어서 자연스럽게 흘러나온 량을 기준으로 하고, 검정시에는 증류수를 사용한다. 따라서 이 종류의 pipette는 급히 불어내서도 안되고, pipette 끝에 남은 량을 불어도 안되는 pipette로, 예로써는 Möhr pipette, transfer pipette (volumetric pipette), measuring pipette 등이 있다.

(3) to blow out pipette

TD pipette과 같으나 최후에 남는 한방울을 불어 내어 포함시키는 것이 다르며(blow out pipette), mouth piece 쪽에 젖빛유리로 etched ring이 표시되어 있다.

(4) between two marks

용량 플라스크에 두 개의 눈금만이 표시되어 있으며 위쪽의 선은 T.D이고, 아래쪽의 선은 TC이다.

2) pipette의 종류

(1) volumetric pipette or transfer pipette

pipette의 중앙에 긴 팽대부가 있고 이 부분은 pipette 내벽에 증류수막의 면적을 적게하여 오차를 줄이고 정확한 량을 옮길 수 있어, 검체 채취 및 표준액을 취할 때 사용한다.

(2) Ostwald pipette

volumetric pipette과 비슷한 모양으로 팽대부가 pipette끝 가까이에 있으며, 적은량(2 mL 이하)의 점성이 있는 혈청이나 혈액을 취할 때 사용한다.

(3) serological pipette

원통관 전체에 용량의 눈금으로 pipette 끝 부분까지 균일하게 표시되어 있다. 이 눈금은 증류수로 검정 눈금이 그어져 있고, pipette 총량 계측시에만 정확성을 인식하므로 정확을 요하는 표준액, 검체를 취하는 데는 부적합하다.

(4) Möhr pipette

원통관 전체에 용량의 눈금이 균일한 원통부분(직경이 같은 부분)까지만 눈금이 표시되어 있다. 즉 pipette 끝 부분의 사선 부위에는 눈금 표시가 없다. 사선부분의 계량을 요하지 않는 시약을 취할 때 사용한다.

(5) micropipette

검체 등의 적은 용량인 microliter(μL)로 표시되는 양을 취급할 때 사용한다.

① **Sahli pipette**

일정한 크기의 모세관으로 되어 있는 미량 채취용 pipette으로, hemoglobin 측정에 쓰인다(wash out pipette).

② **Lang-Levy pipette**

모세관형으로 중앙부가 잘룩한 곳이 있어 용량이 고정되고, wash out pipette으로 constrictive 형이다.

③ **Kirk pipette**

모세관형으로 Lang-Levy pipette와 비슷하나 잘룩한 곳이 없으나 용량을 눈금까지 고정시키는 straight 형이다.

④ **capillary pipette**

모세관형으로 일정량의 눈금이 모세관에 표시되어 있는 pipette.

(6) 안전 pipette(pipette filler)

고무제로 위험한 시약이나 더러운 시료를 취하고자 할 때 사용한다.

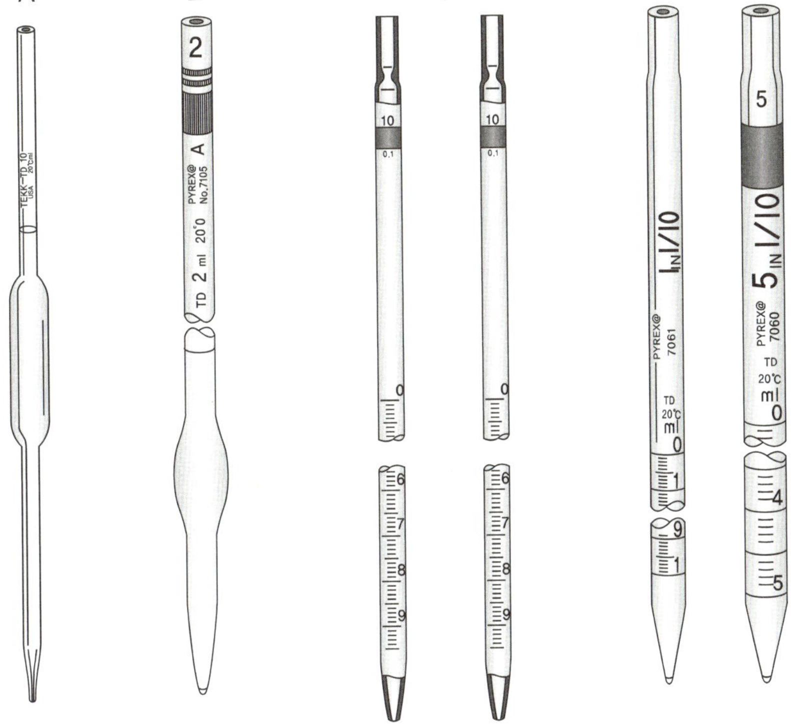

그림 2-1. pipette의 종류.
A. volumetric pipette, B. Ostwald pipette, C. serological pipette, D. Möhr pipette.

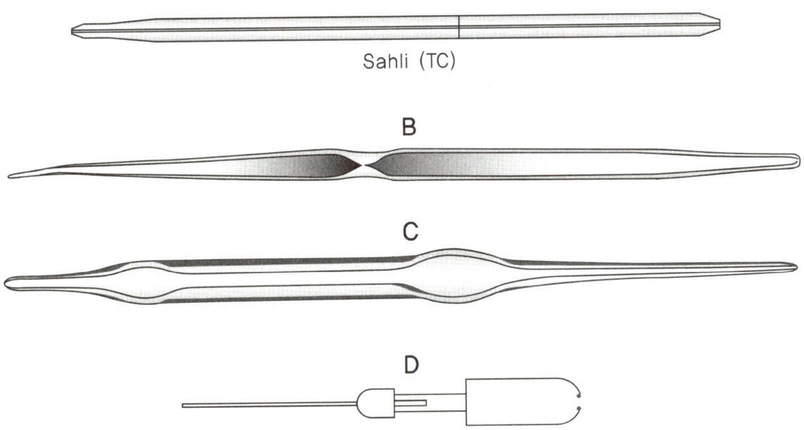

그림 2-2. micropipette 종류
A. Sahli pipette, B. Lang-Levy pipette, C. Kirk pipette, D. capillary pipette

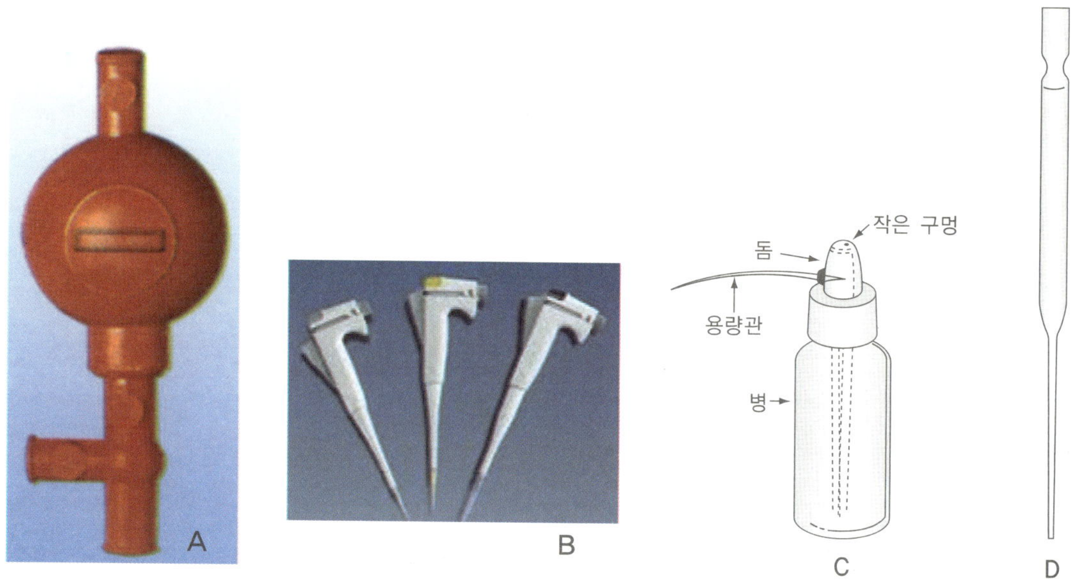

그림 2-3. pipette의 종류.
A. 안전 pipette, B. auto pipette, C. Sanz pipette, D. Pasteur pipette.

(7) Sanz pipette

시약병과 모세관으로 구성된 것으로서 시약의 일정량을 배출시키는 경우와 검체의 일정량을 채취하는 경우에 사용한다.

(8) autopipette (transferpette)

만년필형으로 끝에 tip이 끼어 있으며 용량에 있어 고정형과 가변형이 있으며, knock 형이다.

(9) Pasteur pipette

pipette의 끝 부분이 몸통보다 상당히 가늘고 긴 것으로 눈금이 없고 흡입구에 고무 bulb가 있는 것

3) buret의 종류

buret이란 표준액을 넣고 적정할 때 사용하는 분석용기구로서 TD로 표시되어 있으며, 용액의 유출량을 자유롭게 조절할 수 있는 stop cork가 붙어 있어 쉽게 적은량도 가할 수 있다.

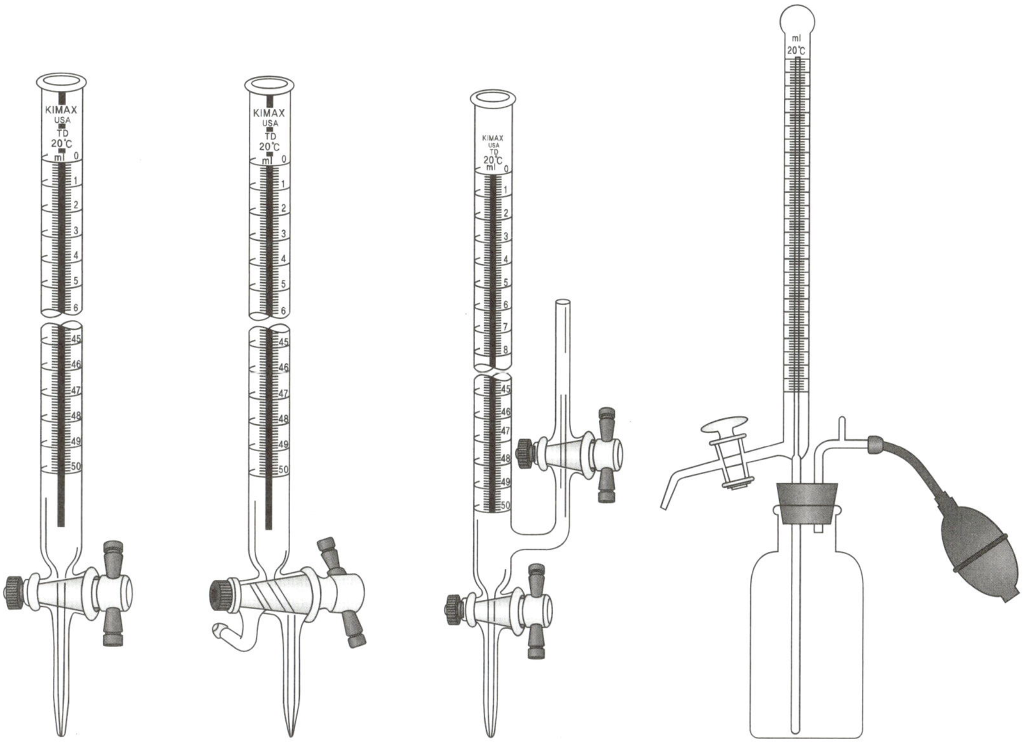

그림 2-4. buret의 종류.
A. 보통형, B. 미량형, C. 초미량형, D. 자동뷰렛

(1) 보통형(macroburet)

전체량이 10 mL, 25 mL, 50 mL인 것이 주로 사용되고 한 눈금은 1/10 mL이다. stop cork는 유리, teflon제, 고무관의 pinch cork 유리구슬 등이 있다.

(2) 미량형(microburet)

전량이 1~3 mL인 것으로 한 눈금은 1/100 mL이다.

(3) 초미량형

전량이 0.1~1 mL인 것으로 한 눈금은 1/1,000 mL이다.

(4) autoburet(자동뷰렛)

적정을 반복할 때 자동적으로 적정액이 뷰렛 내에 들어가게 한 것이다.

4) flask의 종류

flask란 화학실험에서 화학반응, 증류, 용량측정, 조제 및 분석에 널리 사용된다.

(1) Erlenmeyer (conical) flask(삼각플라스크)

용량은 1~3,000 mL까지 다양하며, 용도는 광범위하게 사용된다. 주로 적정, 혼합, 조제에 이용한다.

(2) boiling flask

바닥이 둥근 것으로 가열에 대해 강하며, 환류, 증류장치에 주로 사용한다.

(3) filtering (aspirating) flask(여과용 플라스크)

삼각플라스크와 같으나 목부위에 가지가 달려 있어 흡입장치에 연결할 수 있다. 주로 Büchner funnel과 funnel에 연결하여 흡입 여과용으로 사용한다.

(4) Kjeldahl flask

증류 flask와 비슷하나 타원형으로 되어 있고, 주로 질소화합물을 분해하는데 사용한다.

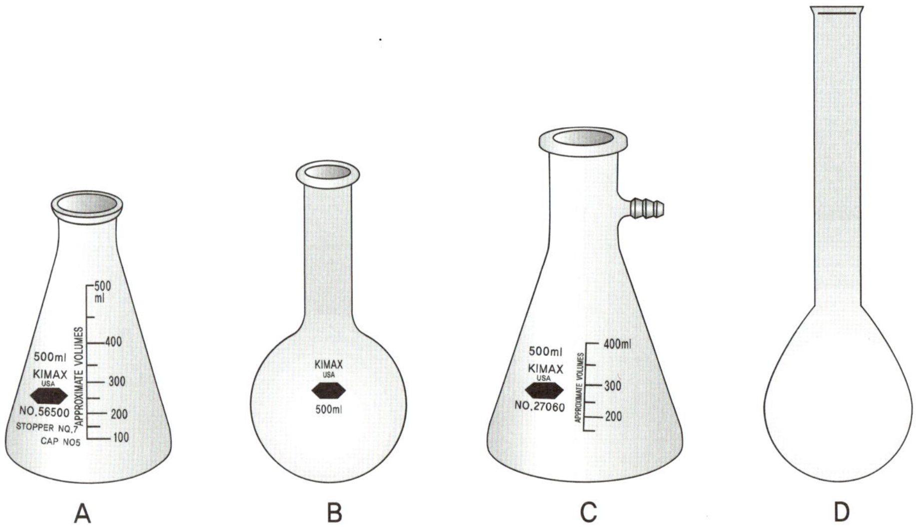

그림 2-5. flask의 종류.
A. 삼각플라스크, B. boiling flask, C. 여과용 플라스크, D. Kjeldahl flask.

(5) volumetric flask(용량 플라스크)

증류 flask와 비슷하나 아랫부분이 편평하고 넓으며, 윗부분은 목이 가늘고 1~2개의 눈금이 있으며 주로 시약, 표준액의 제조 및 희석에 사용하는 정확한 용량기구이다.

5) funnel

funnel은 용액의 여과에 사용하는 기구이다.

(1) funnel(일명 bunsen funnel)

일반적으로 일반화학실험이나 분석에 사용한다.

(2) ribbed funnel(주름진 깔때기)

깔때기 내면에 아래방향으로 주름을 만들어 여과속도를 높인 것이다(신속여과용).

(3) Büchner funnel

흡인여과에 사용하는 도자기제 또는 plastic제의 감압 여과기이다. 여과판 위에 여과지를 밀착시키고 흡인 여과한다.

(4) separatory funnel(분별깔때기, 분액깔때기)

간단한 추출과정에 이용하며, 용액층과 용매층(혼합되지 않는 액체)을 분리하는데 사용되고, 요중의 17-ketosteroid 추출과정 등에 이용된다.

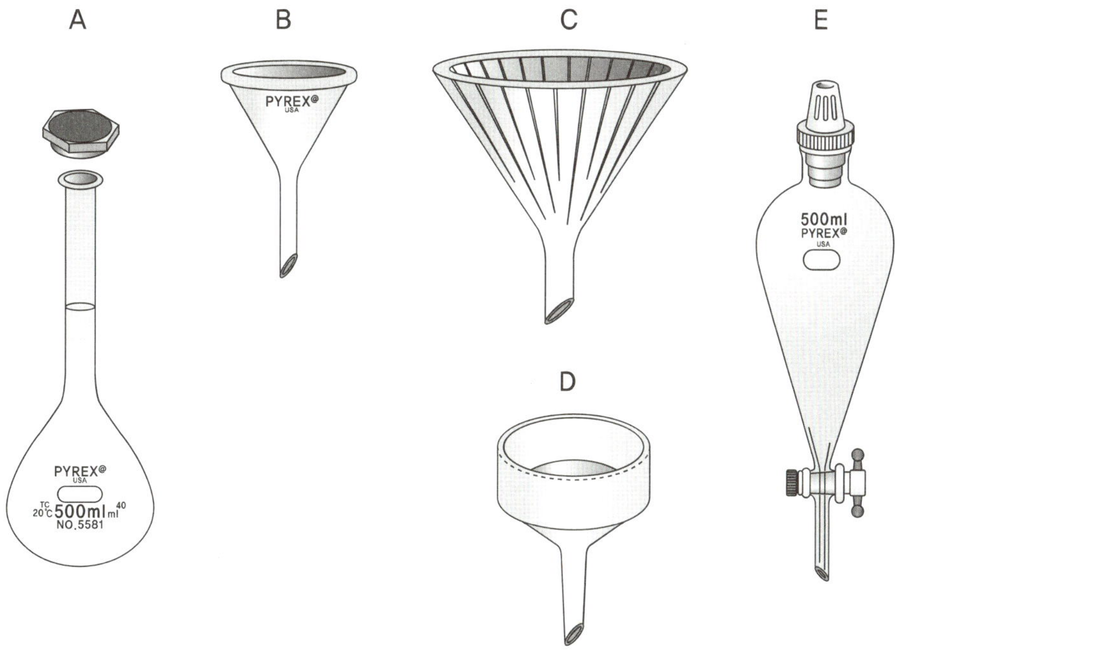

그림 2-6. A. volumetric flask, B. Bunsen funnel, C. ribbed funnel, D. Büchner funnel, E. separatory funnel.

6) test tube

(1) Kahn tube

12×75 mm의 소형 tube

(2) Wasserman tube(4부)

13×100 mm의 tube, 총용량이 약 10 mL 이다.

(3) test tube(중형시험관 : 5부)

15×150 mm의 tube, 총용량이 약 20 mL이다.

(4) test tube(대형시험관 : 6부)

18×200 mm의 tube, 총용량이 약 30 mL이다.

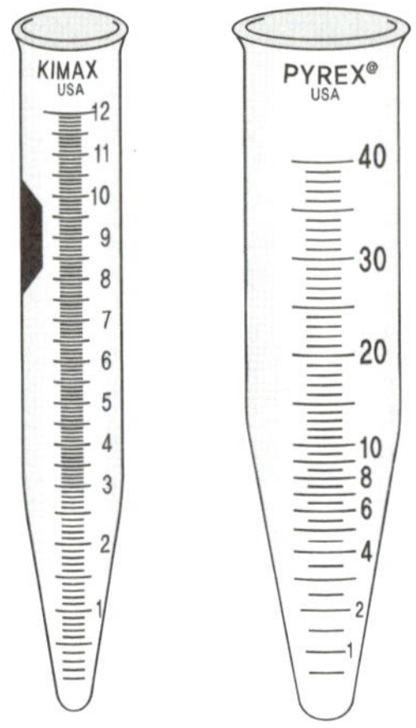

그림 2-7. centrifuge tube

(5) centrifuge tube

원심분리용 시험관으로, 각 원침검사등에 사용한다.

(6) screw cap tube

시험관에 뚜껑이 있는 것으로, 배양검사 및 휘발성 물질의 검사에 사용한다.

(7) Folin-Wu sugar tube

각종 당을 측정시에 사용한다.

(8) NPN tube

비단백질소 측정에 사용

(9) Diazo tube

요의 Diazo 반응에 사용

(10) Esbach tube

요의 단백정량에 사용

(11) Nissl tube

뇌척수액의 단백정량에 사용

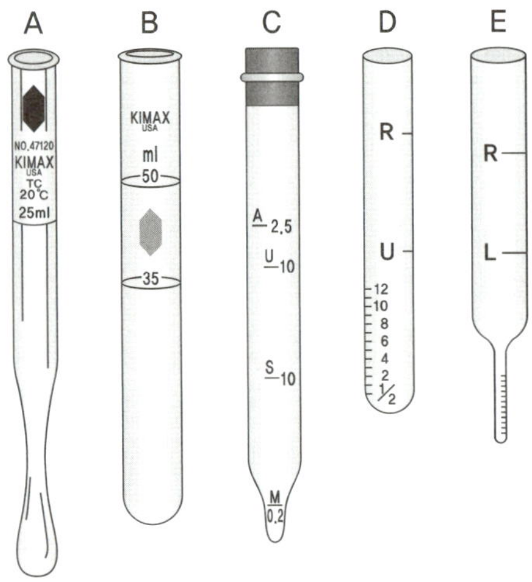

그림 2-8. A. Folin-Wu sugar tube, B. NPN tube, C. Diazo tube, D. Esbach tube, E. Nissl tube.

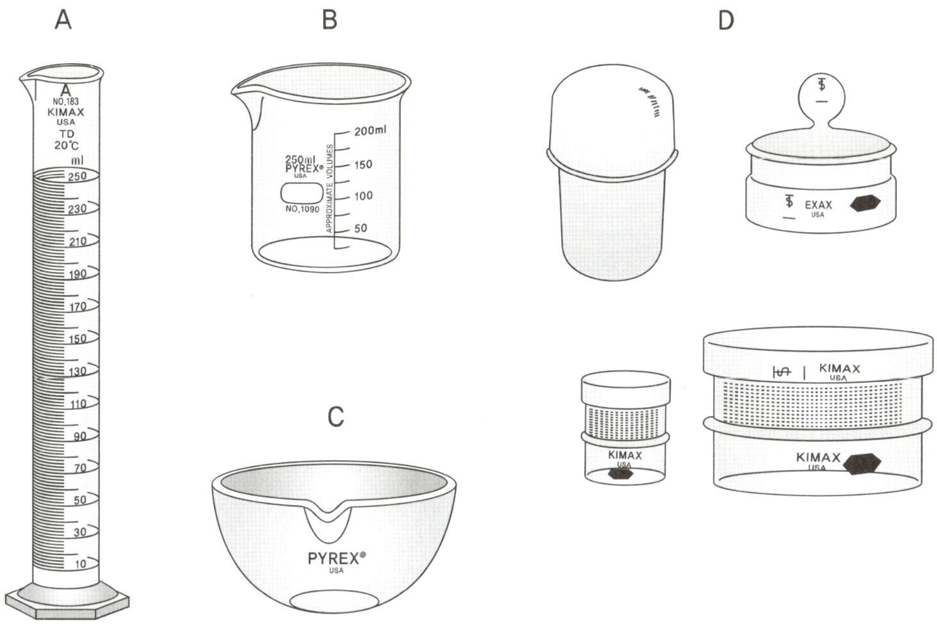

그림 2-9. A. mass cylinder (graduated), B. beaker, C. evaporating dish, D. weighting bottle.

7) 기타

(1) mass cylinder (graduated)

정확을 크게 요하지 않는 용액의 계량에 쓰인다. 제조사에 따라 TC용, TD용이 있다. 대부분 TD용이며, BRAND사 제품은 TC용이다.

(2) beaker

시료의 가열, 용해 등 제조에 사용.

(3) evaporating dish

주로 규조토로 만들어진 것이며, 각종 물질의 건조, 또는 회화 목적으로 사용한다.

(4) weighting bottle

유리제품으로, 적은 beaker와 같은 형에 뚜껑이 있으며 주로 시약을 칭량할 때 사용한다.

(5) condenser(냉각기)

발생된 증기를 냉각, 응축시키는 초자기구로써 용도에 따라 구별하여 사용되기도 한다.

① Liebig condenser

② Allihn condenser

③ Graham condenser

④ Widmer spiral condenser

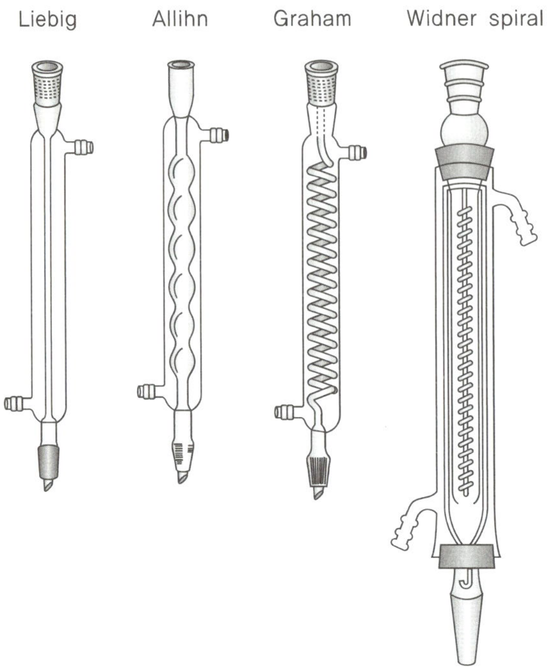

그림 2-10. condenser의 종류

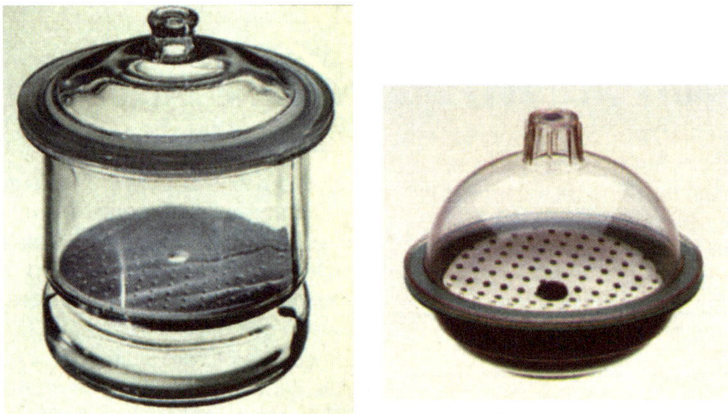

그림 2-11. desiccator의 종류

(6) desiccator (제습기)

일명 건조기라고도 하고, 습기를 피해 보관하고자 하는 각종 약품, 시약 등을 보관할 수 있는 기구이며, 아래쪽에 흡습제를 넣고 약품 등은 위에 넣어둔다.

① $CaCl_2$: 기체, 액체, 고체 등의 건조 특히 탄화수소나 할로겐화합물, ether류의 건조에 사용

② $CuSO_4$: ethanol, benzene, ether 등에 사용

③ CaO : alcohol 건조

④ P_2O_5 : 가장 강력한 건조제로, 고체나 기체의 건조에 적합

⑤ 농황산 : 액체 건조제로서 고체나 기체의 건조에 사용

⑥ Al_2O_3 : 강력한 건조제로서 중성건조제로 사용
⑦ silicagel : 물이나 알코올등을 흡수하는 능력이 매우 뛰어남
⑧ NaOH : 공기중에서 수증기를 흡수해 스스로 녹는 조해성이 있음

(7) cuvette(cell)

보통 비색관이라고 하며, 광도계에서 빛의 흡광도를 측정하는데 이용되며 재질로는 유리, 석영, plastic 등이 있다.

(8) cuvette과 cuvette rack

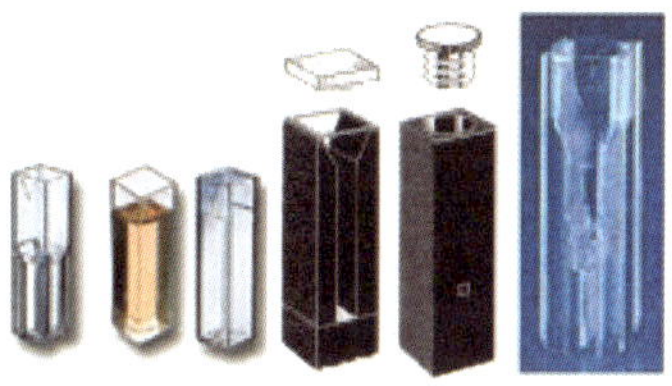
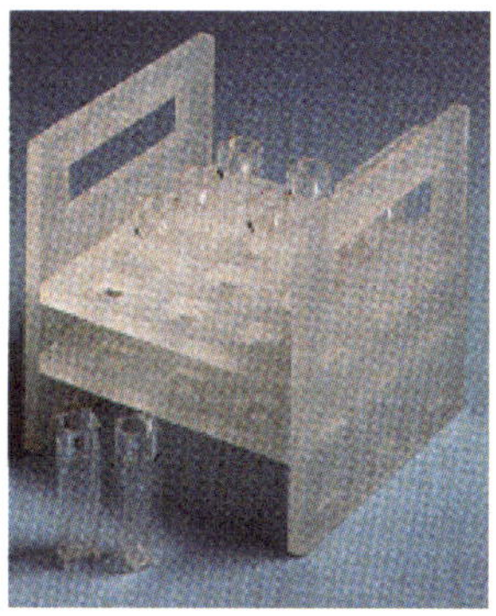

(9) washing bottle

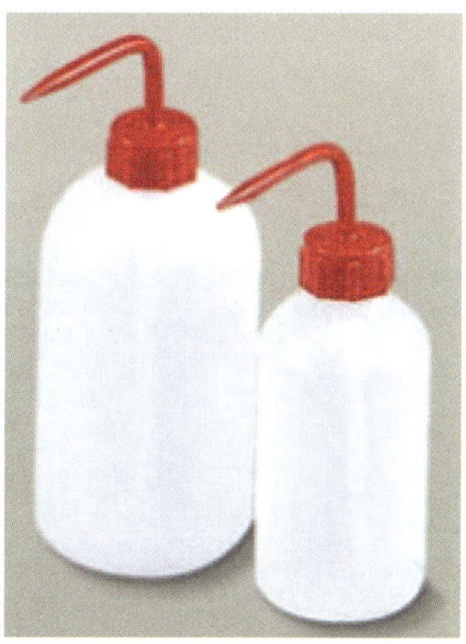

(10) dropping bottle

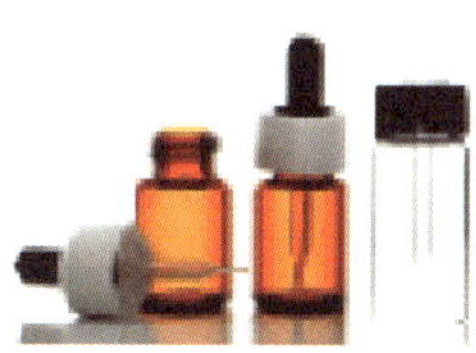
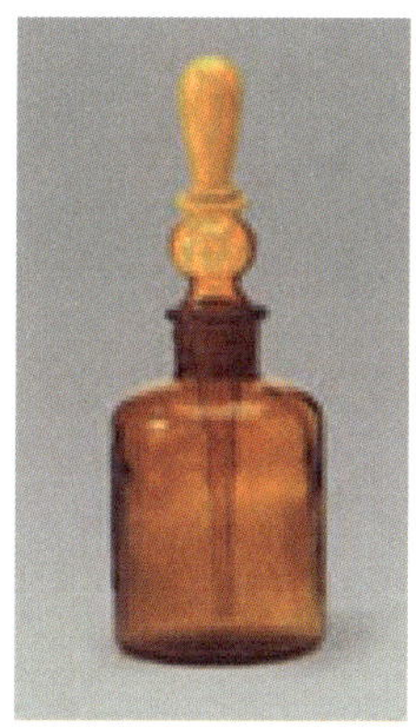

(11) mortar & pestle

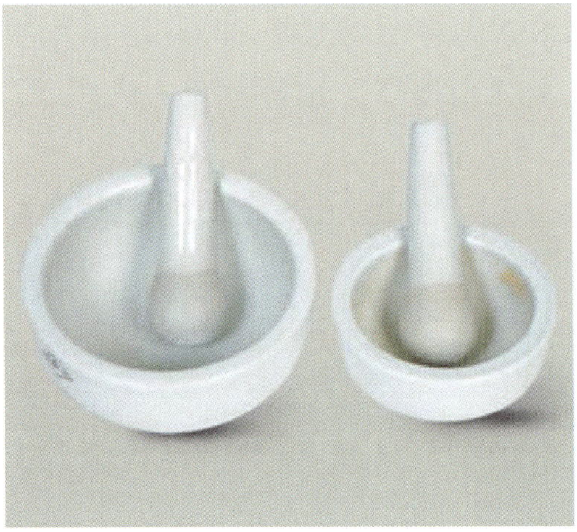

(12) syringe pipette

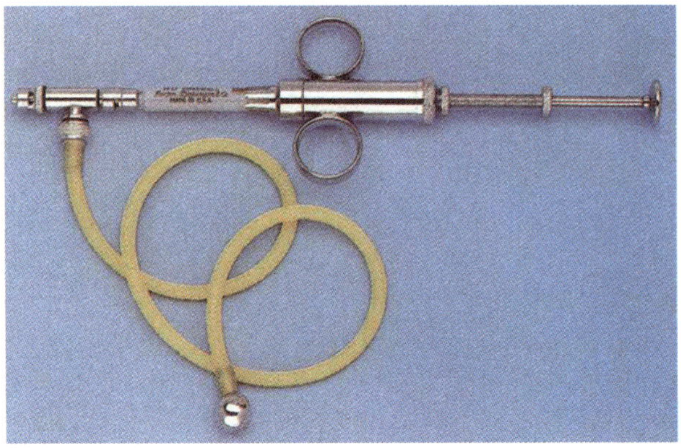

(13) pipette controller

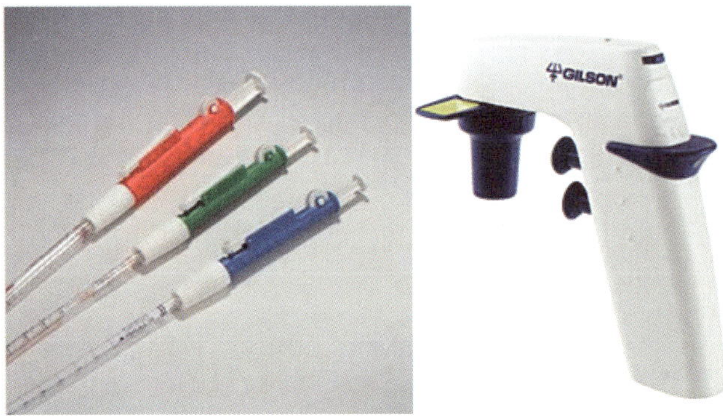

(14) multichannel pipette

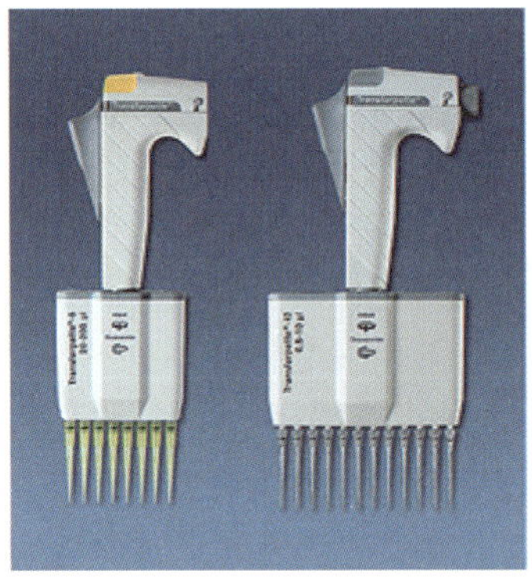

(15) dispenser

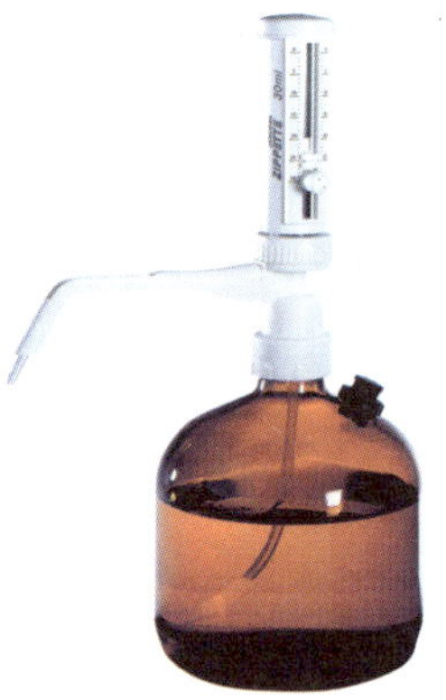

(16) tube rack

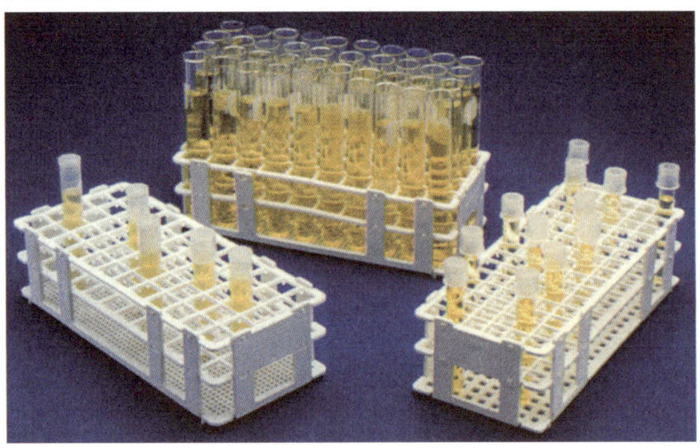

8) 검사실에서 사용하는 기계

(1) spectrophotometer

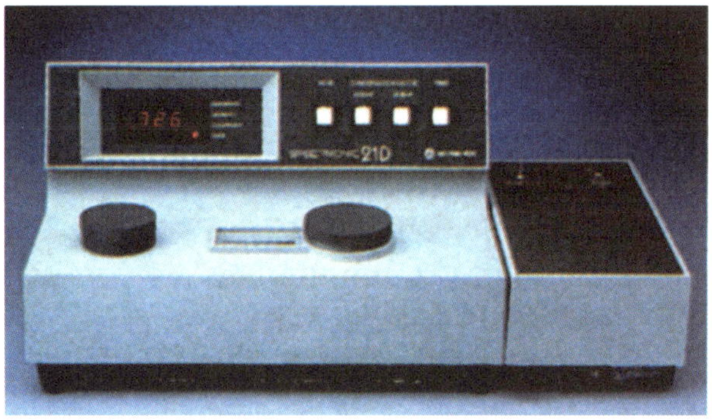

(2) water bath

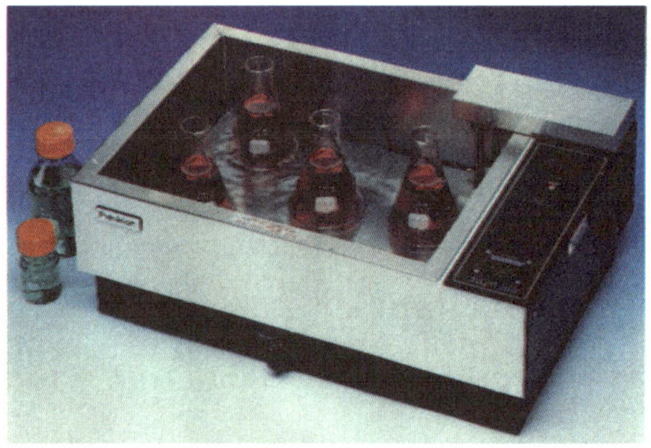

(3) pH meter

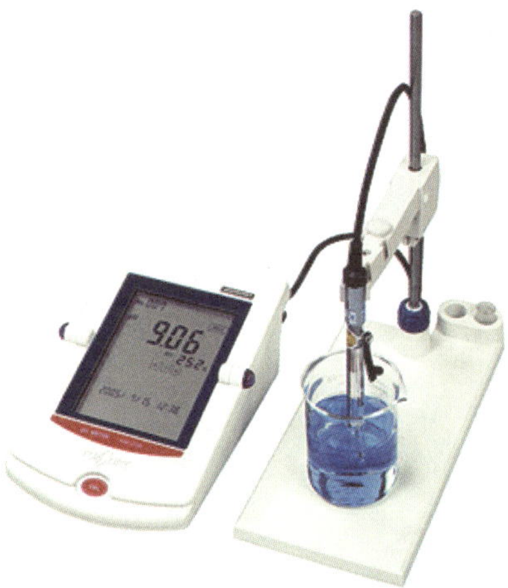

(4) vortex mixer

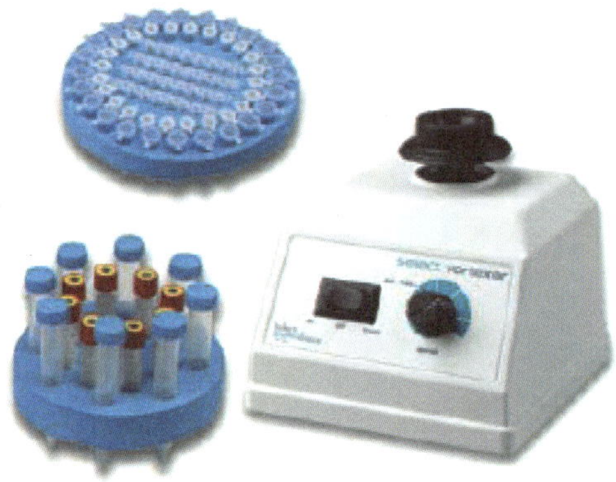

(5) centrifuge

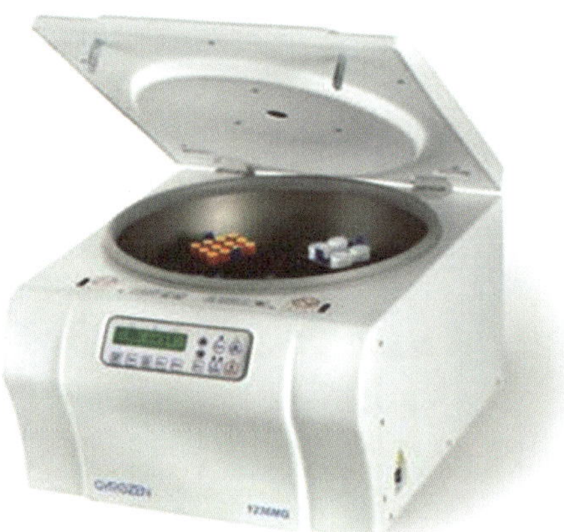

(6) magnetic stirrer

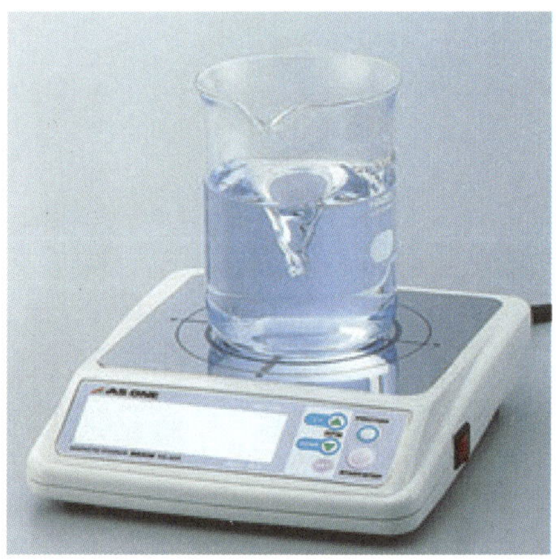

(7) refractometer

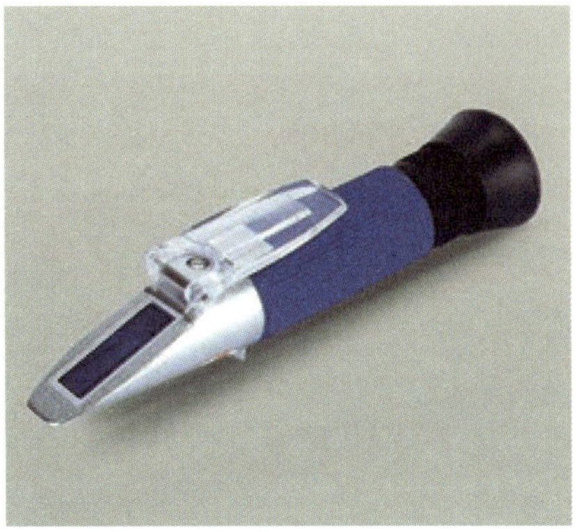

(8) electric balance

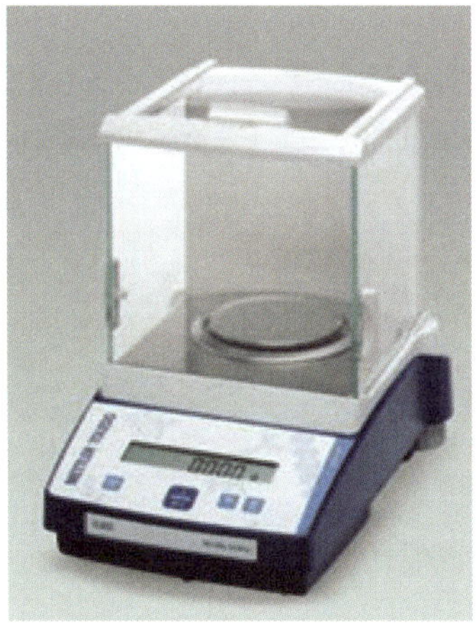

(9) water purification system

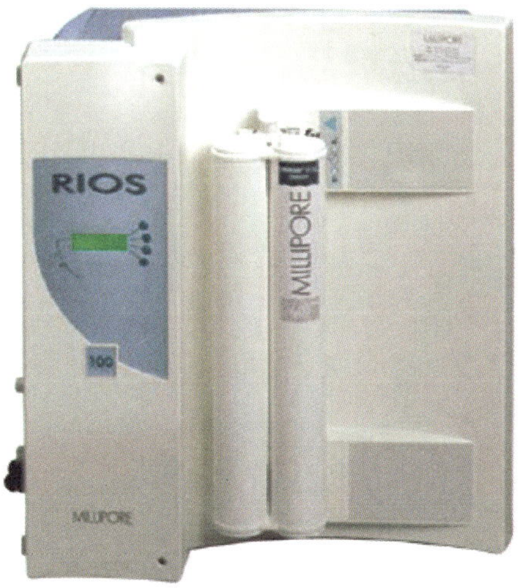

(10) chloridometer

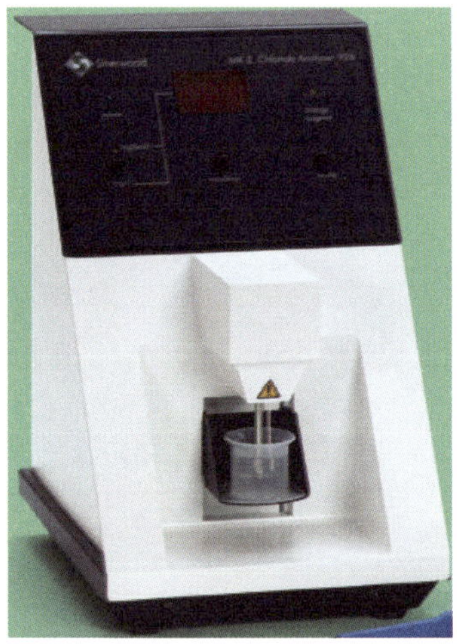

(11) flame photometer

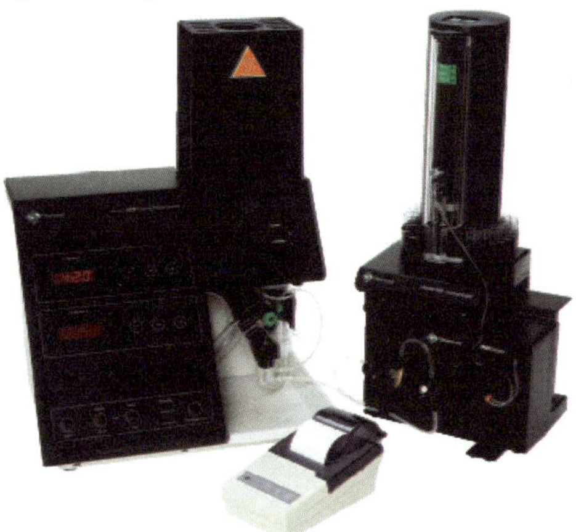

(12) AAS

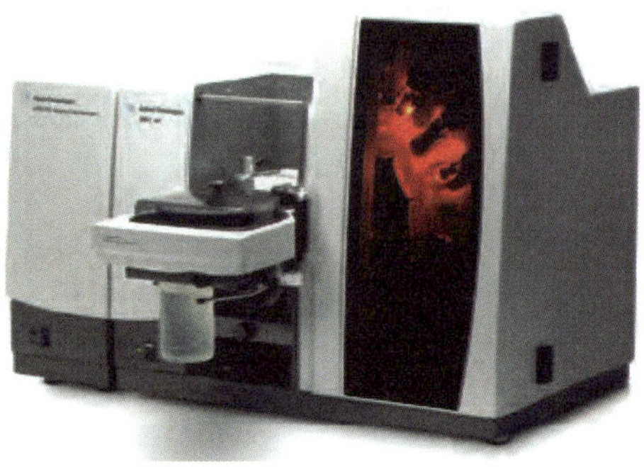

(13) blood gas analyzer

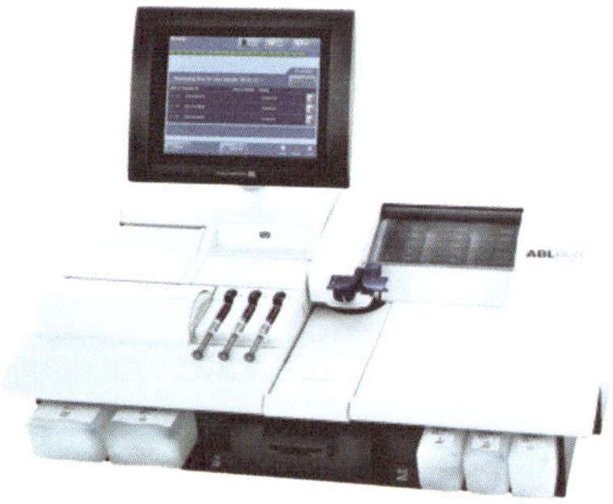

(14) osmometer

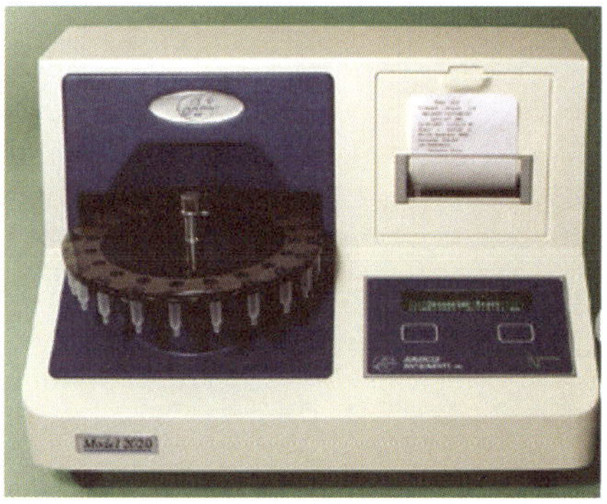

(15) electrophoresis

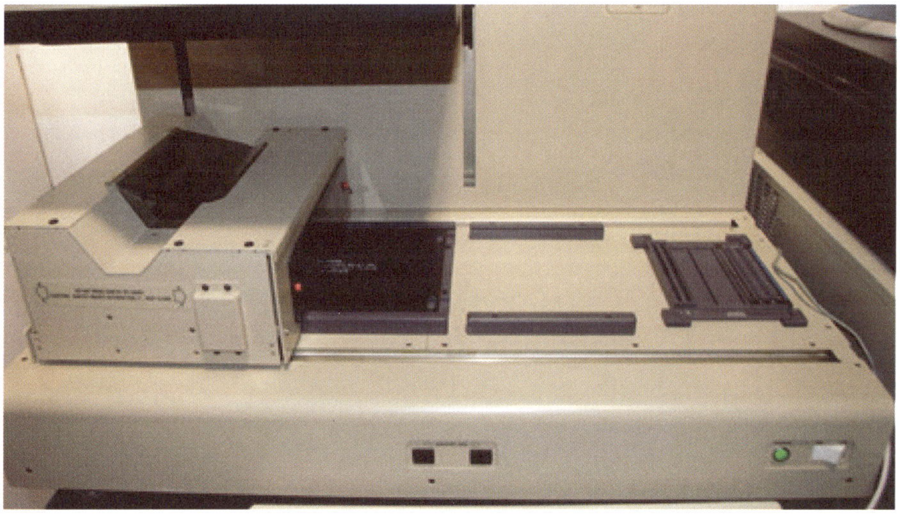

(16) HPLC & GC (right : interior HPLC)

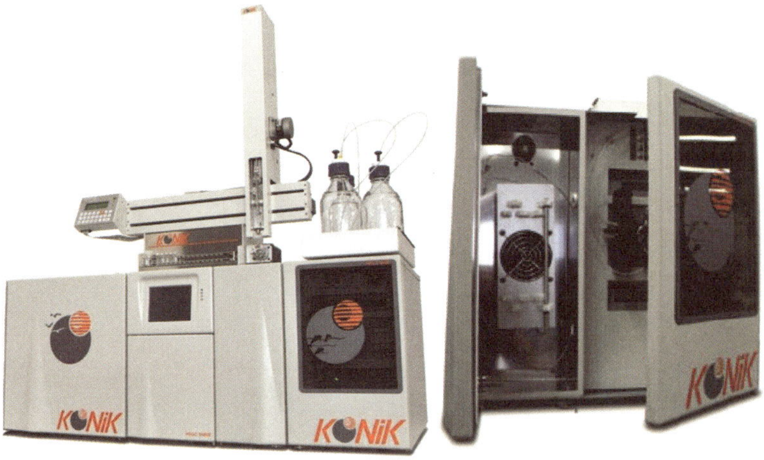

2 사용법

1) autopipette

① 가변형일 경우 필요 용량을 조절하여 맞춘다.
② disposable tip을 정확하게 끼운다.
③ 검체나 시약을 취할 때는 조작버튼을 1단계만 누른다.
④ tip을 용액 속에 담그고 조작버튼을 3~4초에 걸쳐 서서히 올린다.
⑤ tip끝이 닿지 않도록 바깥쪽을 닦아 낸다.
⑥ 옮겨서 가할 때 기벽에 대고 1단계 버튼을 서서히 누르고 1~2초 기다린 다음 2단계까지 누른다.

2) volumetric flask

① 사용한 후에는 깨끗하게 세척한 후 실온에 거꾸로 세워서 건조한다.
② 조제하고자 하는 용질을 천칭으로 정확히 칭량한다.
③ volumetric flask에 증류수를 2/3정도 가하고, 칭량한 용질을 넣고 혼합하여 용해한다.
④ 용해가 완료되면 증류수를 가하여 눈금까지 채우고, meniscus를 정확히 맞춘다.
⑤ 마개를 막고 거꾸로 한 다음 잘 혼합한다.
⑥ 혼합이 완료되면 똑바로 세워 놓고 10~20분 방치한 후 사용한다.

3) separatory funnel

① 추출하고자 할 때 검체와 유기용매를 필요량 취한다.
② 마개를 막고 funnel를 거꾸로 한 다음 한 손의 손가락사이에 마개를 잡고 다른 손으로는 윗부분을 잡는다.
③ 강하게 혼합한 후 윗부분을 잡았던 손으로 cork을 열어 air를 빼준 다음 다시 잠그고 반복한다.
④ 혼합이 끝나면 바로 세워 방치한다.
⑤ 마개를 열고 cork을 열어 액체를 분리한다.

3 초자기구의 세척방법

1) 화학적 검사목적의 초자기구

화학적 검사목적을 위한 초자기구는 깨끗해서만은 안되고 화학적으로 모든 성분이 없어야만 한다.

(1) 시험관 및 일반 초자기구

시험관을 수돗물에 담그었다가 비눗물을 사용하여 솔로 닦고, 수돗물로 헹궈낸 다음, 비눗물에서 약 30분간 끓이고, 솔을 사용하여 닦고, 수돗물로 깨끗이 씻어 90℃정도에서 1시간정도 건조하여 사용한다. 특히 Fe, calcium, magnesium, lead 등의 중금속 정량에 사용되는 초자기구는 6 N 염산용액에 12~24시간 담궈둔 다음, 재증류수로 4~5회 세척한 것을 건조하여 사용한다.

(2) pipette

사용한 후 수돗물에 담그어 혈액 및 혈청 등이 pipette에 말라붙지 않게 한다. pipette세척기에 pipette끝이 위쪽으로 가게 세우고 수도꼭지에 연결하여 약 30분 동안 물을 흘러 씻은 다음, 꺼내어 5~10분간 세워서 물이 흘러내리도록 하고 건조기에 100℃이하에서 약 1시간 건조하여 사용한다.

(3) 혈병이 묻은 pipette

혈병이나 혈청이 말라붙은 pipette는 10% KOH용액에 12~24시간 담궈서 용해, 분리 제거 후 pipette 세척방법과 동일하게 실시하여 사용한다.

(4) cleaning solution(중크롬산 세척액)

500 mL의 증류수를 큰 용기(삼각플라스크 등)에 넣고 냉각시키면서 250~500 mL의 농황산을 조금씩 흔들면서 넣는다. 이때 열이 생기므로 항상 찬물에 담그어 냉각해야 한다. 즉 열이 많이 생기므로 초보자인 경우에는 파손되어 화상을 입는 일이 있어 주의한다. 완전 냉각되면 100 g의 중크롬산소다를 넣어 녹이고, 증류수로 1 L 되게 혼합한 후 사용한다. 주로 기름기 묻은 pipette를 이 용액에서 12~24시간 담그었다가 그 후 수돗물로 세척하여 산도를 제거하고 마지막에는 증류수로 수회 세척한 후 건조하여 사용한다.

(5) stopcork에 묻은 grease

대개 유기용매로 씻지만 잘 닦이지 않으면 농황산에 담근다. 또한 증류수 50 mL에 50 g의 KOH를 넣어 녹이고 냉각 후 70% ethanol 450 mL을 혼합하여 만든 용액에서 잘 녹는다.

2) 혈액학적 검사목적의 초자기구

각종 세제가 조금이라도 유리에 묻어 있으면 RBC를 용혈시키기 때문에 주의를 해야 한다.

(1) WBC, RBC 또는 hemoglobin pipette

사용한 pipette는 suction pump를 이용하여 증류수로 깨끗이 씻고 acetone으로 다시 씻어내고, 완전 건조하여 사용한다. 또한 혈액응고물에 의해 막혔을 때는 가는 철사로 뚫고 10% KOH용액에 12~24시간 담가서 응고물을 분리 후 위와 같은 방법으로 깨끗이 씻어 건조한다.

(2) 시험관 또는 병

솔로 깨끗이 씻어내고 중크롬산용액에 12~24시간 방치 후 꺼내어 충분히 산을 수돗물로 씻어 내고 다시 증류수로 헹군 다음 건조기에서 건조하며 사용한다.

(3) slide glass

중크롬산용액에 12~24시간 담근 후 꺼내어 수돗물로 깨끗이 씻어내고 ethanol에 담가 두었다가 사용할 때 깨끗하고 부드러운 gaze 등으로 닦고 사용한다.

3) 세균학적 검사목적의 초자기구 세척

새로 구입한 초자기구라 할지라도 세균의 아포류가 있을 수 있고 세균의 오염 가능성이 높다. 우선 비눗물에 끓이고 솔로 닦고 수돗물로 충분히 씻은 후 다시 증류수로 헹군다. 수분이 충분히 제거되면 고압멸균기(15파운드 121℃)로 30분간 멸균하여 사용한다.

(1) 세균검사 후 초자기구

3% cresol액이나 고압멸균한 후 찌꺼기를 제거하고 비눗물과 솔로 잘 씻어낸다. 수돗물로 충분히 씻어내고 다시 증류수로 헹군 다음 수분을 충분히 제거 후 고압멸균기로 멸균하여 사용한다.

Chapter

03 측정기기의 동작법 (Operation of Analytical Instrument)

1 pH meter의 동작법

pH meter는 측정하는 H^+에 대해 선택성이 있는 지시전극과 기준전극을 시료에 담갔을 때 생기는 전극간의 전위차를 측정하는 전위차법에 의해 시료의 이온 농도를 측정하는 장치이다.

어떤 종류의 유리막은 H^+만을 통과시키고 다른 이온에 대해서는 투과성을 나타내지 않아서 유리막의 수소이온 농도가 다르면 양단에서 전위차가 생기며, 이 전위차를 구함으로써 pH를 측정할 수 있다.

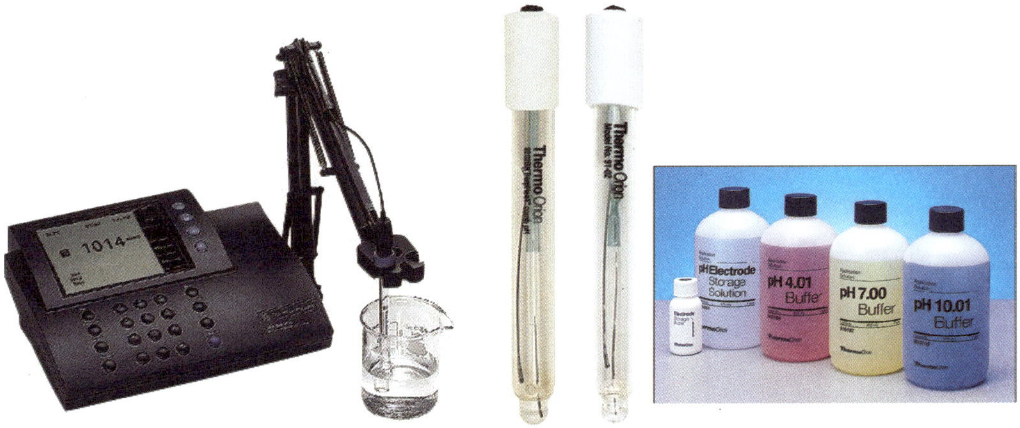

그림 3-1. pH meter와 calibration buffer solution

1) 사용기기 및 시약

(1) pH meter

(2) 지시 전극과 비교전극 (또는 복합 전극)

(3) 온도계

(4) magnetic stirrer
(5) beaker
(6) calibration buffer solution (pH 7.00과 pH 4.01 또는 pH 7.00과 pH 10.01용)

2) 조작법

(1) pH meter의 전원을 넣고 적어도 15분 이상 예비가온하여 사용한다.
(2) 각 전극의 선단을 증류수로 여러 번 세척하고, tissue paper나 여과지로 가볍게 수분을 닦아 낸다.
(3) calibration buffer solution (pH 7.00) 표준액에 전극을 담그고, 가볍게 흔들고 2~3분후 온도 보정 후 pH 측정하여 pH 7.00에 조정한다.
(4) 측정 스위치를 끄고 전극을 증류수로 세척한 후 pH 4.01 또는 pH 10.01 표준액에 전극을 담그고 가볍게 흔들고 2~3분 후 pH측정 스위치를 연결하고 원하는 pH값에 조정한다.
(5) buffer와 표준액의 과정을 반복하여 조정한 후 전극을 증류수로 세척한 후 측정코자 하는 시료에 전극을 담그고 pH를 측정한다.

3) 주의사항

(1) 전극 밑부분을 손으로 만지거나 문지르지 않는다.
(2) pH meter는 사용 전에 충분히 가온 시킨다.
(3) 검체의 온도를 보정해야 한다.
(4) 전극은 마르지 않도록 항상 증류수에 담가둔다.
(5) 비교 전극에 내부액이 충분히 들어 있는지 확인한다.
(6) control buffer는 사용시에 새로운 용액을 사용해야 한다.
(7) 전극 세척 후 tissure paper나 거즈를 사용 시 강하게 닦지 말고 살짝 수분만을 제거한다.

2 비색계의 동작법

1) spectrophotometer(분광광도계)

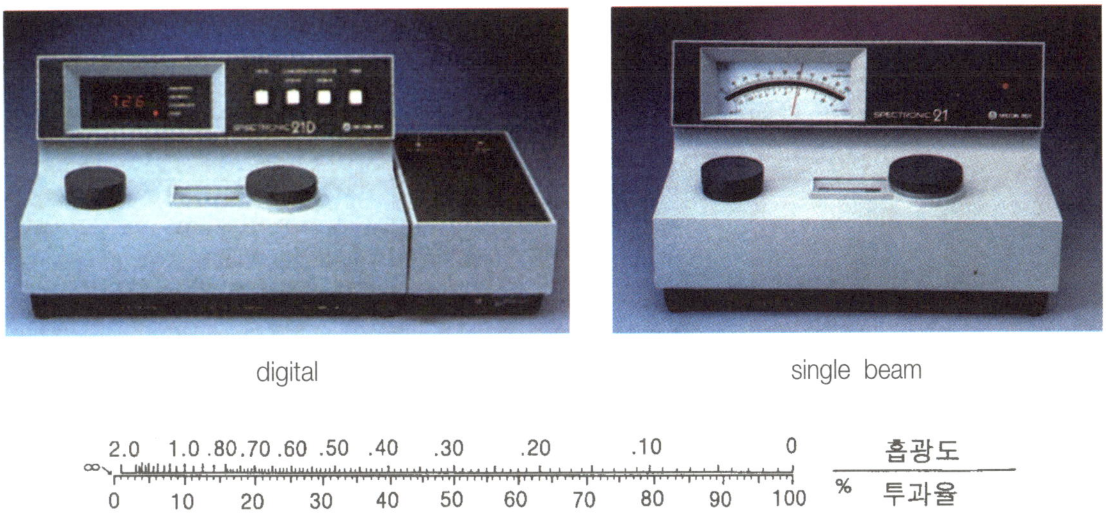

그림 3-2. spectrophotometer와 galvanometer scale

2) 동작법

(1) 광도계의 전원 스위치를 ON시키고 전기계통이 안정될 때까지 적어도 10분 이상 예비가온 한다.

(2) 측정하고자 하는 파장을 파장 dial로 정확히 맞춘다.

(3) cuvette holder에 cuvette를 넣지 않은 상태에서 zero 조절기로 0%T에 맞춘다.

(4) cuvette 에 맹검용액을 넣고, 외벽을 tissue paper로 깨끗이 닦고 cuvette holder에 일정한 위치로 놓은 후 뚜껑을 닫고 100%T 조절기로 100에 맞춘다.

(5) (3), (4)의 조작과정을 반복하여 변화가 없다면 측정을 시작한다.

(6) cuvette의 맹검용액을 쏟아버리고 발색된 표준액과 검체를 cuvette에 옮기고 흡광도를 측정한다.

(7) 측정이 끝나면 전원 스위치를 OFF한다.

3) 주의사항

(1) 비색계의 정면 중앙위치에서 측정해야 한다.

(2) 전기계통이 안정될 때까지 충분한 시간을 가져야 한다.

(3) 비색관(cuvette)은 부드러운 거즈나 tissue paper로 외벽을 깨끗이 닦아야 한다.

(4) 흡광도를 판독하기가 곤란할 때에는 투과도를 읽고 흡광도로 환산한다.

4) 파장의 선정

물질에 대한 광선의 흡수정도는 물질의 종류에 따라 판이하게 다르다. 동일한 과정에 있어서 어떠한 물질은 주어진 광선을 거의 다 흡수하는가 하면 어떤 물질은 거의 흡수되지 않고 투과한다. 다시 말하면 어떤 물질을 여러 가지 파장에서 흡수정도를 조사하면 어떤 파장에서는 흡수가 잘되고 어떤 파장에서는 흡수가 안된다. 산화 hemoglobin을 예로 들어보면 산화 hemoglobin 용액을 400~700 nm에서 10 nm간격으로 흡광도를 조사하면 500 nm에서 점차 증가하기 시작하여 540 nm부근에서 흡수 최대에 달하고 560 nm에서 감소하였다가 575 nm에서 다시 최대에 이르고 급격히 감소하여 600 nm 이상에서는 거의 흡수되지 않는다.

파장의 선택은 흡수가 잘되고 최대흡수점이 급 curve를 이루는 파장보다는 완만한 curve를 이루는 파장이어야 하고, 또한 Beer 법칙에 적용이 되는 파장이어야 한다. 따라서 산화 hemoglobin의 지적파장은 540 nm가 적당하다.

이 같은 물질의 흡광 경향을 파장에 대한 spectral-absorbance curve, spectral transmittance curve 라고 하며 540 nm 및 575 nm와 같이 흡수가 최대에 달하는 파장을 최대 흡수파장, 560 nm와 같이 감소한 파장을 최소 흡수파장이라 칭한다.

3 centrifuge의 동작법

검체인 혈청 및 혈장분리나 분석과정 중 여과 또는 원심침전의 조작이 필요하다. 조작 시 시험관이 파손되거나 침전이 잘 안 되는 경우가 있으므로 조작법을 습득하여 안정성을 높여야 한다.

① 침전시키려는 물질을 시험관에 필요량을 넣고, 천평을 사용하여 대칭되는 시험관의 무게를 같게 한다.

② 원심침전기의 대칭되는 위치의 무게를 같게 한다.

③ 원심침전기의 carrier내에 cork나 고무판을 넣어 시험관의 파손을 방지한다.

④ 금이 간 시험관을 사용하지 말고, 무거운 마개는 사용을 금한다.

⑤ 작동 시 회전 속도는 서서히 시작하여 필요한 속도를 유지시킨다.

⑥ 작동을 중지할 때는 스위치를 끄고 저절로 멈추도록 한다.(손으로 잡는 다거나 break button을 사용하는 것은 침전물이 다시 상층으로 부유될 수 있다.)

⑦ 원심침전기의 회전수는 tachometer를 이용하여 정기적인 점검을 한다.

⑧ 사용 후에는 전원을 차단하고 청결하게 보존한다.

혼탁혈청의 경우 매분 수만 회 이상의 고속 회전이 가능한 초고속원심기(ultracentrifuge)를 이용하여 분리한다.

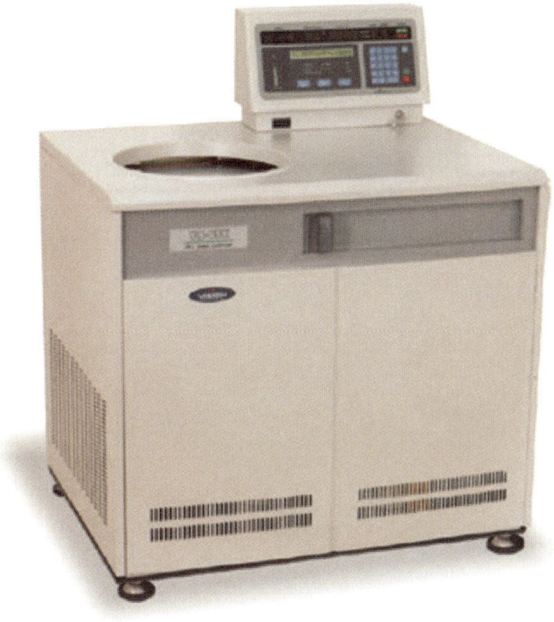

그림 3-3. ultracentrifuge

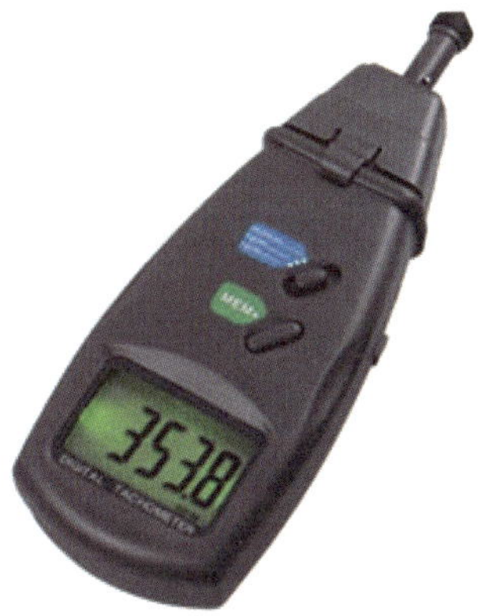

그림 3-4. tachometer

Chapter

04 용액의 정의 (Definition of Solutions)

1 용액의 정의

두 가지 혹은 그 이상의 성분이 균일하게 혼합되어 있는 물질을 용액이라 한다. 용질을 용해하는 액체를 용매(solvent)라 하며, 여기에 용해되어 있는 물질을 용질(solute)이라고 한다. 용액은 용매 종류에 따라 물을 용매로 하였을 때는 수용액(aqueous solution), 물 이외의 용매를 사용하였을 때는 비수용액이라고 한다.

2 용해도(solubility)

일정온도에서 일정량의 용매에 용해하는 물질의 량은 한도가 있다. 이것을 그 용매에 대한 용해도라고 한다. 용해도에 의한 용액을 분류하면 어떤 온도에서 용매에 고체 또는 기체의 용질이 녹을 수 있는 최대량을 포함한 용액을 포화용액(saturated solution)이라 하며, 어떤 용매에 용질이 한도에 이르지 않는 용액, 즉 용질을 더 녹일 수 있는 용액을 불포화용액(unsaturated solution)이라고 하고, 어떤 용매에 용질이 한도이상으로 녹아 있는 용액, 즉 용질을 그 포화도 이상으로 포함하고 있는 용액을 과포화용액(supersaturated solution)이라고 한다.

3 percent(%)용액

용액의 중량 또는 체적의 100에 대한 용질의 중량 또는 체적을 나타내는 것으로 3종류로 구분한다.

1) 중량백분율(W/W%)

액체 100 g 중에 용해하고 있는 용질의 g수로 나타낸 중량농도를 의미한다.

[예] 10w/w% dextrose용액은 10 g의 dextrose를 증류수를 가하여 용해 후 전량이 100 g이 되게 한 용액이다.

2) 용량백분율(v/v%)

용액 100 mL 중에 용해되어 있는 용질의 mL수로 나타낸 용량농도를 의미한다.

[예] 10% 초산용액은 10 mL의 초산에 증류수를 가하여 혼합한 후 전량이 100 mL가 되게 한 용액이다.

3) 중량 · 용량백분율(w/v%)

용액 100 mL 중에 용해되어 있는 용질의 g수를 나타낸 농도를 의미한다.

[예 1] 0.85% NaCl용액 2 L를 조제하는 방법.

NaCl 17 g를 정확히 칭량하고, 2 L용량플라스크에 증류수를 2/3정도 넣고, 칭량한 NaCl를 넣어 혼합 용해한 후 다시 증류수를 가하여 2 L눈금까지 채운다음 잘 혼합한다.

[예 2] 26.8% sodium sulfate용액 1.5 L를 조제하는 방법.

sodium sulfate 402 g을 정확히 칭량하고, 2 L용량 플라스크에 증류수를 2/3정도 취하고, 50~60℃로 가열하고, 칭량한 sodium sulfate를 가하여 용해한 후 냉각한다(냉각시 실온 20℃이하가 되지 않도록). 이어서 증류수를 가하여 표시된 1.5 L눈금까지 채우고 혼합한다.

실험

0.9% NaCl용액 100 mL와 5% sulfosalicylic acid용액 100 mL를 조제하시오.

4 몰용액(M : molarity solution)

용액 1 L중에 녹아 있는 용질의 g분자량 수를 의미하며, 즉 용질의 분자량(g)만큼 칭량하여 증류수를 가하여 1 L가 되도록 하였을 때의 농도이다.

[예 1] 1.2 M sodium carbonate용액 0.5 L를 조제하는 방법.

sodium carbonate의 분자량이 106이므로 Na_2CO_3 63.6 g을 칭량하고, 0.5 L용량플라스크에 증류수를 2/3정도 취하고, 칭량한 Na_2CO_3를 플라스크에 혼합 용해한 후 증류수를 가하여 0.5 L눈금까지 채우고 혼합한다.

[예 2] 1 M sulfuric acid용액 1 L를 조제하는 방법.

1 L용량플라스크에 증류수 2/3정도를 취하고, 농황산(함량 95%, 비중 1.8) 57.3 mL을 취하여 서서히(조금씩) 가하면서 혼합한다(이때 열이 발생하여 초자기구가 파손될 우려가 있으므로 냉각시키면서 혼합). 냉각 후 1 L눈금까지 증류수를 채우고 혼합한다.

실험

0.3 M NaOH용액 100 mL와 농염산(비중 1.19, 함량 35%)을 사용하여 1M HCl용액 100 mL를 조제하시오.

5 규정용액(N : normality solution)

용액 1 L중에 녹아있는 용질의 g당량수로 의미하며, 즉 용질의 당량(g)만큼 칭량하여 증류수로 용해하여 전량이 1 L되게 한다.

[예 1] 0.1 N sodium sulfate용액 500 mL를 조제하는 방법.

sodium sulfate의 분자량은 142이다. Na_2SO_4의 1당량은 71이므로 3.55 g를 정확히 칭량하고, 500 mL 용량플라스크에 증류수를 2/3정도 취한 다음 칭량한 Na_2SO_4를 넣고 혼합 용해한 후 증류수를 가하여 500 mL 눈금까지 채운 다음 혼합한다.

[예 2] 2/3 N H_2SO_4용액 1 L를 조제하는 방법.

1 L 용량플라스크에 증류수를 2/3정도 취하고, 농황산(함량 95%, 비중 1.8) 19.1 mL를 취하여 서서히 가하고 혼합한 후 온도가 높으면 냉각한 후 증 류수를 가하여 1 L눈금까지 채운 다음 혼합한다.

실험

0.5 N sodium carbonate용액 100 mL와 농황산(비중 1.84, 함량 95%)을 사용하여 0.1 N sulfuric acid용액 100 mL를 조제하시오.

6 몰랄용액(m:molality)

용매 1,000 g 중에 녹아 있는 용질의 g분자량수로 나타낸 용액이다. 온도가 변하여도 농도는 변하지 않으므로 빙점하강, 비점상승, 삼투압측정에 이용한다.

7 오스몰 용액(Osm:Osmolarity)

용액 1 L중에 녹아있는 용질 Osmol gram이 함유된 용액을 의미한다.

[예] 1 Osmol gram NaCl용액 1 L를 조제하는 방법.

NaCl은 수용액 중 거의 해리되어 Na^+이온과 Cl^-이온으로 존재하므로 2 삼투압을 갖는다. 그러므로 1 Osmol gram 용액은 NaCl 1/2 g분자량 용액이 되어 NaCl 29.25 g을 칭량하여 증류수로 용해하고 1 L눈금까지 채운 다음 혼합한다.

8 오스몰랄 용액 (osmolality)

용매 1 kg 중에 존재하는 입자의 총 몰수로 측정되어 용매 1 kg 중 1 mol의 입자를 포함할 때 1 osm이라고 표시한다. 임상적으로는 mOsm이 잘 사용되며, 이것은 osm의 1/1000이다. 삼투압 측정에 이용된다.

9 교질 용액(colloidal solution)

입자가 매우 커서 colloidin막을 통과하지 못하고 중력에 의해서도 침전되지 않고 용매 중에 부유상태로 존재하는 용액을 의미한다.

10 완충액(buffer solution)

약산과 그의 염 및 약염기와 그의 염으로 구성된 용액을 완충액이라 한다. 일정한 산도를 나타내는 용액에 소량의 산과 염기를 가하거나 농축시키거나 희석하여도 pH가 변하지 않는 성질을 갖는다. 작용은 모두 공통이온의 효과에 의하여 산이 투입되면 염기가 작용하여 H^+이 제거되고, 염기가 투입되면 산이 해리되어 H^+을 증가시켜 일정한 pH를 유지한다.

$$pH = \log\frac{1}{[H^+]} = -\log[H^+]$$

완충액의 pH 산정식(Henderson-Hasselbalch equation)

$$pH = pKa + \log\frac{[salt]}{[acid]}$$

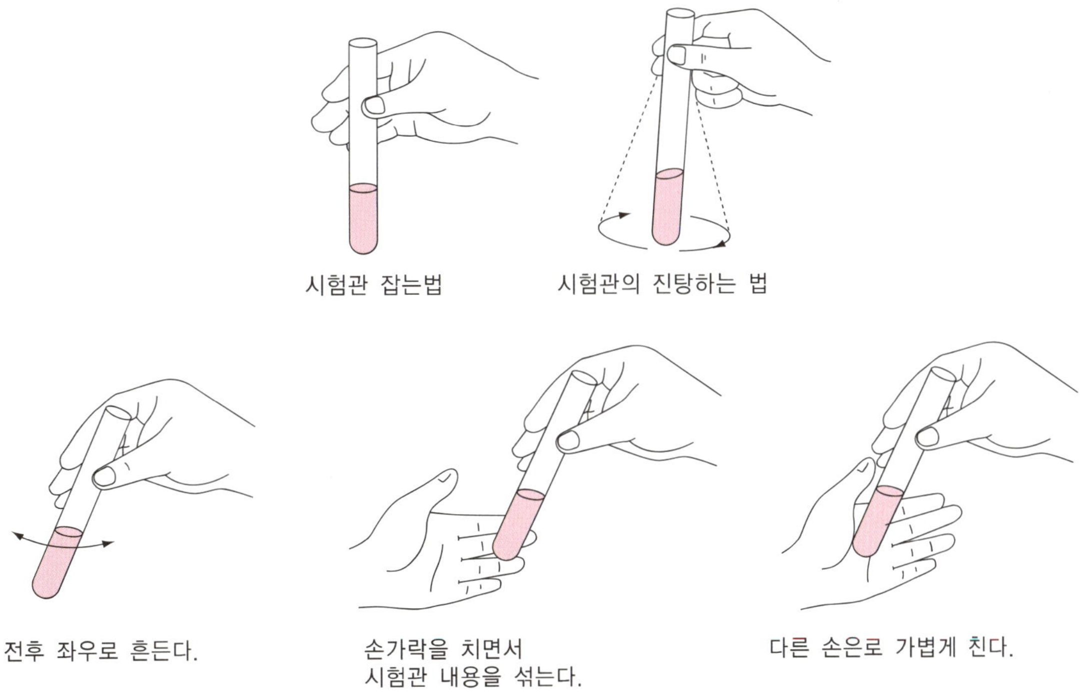

그림 4-1. 시험관의 사용법

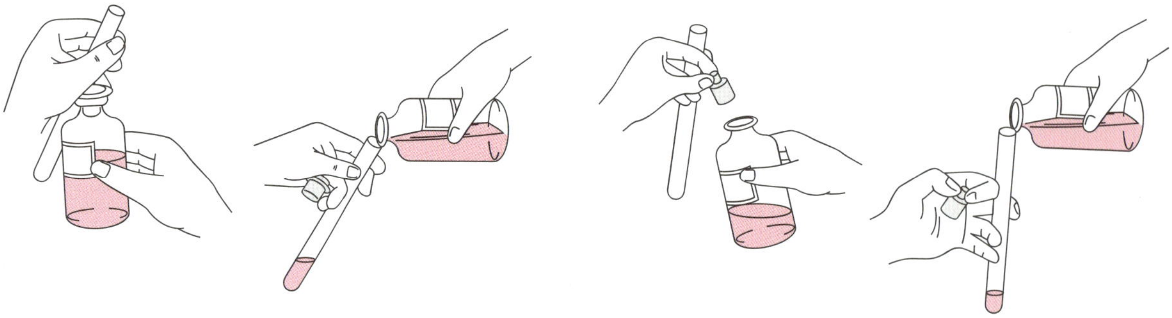

그림 4-2. 시약 조작법

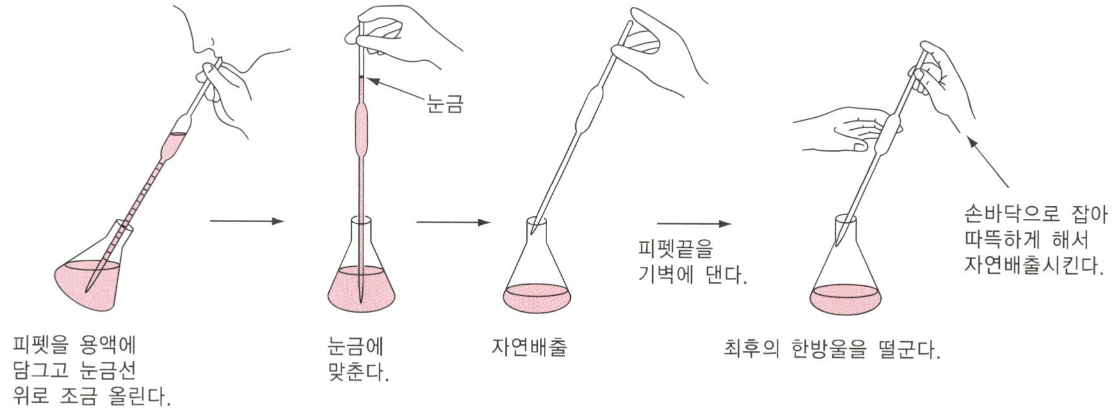

그림 4-3. volumetric pipette 취급법

Chapter

05 검체 및 용액의 희석방법 (Dilution of Methed Sample and Solution)

높은 농도의 용액이나 시료 중 성분이 분석법의 한계이상으로 다량 존재할 때 필요한 농도로 희석하여 측정에 이용한다.

1 검체 희석방법

희석법에는 계열희석과 고도희석법이 있는데, 계열희석법은 동일 시료를 필요한 희석단계의 수만큼 시험관을 준비하여 같은 량의 희석액을 넣고, 시료를 첫 시험관에 가하여 연속적으로 희석하는 방법이며, 최종 희석배수를 산정하여 결과 산출에 적용해야 한다.

고도희석법에서 희석의 표현은 원시료에 대한 최종액량의 비로 표시하며, 희석율은 최종액량에 대한 원시료의 체적의 비로 나타낸다.

$$\text{희석율계산법} = \frac{\text{최종액 량}}{\text{원액의 량}}$$

[예 1] 0.2 mL의 혈청에 9.8 mL의 증류수를 가했다면 희석률은 얼마인가?

$$\text{희석율} = \frac{0.2\ \text{mL} + 9.8\ \text{mL}}{0.2\ \text{mL}} = \frac{10}{0.2} = 50 \text{ 로써 } 1 : 50\text{이며,}$$

혈청은 50배 희석되었다.

[예 2] 1:5로 희석된 혈청 시료 중에 포도당의 농도는 120 mg/dL이었다.

혈청 중의 포도당의 값은 얼마인가?

120 mg/dL × 5= 600 mg/dL

2 용액 희석방법

[예 1] 100 mg/dL인 포도당 표준액을 1 : 5로 희석하고 다시 1 : 4로 희석하였다면 최종농도는 얼마인가?

$$\text{최종농도} = 100 \times \frac{1}{5} \times \frac{1}{4} = 5\ \text{mg/dL}$$

∴ 5 mg/dL

[예 2] 95% alcohol용액을 희석하여 70% alcohol용액 1,000 mL를 만들려면 95% alcohol 몇 mL가 필요한가?

계산법은 NV=N' V'를 적용하여 계산하면 매우 편리하다.
즉, 원액의 농도×원액의 량 = 희석용액의 농도×희석용액의 량
따라서 95% × V mL = 70% × 1,000 mL
∴ V mL = 736.8 mL

[예 3] 보존 표준액(10 mg/mL)를 희석하여 사용표준액(0.2 mg/mL) 100 mL를 만들려면 어떻게 하는가?

보존표준액 2 mL를 취하여 용량 플라스크 100 mL 눈금까지 증류수로 채우고 혼합한다.

$$\text{희석배수 계산} = \frac{\text{보존 표준액 농도}}{\text{사용 표준액 농도}} = \frac{10}{0.2} = 50$$

Chapter

06 검량곡선 작성법 (Calibration Curve)

• glucose측정의 calibration curve작성(각론 glucose 측정법을 참조).

1 시약종류

1) 효소시약 : glucose oxidase, peroxidase, mutarotase, 4-aminoantipyrine
2) 완 충 액 : phenol, potassium phosphate
3) 표 준 액 : 포도당(200 mg/dL)

2 시약조제

효소시약의 조제 : 효소시약 1병을 완충액 1병에 용해하여 조제한다. (단, 조제한 효소시약은 2~10℃ 보존으로 적어도 1개월간은 사용할 수 있다.)

3 기기 및 기구

1) spectrophotometer
2) vortex mixer
3) autopipette
4) test tube
5) cuvette
6) water bath

4 조작법

1) 아래와 같이 시험관 5개를 준비한 후 정확히 표준액에 증류수를 가해 희석한다.

시험관번호	사용표준액 (mL)	증류수 (mL)	해당농도(mg/dL)
1	0.00	1.00	0
2	0.25	0.75	50
3	0.50	0.50	100
4	0.75	0.25	150
5	1.00	0.00	200

2) 각 시험관에서 0.02 mL 씩 취해 각각 새로운 시험관으로 옮긴다.
3) 각 시험관에 효소시약 3.0 mL를 가한다.
4) 잘 혼합하여 37℃에서 5분간 방치
5) 40분 이내에 1번 시험관을 대조로 파장 500 nm에서 흡광도를 측정
6) 측정된 흡광도와 해당농도를 사용하여 검량선을 작성한다.

5 검량곡선 작성

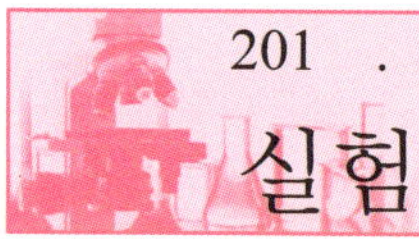

201 . . ( )

실험 보고서

담당교수 확인

제목 : 반 : 학번 : 성명 :

1. 원리(요약)

2. 조작법(요약)

3. 결과

4. 토의사항

Chapter

07 정도관리 (Quality Control)

실험실에서 매일 실시하는 검사성적의 중요한 점은 정확도와 정밀도이며, 신뢰성이 높아야 한다. 자신이 분석한 측정치가 허용오차의 한계이내라는 것을 판독할 줄 알아야 하고 그 한계를 벗어나면 그 원인을 찾아낼 능력이 있어야 하며 교정할 수 있어야 한다. 환자관리, 검체관리, 분석시약 및 방법의 관리, 분석기계 기구의 관리, 분석자의 관리 등을 통하여 오차의 폭을 최대한 줄임으로써 신뢰성을 높여 줄 수 있다.

정도관리를 원만히 운영하기 위해서는 통계방법의 선택, 정도관리 용어의 이해, 사고 및 계산에 익숙해야 함은 물론, 인증 프로그램의 참여와 제도적인 장치 마련 및 참여 기관과의 상호협조적인 체계 등을 구축하여야 한다.

1 정도관리의 용어

1) 정확도(accuracy)

정확도는 분석하여 얻어진 분석치가 그 검체 중 목적성분의 진값(true value)에 얼마만큼 가까운가를 표시하며, 검사성적의 정확도는 검사법이 갖는 예민성(sensitivity)과 특이성(specificity)에 의하여 규정되지만, 검사법이 될 수 있는 한 신속·용이하게 실시되어야 하고, 정확도를 높이기 위해서는 제품화된 관리혈청을 이용하거나 표준물질을 이용한다.

2) 정밀도(precision)

정밀도는 동일검체를 여러 번 반복 측정했을 때 얻어진 성적이 얼마나 서로 접근하여 있는가를 표시하며, 어떤 특정조건하에서 그 값이 좁은 제한점 이내로 들어오는 재현성(reproducibility)의 능력을 말하며 분석치 간의 폭이 작을수록 정밀도가 좋다.

정밀도 실시는 (1) 다른 검사실 간에, (2) 다른 기계를 사용하며, (3) 시약의 제조원이 다른 것을 사용한다든지, (4) 다른 검사실의 기술로, (5) 매일매일 측정하든지 하는 사항을 모두 참작해야 한다.

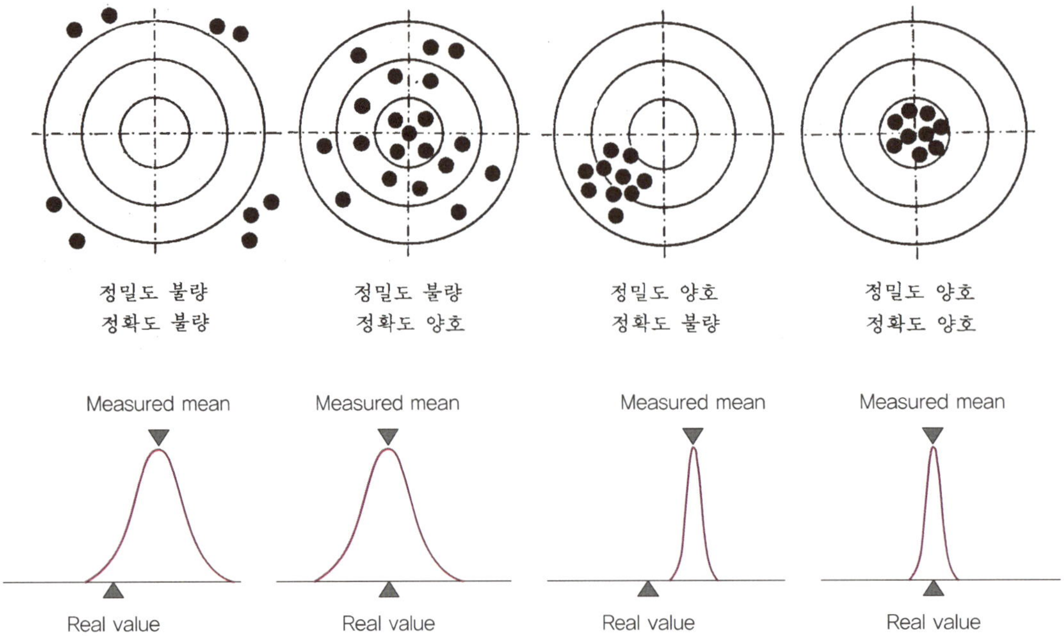

그림 7-1. 측정의 정확도와 정밀도(도수분포도와 비교관찰)

3) 변동(variation)

동일검체를 측정하였을 때 분석치가 일치하지 않는 것을 변동이라 하며, 그 원인은 측정상 복잡한 조작, 측정기구의 불량, 시설간의 차이 등에 의해 이루어진다.

4) 특이도(specificity)

비특이적 물질은 반응하지 않고 분석하고자 하는 물질만 반응하는 방법일수록 특이성이 높다. 즉 한가지 목표 물질하고만 반응하여 분석되는 것으로 여러 가지 다른 물질의 방해를 받는 검사방법은 개선되어야 한다.

5) 예민도(sensitivity)

분석방법마다 분석가능 농도의 하한치와 상한치를 결정하여야 한다. 분석 상한치와 하한치 범위가 클수록 예민도가 좋다.

2 오차(error)

오차란 진값으로 부터의 폭을 의미하며, 오차가 작을수록 좋은 결과를 얻을 수 있으며, 검사결과에 큰 영향을 주는 많은 복잡한 제반인자가 존재하기 때문에 항상 그 조작과정을 통해 충분한 관리를 실시하고, 신뢰성을 과학적, 객관적으로 확인하는 것이 요구된다.

1) 고유오차(preanalytical error)

검체 채취나 보존, 검사방법, 기기, 검체취급 습관 등에 의해 일어나는 오차를 말한다. (용혈, lipemic sample한 검체 등)

2) 계통오차(systematic error)

분석치의 평균치가 상승하거나 하강하며, 표준편차는 변하지 않는다. 즉 정확도가 저하된다. 원인은 임의로 측정법을 변경하거나, 표준액의 부정확, 시약의 불안정, 측정기구의 불량 등이 있다.

3) 우연오차(random error)

분석치간의 변동폭이 크며, 평균치는 변하지 않고 표준편차가 상승한다. 즉 정밀도가 저하된다. 원인으로는 부정확한 pipetting, 불결한 초자기구, 조작상의 불안정, 측정조건(반응온도, 반응시간, pH, 실온 등)의 변화 등이 있다.

4) 사무적인 오차(official error)

검사전과 검사 후에 발생되는 오차로써 label 잘못부착, 계산착오, 기록상의 착오, 검체를 바꾸어 분석, 성분변화 후 분석 등이 주요인이 된다.

3 도수분포(frequency distribution)

건강인들의 집단(관리혈청)을 대상으로 어떤 성분을 측정하여 그 결과를 분류 정리하여 표를 만든 것이 도수분포표라 하고, 그 자료를 이용하여 histogram을 작성하고 곡선을 연결하면 도수분포 곡선이 된다. 이 곡선은 좌우 동형의 대칭인 종모양의 정상분포가 되고 많은 자료를 얻을 수 있다. 도수분포 곡선이 정규분포(Gaussian normal distribution)일 때 평균치를 중심으로 하여 대체적으로 고른 분포를 나타내며 ±1 SD 내에 포함되는 것이 68.3%, ±2 SD 내에 포함되는 것이 95.4%, ±3 SD 내에 포함되는 것이 99.7%가 됨을 알 수 있다.

4 표준편차(standard deviation : SD의 계산)

1) 계산공식

$$표준편차(S.D) = \sqrt{\frac{\sum(X-\overline{X})^2}{N-1}}$$

$\sum X$ = 측정치의총화

$\overline{X}$ = 평균치($\frac{\sum X}{N}$)

N = 측정개체수

X = 측정치

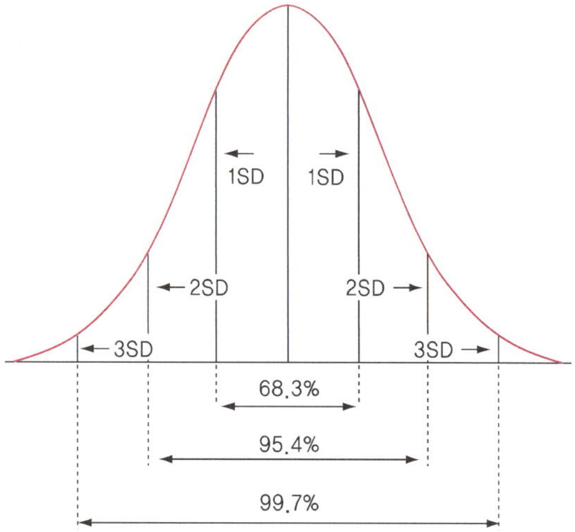

그림 7-2. Gaussian의 정규분포곡선

2) 계산방법

(1) 적어도 관리혈청을 20~30회 분석하여 얻어진 결과를 기록한다.

(2) 평균치를 산출한다.

(3) 평균치와 측정치의 차이를 각각 구한다.

(4) 각 차이를 제곱한다.

(5) 차이의 제곱값을 모두 합한다.

(6) 위에서 구한 값을 공식에 대입하여 계산한다.

표 7-1에서 혈청 K의 표준편차를 계산하면

$$S.D = \sqrt{\frac{\sum(X-X)2}{N-1}} = \sqrt{\frac{1.12}{25-1}} = \sqrt{\frac{1.12}{24}} = 0.22$$

$\pm$ 1SD = 0.22 $\pm$ 2SD = 0.44 $\pm$ 2SD = 0.66

5 변동계수(coefficient of variation : CV)

측정치의 변화상태를 나타내는 것으로 변동계수가 적으면 적을수록 그 결과치는 평균주위에 접근 산포하며, 양호한 재현성과 신뢰성이 있는 결과이다. 정밀도의 지표가 되며 정량법이 다르거나 성질이 다른 자료의 산포도를 비교하는데 편리하다. 반복검사에서 허용되는 CV값의 한계치는 5% 미만이다.

$$\text{변동계수}(\%) = \frac{\text{표준편차}}{\text{평균치}} \times 100$$

표 7-1. (예) 혈청 K의 측정

검체수	측정치(X)	X−$\bar{X}$	(X−$\bar{X}$)2
1	4.2	0.2	0.04
2	4.6	0.2	0.04
3	4.5	0.1	0.01
4	4.7	0.3	0.09
5	4.5	0.1	0.01
6	4.6	0.2	0.04
7	4.0	0.4	0.16
8	4.3	0.1	0.01
9	4.5	0.1	0.01
10	4.4	0	0
11	4.1	0.3	0.09
12	4.5	0.1	0.01
13	4.2	0.2	0.04
14	4.6	0.2	0.04
15	4.4	0	0
16	4.7	0.3	0.09
17	4.0	0.4	0.16
18	4.2	0.2	0.04
19	4.1	0	0
20	4.5	0.1	0.01
21	4.1	0.3	0.09
22	4.6	0.2	0.04
23	4.4	0	0
24	4.3	0.1	0.01
25	4.7	0.3	0.09
$\Sigma X = 110$, $\bar{X} = 4.4$			1.12

6 Tonk's 허용범위(acceptable variance)

검사실 간에 결과의 변동을 허용할 수 있는 범위를 정하여 그 이상의 변동이 일어나지 않도록 함으로써 정도관리 기술을 보완하는 것이며, 어느 성분의 정상범위의 25% 폭을 오차의 허용한계로 정한다.

$$\text{Tonk's 허용한계(\%)} = \pm\frac{(\text{정상범위의 상한치} - \text{하한치}) \times \frac{1}{4}}{\text{정상범위의 중앙치}} \times 100$$

7 회수율(recovery rate)

피검시료에 목적 성분의 순품을 일정량 가하고 첨가시킨 량이 정확하게 측정되는가를 확인하는 방법이다. 100%에 가까운 것이 바람직하며, 임상에서는 100±5% 이내를 타당한 회수율로 정하고 있다.

$$\text{회수율(\%)} = \frac{\text{첨가 분석량} - \text{본래의 양}}{\text{첨가한 량}} \times 100$$

8 회귀직선과 상관계수

어떤 측정법에 의한 측정결과와 그 기준이 되는 측정법, 또는 다른 검사실 측정법 등과의 정확도의 차이를 비교·검토하는 방법으로써 측정법이나 측정과정 등을 변경하거나 서로 다른 방법에 대한 비교·검토에 이용된다.

1) 회귀직선의 계산법

$y = ax + b$

b : Y의 절편(항상오차, 상수오차)

$b = \bar{y} - b\bar{x}$

a : 직선의 기울기(상승오차, 비례오차)

$$a = \frac{\sum(xy) \cdot \ \bar{x}\sum(y)}{\sum(x^2) - \bar{x}\sum(x)}$$

x : x검사실의 측정치

y : y검사실의 측정치

n : 양쪽의 측정건수

$\bar{x}$: x검사실의 평균치

$\bar{y}$: y검사실의 평균치

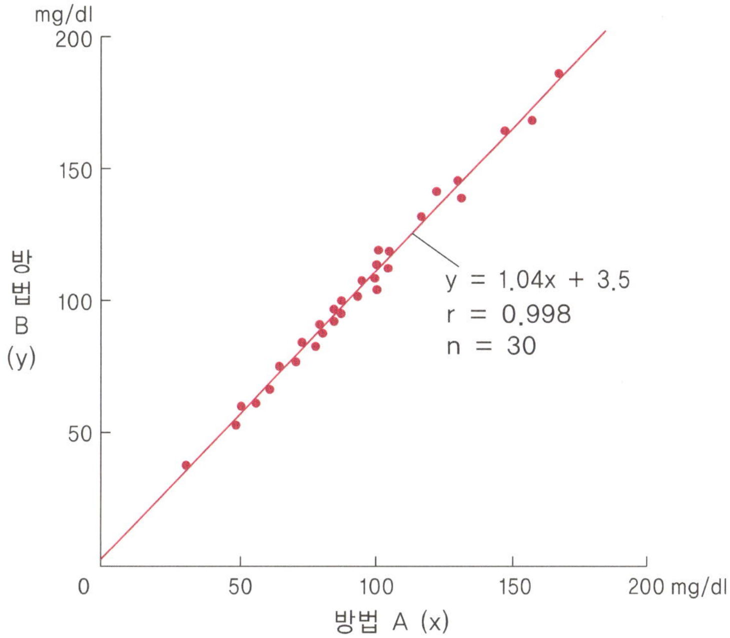

그림 7-3. 상관도와 회귀방정식 포도당 분석방법. (A방법과 B방법의 비교)

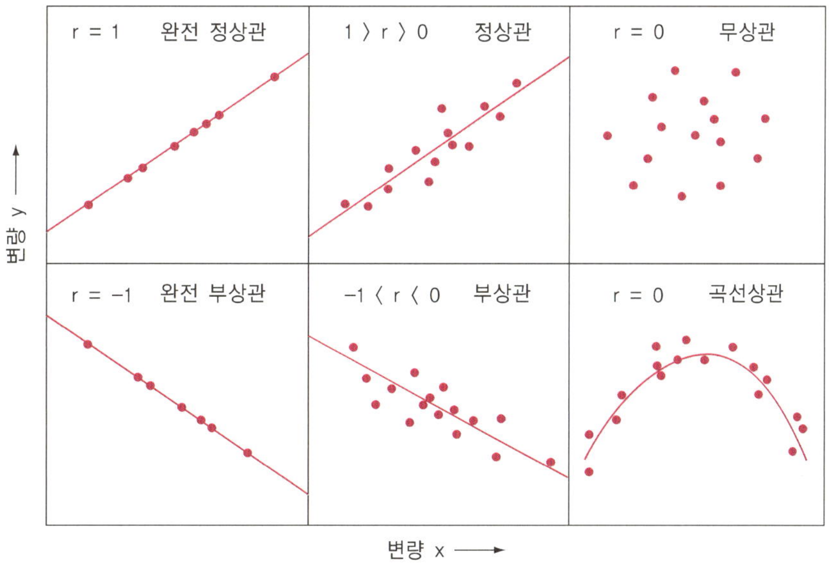

그림 7-4. 두 변량의 상관도와 상관계수

2) 상관계수(r)

$$r = \frac{N\sum XY - \sum X \sum Y}{\sqrt{[N\sum X^2 - (\sum X)^2]\,[N\sum Y^2 - (\sum Y)^2]}}$$

상관계수(r)가 클수록(절대값 1.000±0.005)이고, 회귀방정식 $y = ax + b$에서 a의 값이 1.000에 가깝고, b의 값이 0에 가까울수록 양자의 방법이 잘 일치함(상관관계의 양호함)을 나타낸다.

시 약 명 : Total Protein(Sekisui Kit)
검 사 일 : 2011. 9. 21
검 사 명 : Total Protein

	R1	규격(mL)	유효기간	R2	규격(mL)	유효기간	비교
변경 전 시약 lot No.	805RJF	250	2011.10				
변경 후 시약 lot No.	804RIF	250	2012.09				
변경 전 시약평균	7.21						
변경 후 시약평균	7.40						
시약 bias	0.19						

순번	Bias	변경 전 시약 측정치	변경 후 시약 측정치
1		5.5	5.9
2		6.2	6.5
3		6.7	6.8
4		7.1	7.3
5		7.4	7.5
6		8.1	8.2
7		6.4	6.6
8		7.2	7.4
9		8.5	8.7
10		9.0	9.1

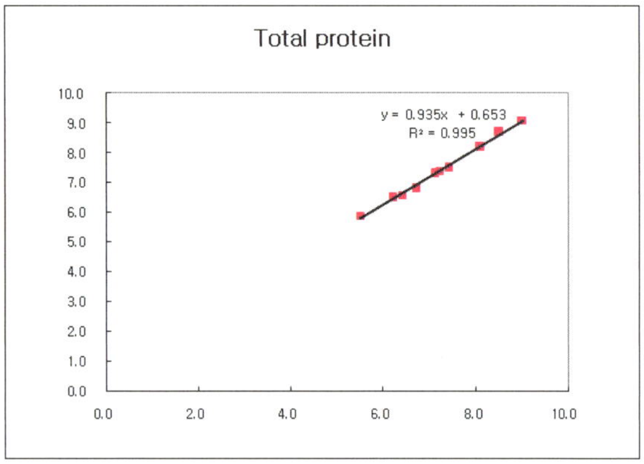

확인일 : 2011.12.21 검사자 : ○ ○ ○ 실장 : ○ ○ ○ (인)

그림 7-5. 상관도와 회귀방정식의 실례

9 delta check(변화치)와 panic value(경고치)

1) delta check(변화치)

1967년 Lindberg에 의해 제안되었으며, 환자의 검체를 이용한 정도관리 방법 중 검사전 오차, 표식의 오기 및 무작위 오차를 발견하는 가장 효과적인 방법으로써 환자의 지난번 검사치와 현 검사치를 비교하여 기준치 이상으로 변화를 보였을 때 변화의 차이가 환자상태의 변화에 의한 것인지 또는 다른 오류에 관련된 것인지를 분석하여 재검을 통해 검사치를 수정 및 확인하는 방법이다.

2) panic value(경고치)

환자의 현재 검사결과가 생명이 위태로울 정도로 정상치로부터 크게 벗어 난 수치일 때 원인 조사 및 재검사 과정을 거쳐 확인하는 방법이다.

10 정확도의 관리

1) 검사법에 대한 검토

임상화학 검사 성적의 정확도는 기본적으로 검사법과 밀접한 관련성을 갖고 있으므로 검사법이 갖는 예민도와 특이성에 대하여 충분히 검토하고, 검사법을 선택하여 조작법을 철저히 수행하여야 한다.

2) 표준액

비색측정에 있어 수치산출의 척도가 표준액인데, 불량한 것이나 사용 중의 변화에 주의를 요하고, 검체와 동일한 성질을 갖는 성분을 함유한 표준액을 사용해야 한다.

3) 관리혈청(control serum)을 이용

신뢰성이 높은 표준액을 사용하여 시료와 관리혈청을 동시에 동일조건하에서 측정하여 얻은 결과를 기대치와 비교하여 일정의 허용변동범위 내에 들어가는 경우는 정확도가 있다고 간주한다. 만약 기대치의 범위를 벗어나면 그 오차의 원인을 찾아내어 정정해야 한다.

정도관리혈청의 종류는 Suitrol-N (A), Seronorm (N) / Pathonorm (A) Bio-rad assayed chemistry level1 / level2 등을 이용한다.

11 정밀도의 관리

일상 검사의 조작상 나타난 변동의 크기는 일차변동, 이중측정치의 차로 나타낸다. 이런 조작상의 오차가 일정범위 내에 들어가고 항상 안전한 검사가 행해지는가를 객관적으로 확인하여 그 결과로 신뢰성을 보호하는 것이 정밀도의 관리이다. 더욱이 동일한 관리혈청을 사용하여 매일 측정하고 측정상의 변동을 확인하여 측정상의 오차를 관리하며, Tonk's 허용한계인 ±10% 이내에 있어야 의의가 있다.

정밀도 관리방법으로는 관리혈청을 이용하는 방법과 검체성적을 이용하는 방법으로 분류한다.

1) 관리혈청을 이용하는 관리법

(1) $\bar{X}$ 관리도법

정밀도 관리법 중 가장 많이 실시되고 있는 방법으로 동일검체(관리혈청)를 20~30회 이상 측정하여 평균치($\bar{X}$)와 표준편차(SD)를 구하고 방안지에 평균치를 중심으로 ±2 SD까지를 경계선, ±3 SD까지를 한계선으로 chart를 작성한다. 동일 검체를 매일 측정분석하여 결과를 관리도상에 plot하고 판독한다.

[$\bar{X}$관리도의 판독]

① **탈선(outlier)**

± 2SD를 경계선을 벗어난 상태를 의미하며, 원인은 용량의 부정확, 검체의 오염, 광도계의 변화 등으로 발생한다.

② **요동(unrest)**

변동폭이 표준편차의 3배이상의 진폭을 나타내는 것을 의미하며, 시약의 불안정, 기술미숙, 분석자의 빈번한 교대등의 원인으로 발생한다.

③ **편재(shift)**

분석결과가 계속하여 6~7회 이상 중심선이 평균선을 벗어나 한쪽으로 치우쳐서 나타나는 것을 의미하며, upward shift의 원인은 표준액의 과다 희석, 시약의 오염, 반응온도의 상승, 반응시간의 연장 등이 있고, downward shift는 표준액의 농축, 반응온도의 저하, 반응시간의 단축, 시약의 농축 등이 원인이다.

④ **경향(trend)**

분석결과가 6~7회 이상 계속적으로 상승하거나 하강하는 현상을 의미하며, upward trend는 표준액이 계속해서 파괴, photocell이나 lamp의 노후, 분주기의 이상, 파장선택의 잘못 등이 있고, downward trend는 표준액의 계속적인 농축, 시약의 계속적인 희석, 시약의 오염 등을 의심한다. 즉 $\bar{X}$관리도에서 검사결과가 평균치 ±2 SD범위가 신뢰한계로써 이 경계를 벗어나면 주의를 요하므로 재검토할 필요가 있다.

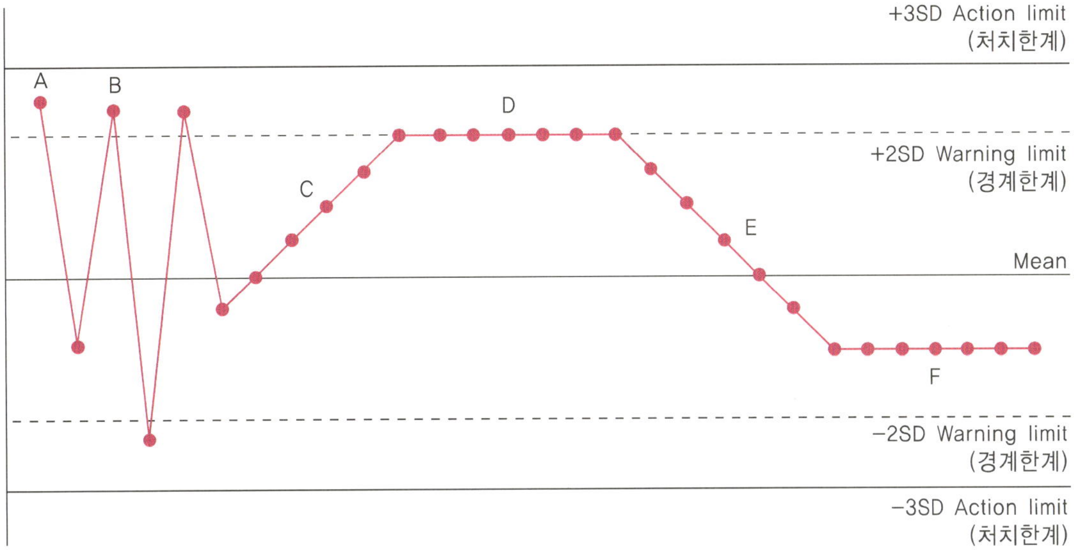

그림 7-6. $\bar{X}$-관리도

(2) **쌍치법**(twin plot method)

동질의 성분인 정상 농도의 관리혈청과 높은 농도의 관리혈청 2종을 사용하여 1개월간 분석하여 각각의 평균치와 표준편차를 구하고, X축은 정상농도치, Y축은 높은 농도치에 대한 관리도를 작성하여 매일 2종의 관리혈청을 분석한 결과를 plot하고 판독한다.

판독시 측정조건의 변동이 2개의 검체에 개별적으로 작용하는 경우, random error가 일어날 때는 좌상 또는 우하에 위치한다. 또한 편중된 분포를 나타내는 경우에는 2개의 검체에 똑같은 영향을 주는 systematic error가 일어날 때는 대각선의 위쪽 또는 아래쪽에 편중을 나타낸다. 즉 계통오차와 우연오차를 판별하는 유력한 근거를 제공하는 것이다.

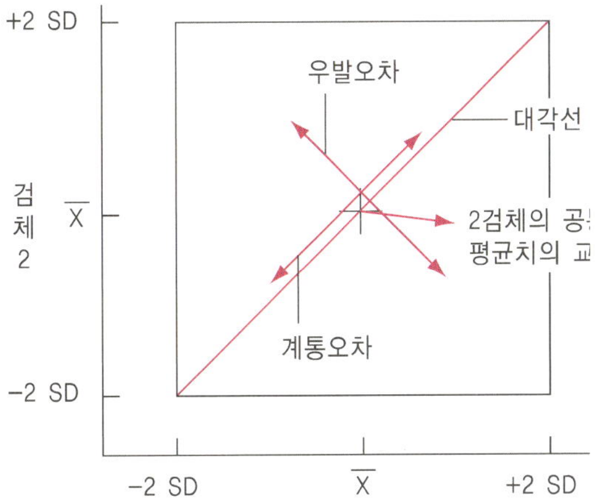

그림 7-7. 쌍치법 관리도

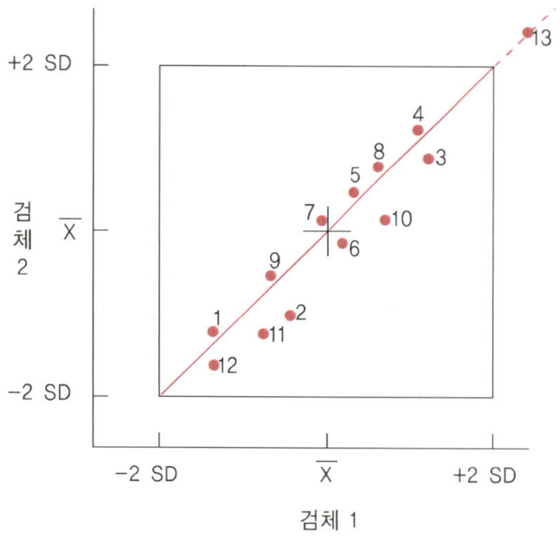

그림 7-8. ± 2 SD 범위 밖의 것.

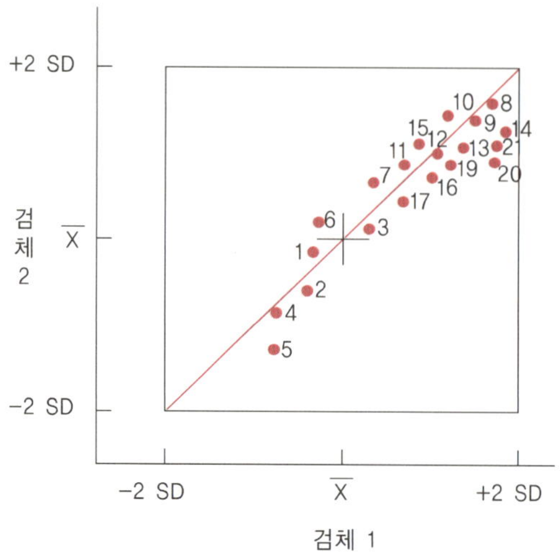

그림 7-9. 한데 뭉친 쌍치관리도의 예.

(3) 누화법(cusum method, cumulative sum법)

관리혈청으로 20회 이상 측정분석하여 평균치($\bar{X}$)를 구하고 chart를 작성한 후 매일매일 관리혈청으로 반복 측정하여 평균치와의 차를 구하여 계속적으로 누화하여 관리도에 plot하고 판독한다. 양호한 관리도는 0선에 상하의 파상적으로 분포될 때 관리상태가 좋다. 판독에서 오차의 증가는 변동이 누화 확대시켜 나타나기 때문에 비교적 신속한 관찰이 가능하고 따라서 자동분석의 정밀도 관리에 유용하다. 특히 이 방법에서는 trend(경향), shift(편재)를 쉽게 관찰할 수 있다.

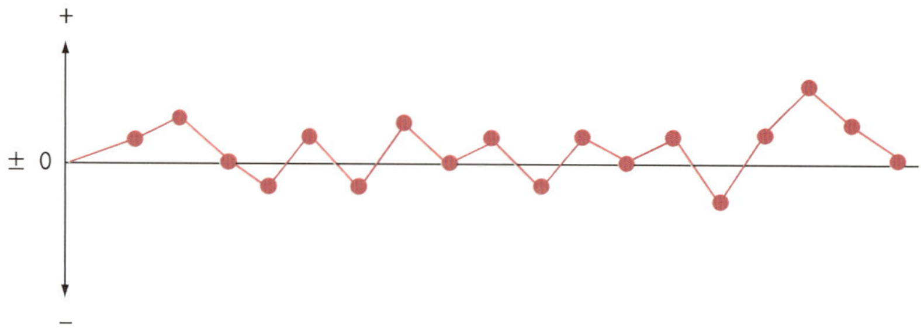

그림 7-10. 누화법 관리도(정상관리도)

(4) 변동계수법(CV method)

관리혈청으로 20회 이상 분석하고 평균치($\bar{X}$)와 표준편차(SD), 변동계수를 구한다. 동일 관리혈청을 매일 측정하여 평균치와의 차를 CV로 환산하여 기입한다. 임상적으로 허용할 수 있는 CV치 내에 있으면 양호하나 그 이상이 되었을 때 원인을 분석해야 한다. 이 방법은 농도가 다르더라도 CV치는 서로 같이 낮은 수치로 나오므로 높은 치에 대해서도 변화를 검정할 수 있으며, 개개의 항목에 관한 관리에 측정치가 다른 경우는 비교가 곤란하나 CV치를 이용하여 비교하면 정밀도 관리가 양호하다.

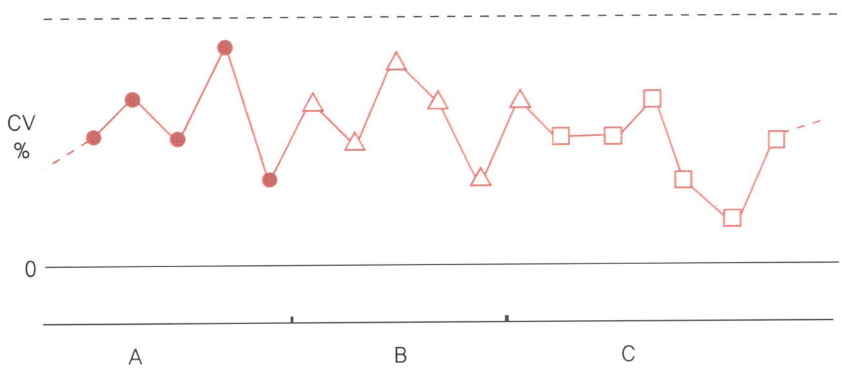

그림 7-11. 변화계수법 관리도

(5) 멀티룰 시스템(multirule system)

멀티룰 시스템(다중규칙방식)은 레베이-젠닝(Levey-Jennings) 관리도의 비실용성을 보완한 대체방법중의 하나로, 1981년 웨스트가드(Westgard)등에 의해 개발되었다. 특별한 규정들에 의해 우발오차와 계통오차를 구분한다. 예를 들어 1-3S와 R-4S의 위반은 우발오차를 가리키고, 2-2S, 4-1S 및 $10\overline{X}$ 규정의 위반은 계통오차를 가리킨다.

– Levey-Jenning법의 보완 –

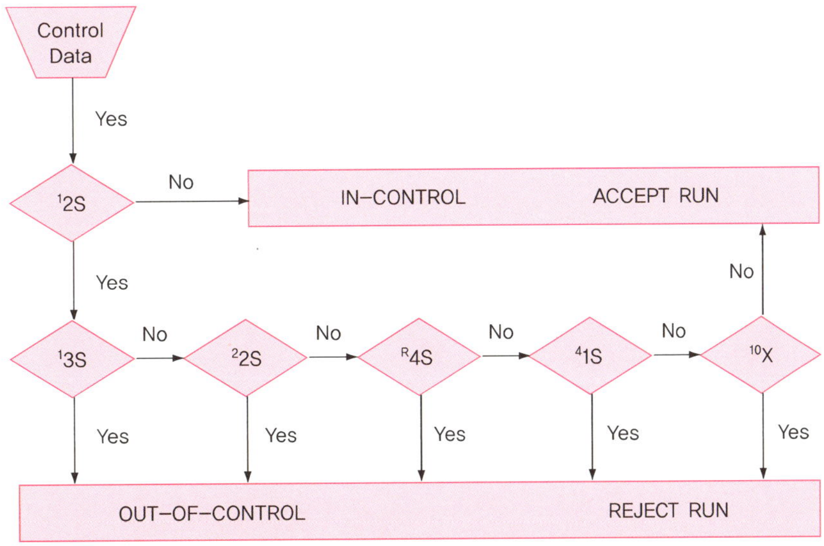

그림 7-12. 멀티룰 시스템의 흐름도.

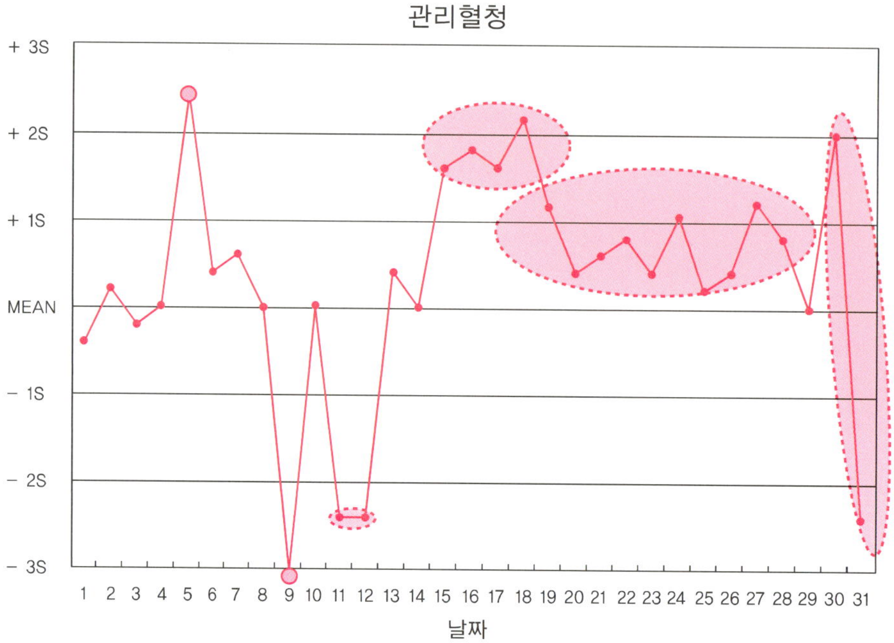

그림 7-13. Westgard 멀티룰 시스템을 나타내는 레베이-젠닝 관리도

- 1-2S : 하나의 값이 2SD와 3SD 혹은 -2SD와 -3SD 사이에 위치한다.
- 1-3S : 하나의 값이 +3SD나 -3SD를 벗어날 때
- 2-2S : 연속적인 두 개의 값이 같은 방향의 ±2SD와 ±3SD 사이에 위치할 때
- 4-1S : 연속적인 네 개의 값이 ±1SD를 벗어날 때
- $10\overline{X}$: 연속적인 10개의 값이 평균 이상이거나 이하의 같은 방향으로 나타날 때
- R-4S : 연속적인 두 개의 값 차이가 4SD를 넘을 때

우연오차 : 1-3S , R-4S

계통오차 : 2-2S, 4-1S , $10\overline{X}$

2) 검사성적을 이용한 정밀도 관리법

(1) 반복 측정법(repeat analysis method)

검사를 끝낸 검체중 적당한 것을 선택하여 다음날 재측정한 결과와의 차를 구하여 plot하는 방법이다. 결과의 차가 0선에 가까울수록 관리가 잘 되는 것을 의미하며, 변동이 어느 한쪽으로 기우는 것에 주의해야 하며, 변동폭이 큰 경우에는 용량의 부정확, 기술의 불안정, 검사자의 빈번한 교대시 등에서 발생 할 수 있다.

(2) number plus법

일상측정에 있어서 환자 측정치의 분포는 매일 크게 변하는 것이 아니고, 통계적 처리를 하는 경우 그 최빈도치를 초월하는 s측정치의 수는 60%인 것을 전제로 하고, 여기서 최빈도수를 초월하는 측정수를 number plus라 부르고, 이 법을 number plus법이라고 한다.

(3) **정상치 평균치법**(average of normals method)

환자검체의 측정치의 대부분은 정상범위 내에 들어가고 그 정상치 범위 내에 포함하는 측정치의 평균치를 안정한 것으로 정하며 그다지 변동이 없다는 것을 전제하는 방법이다.

(4) **검체 혼합법**(mixed sample method)

임의로 검체 2개를 선택하여 그 시료를 동량으로 섞어 동시에 측정하여 2개의 측정치의 평균치와 비교해서 그 차이에 의해 관리하는 방법이다.

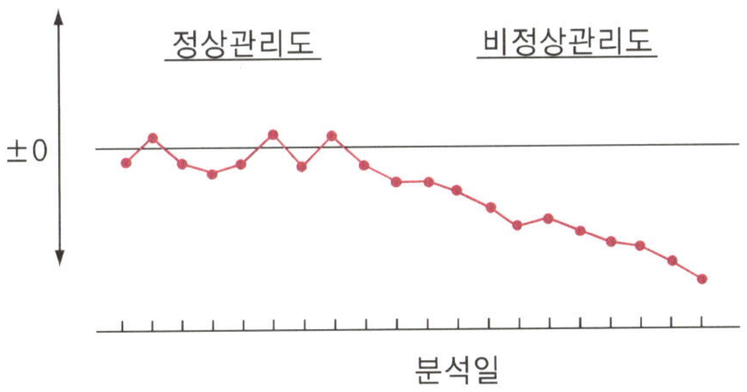

그림 7-14. 반복측정에 의한 관리도

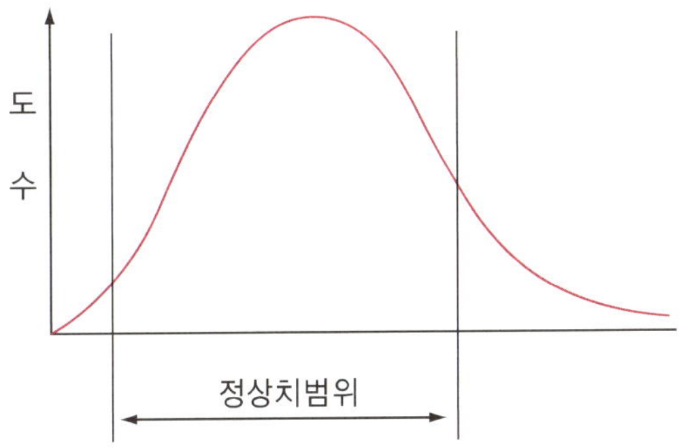

그림 7-15. 일상의 환자검체 측정치의 도수분포

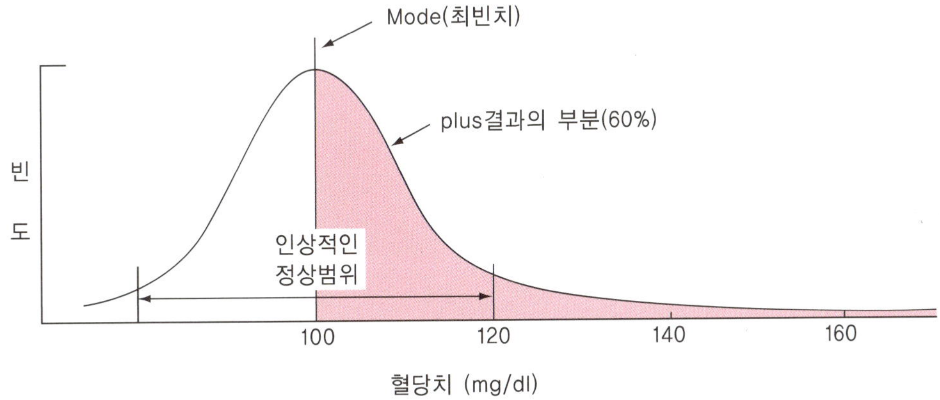

그림 7-16. number plus법(혈당의 도수분포곡선)

12 내부정도관리

환자, 검체, 분석방법, 분석시약, 분석 기계기구 및 분석자의 관리를 통하여 정확도, 정밀도, 특이도, 감도를 높이고, 오차의 폭을 줄임으로써 검사결과에 대한 신뢰성을 높이는데 있다.

1) 환자관리

일내변동, 일차변동 및 생리적변동 등으로 인한 검사결과의 변화와 식이성이나 약제투여로 인한 검사결과의 변화를 항상 예상하여야 하며, 분석목적에 따라 검체를 채취하기까지 알맞은 환자상태를 유지하여야 한다.

2) 검체관리

분석성분의 종류에 따라 검체 채취의 시기와 검체의 종류를 결정하여야 하고, 분석시간이 지연됨으로써 발생하는 성분의 변화와 보존방법을 결정하여야 한다.

3) 분석방법의 관리

분석하고자 하는 성분의 분석법과 특징을 충분히 이해하고, 조작법을 충실히 수행하여 감도와 특이도를 높임으로써 오차의 폭을 줄일 수 있다.

4) 분석시약의 관리

분석에 사용하는 시약을 선택시에는 보존기간이 비교적 길고, 장기간 안정성이 높은 시약을 선택해야 되며, 시약의 오염이나 변질과 표준액의 농축, 희석 등의 변화를 방지하여 오차의 유발을 예방하고 관리한다.

5) 분석기계기구의 관리

분석에 사용되는 초자기구의 오염, 부정확한 pipette, 광도계의 노후로 인한 noise, 전류, 전압의 변화 등이 오차의 원인이 될 수 있다.

6) 분석자의 관리

검체의 채취로부터 분석과정의 수행, 분석결과의 정리, 완료될 때까지 세심한 주의가 필요하며,

분석기술이 숙달되어야 하고, 분석자의 빈번한 교대는 바람직하지 못하다.

분석자는 분석방법이나 기자재관리, 관리혈청의 활용, 동일한 분석조건에서 분석업무를 수행하여 오차를 예방하고 그 폭을 줄일 수 있다.

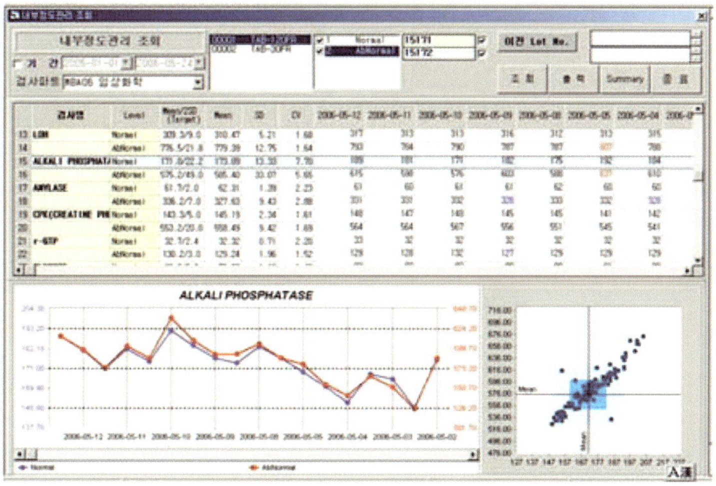

그림 7-17. 내부정도관리 프로그램

Chapter

08 외부정도관리 (External Quality Control)

1 각 검사 시설간의 정도관리(inter laboratory quality control)

동일환자에 대한 동일 측정물질을 2곳 이상 다른 시설 내에서 행하여진 경우 시설간의 검사결과가 변동이 있는 것을 알 수 있다.

이러한 각 시설간의 변동을 줄여 각 시설이 환자에 대해서 항상 임상적 의의가 있고 신뢰성이 높은 검사치를 얻을 수 있으며 전체에 있어서 의료의 수준을 높이는 것이 중요하다.

따라서 각 시설에서는 자기 검사실 내에서의 정도관리를 충분히 실시하고 노력을 하여 얻어지는 검사치의 신뢰성이 타 시설과의 상대적 관련성에 있어서 어떠한 수준에 있을까를 검토하고, 자기 시설의 검사수준을 일정하게 유지시키며 질적인 향상에 노력하는 것이 중요하다.

이 목적을 위해서 실시된 구체적인 방법이라고 하는 control survey의 참가와 QAP (quality assurance program) 등이 이용되고 있다.

2 control survey

동일의 미지의 관리용 검체를 각 시설에 배포하고 그 동일성분에 대하여 각각의 검사실내에서 얻어지는 수치를 모아, 통계계산에 의해서 각 시설간의 검사치의 변동의 크기를 검토하는 방법을 CAP의 survey라 하고, 각각의 나라에 있어서 개별적으로 계획된 많은 survey가 행하여지고 있다. 이러한 control survey에 참가함으로써 자기 시설의 일반적 관리상태, 검사법상의 정확도, 사용한 시약 및 용기의 좋고 나쁨, 기술수준을 포함한 총괄적 관리상태를 반영한 검사치의 신뢰성이 다른 시설과 비교하여 어느 정도의 수준에 있는 가를 알고, 문제가 있을 경우에는 그 원인을 규명하여 개선하는데 유용하다.

3 QAP(quality assurance program)

Control survey는 intra laboratory quality control 검토로 하는 하나의 수단이 있지만, 이것은 검사성적에 관한 것을 검토하는 데 불과하다.

QAP는 일상 적으로 행하여진 계속적인 검사성적을 기본 data라 하고, intra laboratory 및 inter laboratory의 quality control의 양쪽을 동시에 실시하기 위해 계획된 program이다.

이 QAP는 많은 량의 같은 lot의 pooled serum(정상역 및 이상치역)을 준비하고, 이 QAP에 참가하고 있는 다수의 검사실에 송부한다. 검사실에서는 이러한 pool혈청을 환자 혈청과 같이 측정하고 매일매일의 측정성적을 일정한 form에 기입하고, 25~30회의 검사 data를 매회 computer center에 송부한다.

computer center에서는 각 검사실에 송부시켜 data에 의해서 통계처리한 것으로 개개의 검사실의 관리에 필요한 평균치(mean), 표준편차(SD), 변동계수(CV)를, 또한 시설간의 data라고 하고 측정항목별, 측정방법별, 사용기기 및 사용시약별 등의 mean, SD를 computer의 결과를 출력하여 각 검사실에 반송한다.

각 검사실에서는 이 반송된 computer center정보에 따라서 자기 검사실내의 quality control를 행함과 함께 병원간의 통계 data로부터 자기의 검사실에서의 검사성적이 전체의 참가시설 중에서 어느 수준에 있는가를 아는 것이며, 동시에 inter-laboratory quality control에 유익하게 계획된 program이다.

이상 임상화학검사를 중심으로 quality control에 관해서 기본적인 생각과 각종 검사실에 있어서 intra laboratory의 quality control의 구체적인 실시법 및 intra laboratory의 quality control에 관해서 설명하였다. 이 intra laboratory의 quality control에 있어서는 표준물질의 통일화, 측정방법의 표준화, 측정치의 표현방식 등 국제적 규모로써 해결하지 않으면 곤란한 문제가 내포된다. 국내적 및 주체적으로 각 검사실에서의 정보교환이 이루어지는 것이 바람직한 것이다.

4 외부정도관리법(external quality control)

외부정도관리란 reference laboratory에서 field laboratory의 검사성적을 관리하기 위하여 실시하는 정도관리이다.

정도관리를 주관하는 부처에서는 reference laboratory에서 선택한 관리혈청으로 관리하려고 하는 검사항목을 20회 이상 분석하고 평균치(M), 표준편차(SD), 변동계수(CV)를 구한다. 이때 reference laboratory에서 구한 CV를 선택변이계수(CCV : chosen coefficient of variation)이라 한다.

variance index(VI)는 참가 검사실의 결과 참고치(designated value : mean)와의 차이를 참고치의 백분율로 나타낸 것이 % variation이고, 이것을 다시 선택 변이계수(CCV)에 대한 백분율을 VI이라고 한다. reference laboratory는 동일 관리혈청을 각 검사실에 보내고, 분석결과를 회수한다. 회수한 각 검사실의 검사결과를 가지고 변이지수점수(variation of index score : VIS)를 구하고 이 결과를 각 검사실에 보낸다. 각 검사실의 VIS치는 150 이하를 유지하도록 권장한다. VIS의 값은 최고치가 400이며, 400 이상일 때도 400으로 표현한다.

VIS는 낮을수록 양호하다. 즉 designated value와 같은 결과를 나타내면 VIS는 0이고, CCV와 같은 정도의 오차를 내면 VIS는 100이며, CCV의 4배 이상의 오차를 내면 VIS는 400이다. 여기서 VIS의 최고치를 400으로 정한 것은 기록상의 오차 등에 의해 어느 한 검사항목에 너무 큰 오차가 생길 때 한 검사결과의 오차가 전체적인 결과에 너무 큰 영향을 주는 것을 방지하기 위한 것이다.

1) VI계산법

〈% variation계산법〉

$$\%\ \text{variation(V)} = \frac{X - DV}{DV} \times 100$$

X : 측정값

DV : designated value

〈VI계산법〉

$$VI = \frac{V}{CCV} \times 100$$

CCV : 선택변이계수

2) VIS계산법

〈검사실의 CV계산법〉

$$CV = \frac{\text{검사실 검사결과} - M}{M} \times 100$$

M : reference laboratory에서 구한 평균치

〈VIS계산법〉

$$\frac{CV}{CCV} \times 100 = \text{VIS(단, VIS} \leq 400)$$

CV : 검사실의 CV

기관번호 : 123-456-789
기 관 명 : ○○ 병원
과(실)장 : ○○○
주소/우편번호 : 대구광역시 북구 태전1동 산7 / 702-722

결과 평가일 : 09-10-05
결과 발송일 : 09-10-06

Test your method	*Evaluation and comparative-method statistics*							*VIS plots of your results*	
	specimen	your result	mean	SD	number of labs	SDI	VIS	test event	-100=lower limit 0=target 100=upper limit
									-100 -50 0 50 100 〈+---------------+----------+---------+--------------+〉 : : : : :
Glucose/method code : 06 Hexokinase. UV	CC-10	94	93.6	3.1	657	+0.1	6	09-CC-04	: : : 2 1 : :
	CC-11	104	102.7	3.7	657	+0.4	16	09-00-03	: : : 1 1 : 1 :
	CC-12	250	247.7	8.4	656	+0.3	12	09-00-02	: : : : 1 2 :
Protein/method code : 01 Biuret method	CC-10	6.5	6.45	0.18	860	+0.3	20	09-CC-04	: : : 1 1 1 : :
	CC-11	6.0	5.98	0.19	860	+0.1	9	09-00-03	2 : 1 : : : :
	CC-12	4.9	4.83	0.16	859	+0.4	37	09-00-02	: : : 1 : :
Cholesterol/method code : 01 Enzymatic	CC-10	103	100.6	4.2	900	+0.6	31	09-CC-04	: : : 1 1 1 : :
	CC-11	158	158.6	5.9	900	+0.2	12	09-00-03	: : 2 1 : :
	CC-12	192	186.7	6.9	899	+0.8	37	09-00-02	: : : 1 1 1 :
AST / method code : 02 UV without P5P	CC-10	49	48.3	2.8	858	+0.3	12	09-CC-04	: : : 1 1 1 : :
	CC-11	35	33.3	2.7	858	+0.6	41	09-00-03	: :1 1 1 : 1 1 : :
	CC-12	160	156.4	7.3	856	+0.5	18	09-00-02	: : : 1 1 : 1 :
ALT / method code : 02 UV without P5P	CC-10	48	47.7	3.3	859	+0.1	5	09-CC-04	: : : 2 1 :
	CC-11	40	37.6	2.9	859	+0.8	51	09-00-03	: 1 2 : : :
	CC-12	147	146.1	6.9	858	+0.1	5	09-00-02	: : 11 1 : :

표 8-1. 외부정도관리도표

Chapter 09 관리혈청 (Control Serum)

1 혼합혈청

혼합혈청 제조법

(1) 분석하고 남은 혈청중 감염 및 전염성이 없으며 용혈이 안되고, 황달기가 없으며, 혼탁되지 않은 맑은 혈청만을 모은다.
(2) 모은 혈청에 마개를 막고 −20℃에 보관한다.
(3) 다음날 그 위에 다시 모아 보관한다.
(4) 적당량이 모아지면 전체를 용해하여 혼합한다.
(5) 밀리포어필터(milipore filter) 또는 Seitz여과기로 가압여과한다.
(6) 무균적으로 분주하고 잘 봉해서 −20℃에 보관하여 필요시에 꺼내어 사용한다.

① 나머지 혈청을 모은다.

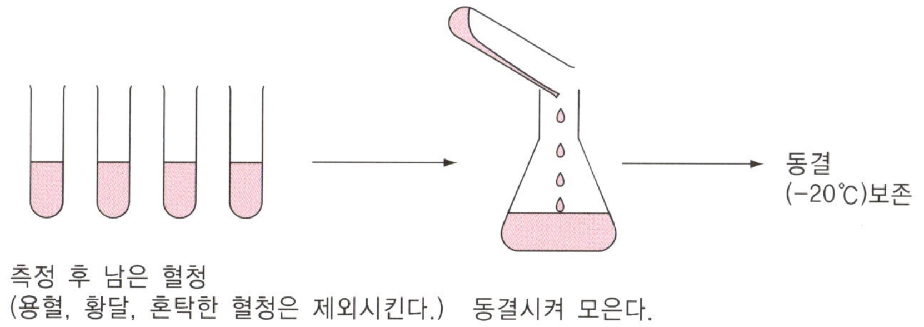

② 조제의 전처리

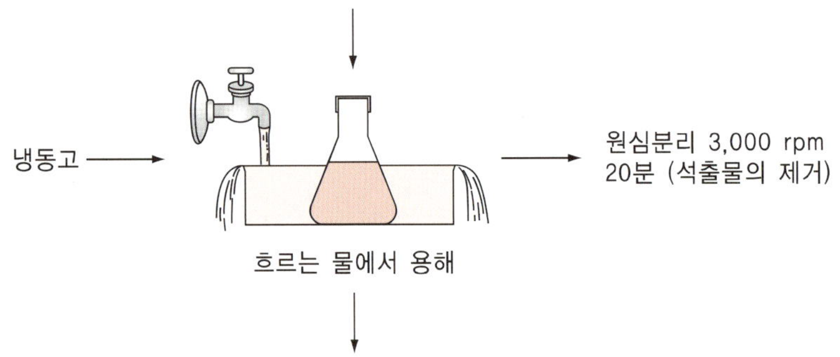

③ 여과 재료에 의한 가압여과(seitz여과기나 millipore filter)

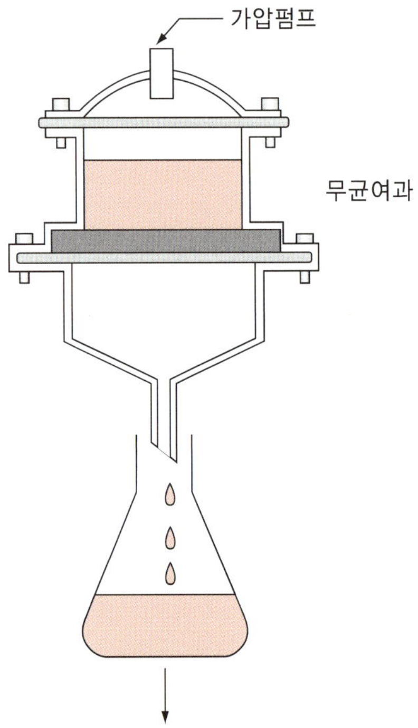

④ 무균적으로 분주하고 잘 봉해서 −20℃에 보관(필요량을 분주)

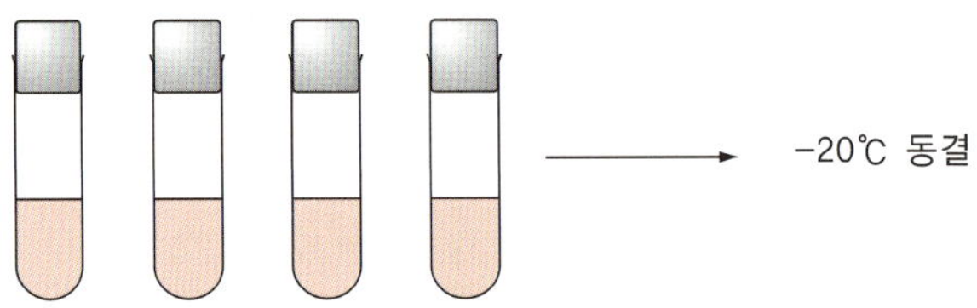

그림 9-1. 혼합혈청의 조제방법

2 관리혈청

신뢰성이 높은 표준액을 사용하여 시료와 관리혈청을 동시에 동일조건하에서 측정하여 얻은 결과를 기대치와 비교하여 일정의 허용변동범위 내에 들어가는 경우는 정확도가 있다고 간주한다. 만약 기대치의 범위를 벗어나면 그 오차의 원인을 찾아내어 정정해야 한다.

정도관리혈청의 종류는 Suitrol-N (A), Seronorm (N) / Pathonorm (A), Bio-rad assayed chemistry level1 / level2 등을 이용한다.

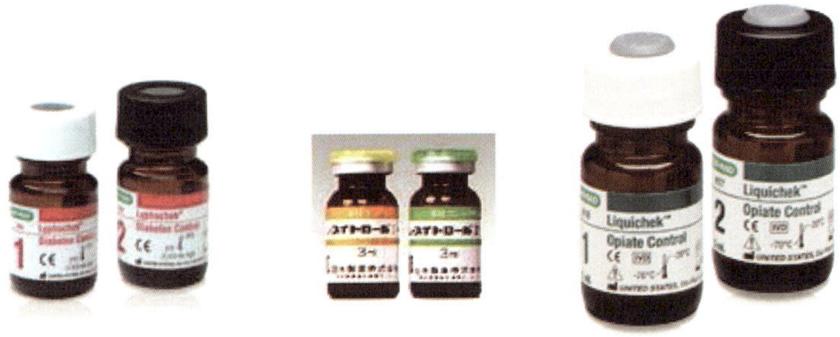

그림 9-2. control serum

Chapter 10 연습문제

1 기초화학

1. SI 기본단위의 연결이 옳은 것은?

가. 길이 - 미터(meter, m)	나. 전류 - 암페아(ampere, A)
다. 물질의 양 - 몰(mole, mol)	라. 시간 - 분(minute, min)

① 가, 나, 다　② 가, 다　③ 나, 라　④ 라　⑤ 가, 나, 다, 라

2. 등전점의 단위는?

① m/sec　② cm　③ pH　④ nm　⑤ mEq/L

3. 1 uL와 같은 단위는?

① 0.1 mL　② 0.01 mL　③ 10^{-3} mL　④ 10^{-6} mL　⑤ 10^{-9} mL

4. 1 M의 정의는?

① 용액 1 L중에 포함된 용질의 입자수
② 용액 1 L중에 포함된 용질의 당량수
③ 용액 1 L중에 포함된 용질의 g분자량수
④ 용액 100 mL중에 포함된 용질의 g수
⑤ 용액 100 mL중에 포함된 용질의 mL수

5. NaCl 0.85% 2 L 만들때 NaCl의 양은?

① 1.7 g　② 4.25 g　③ 8.5 g　④ 17 g　⑤ 85 g

6. 0.85% NaCl의 몰농도는? (NaCl의 분자량은 58.5)

① 0.145 M　② 0.75 M　③ 0.85 M　④ 5.85 M　⑤ 17 M

7. NaCl 58.5 g을 증류수에 녹여 500 mL로 만들었다. 몰농도는? (NaCl의 분자량은 58.5)

① 0.1 M　② 0.2 M　③ 0.5 M　④ 1.0 M　⑤ 2.0 M

8. 0.5 M NaOH를 200 mL를 만드는데 NaOH의 양은? (NaOH의 분자량은 40)
① 0.5 g ② 1.0 g ③ 2.0 g ④ 4.0 g ⑤ 20.0 g

9. 1 N NaOH 100 mL중의 NaOH의 량은? (NaOH 분자량은 40)
① 0.1 g ② 0.2 g ③ 0.4 g ④ 2.0 g ⑤ 4.0 g

10. 2 N HCl을 1:10으로 희석하고 다시 5배 희석하면 농도는?
① 0.004 N ② 0.02 N ③ 0.04 N ④ 0.2 N ⑤ 0.4 N

11. 0.1 mg/mL 농도의 저장액을 2 mg/dL의 농도의 사용액으로 100 mL를 만들려고 한다. 필요한 초자기구는?
① 100 mL 용량플라스크 - 2 mL volumetric pipette
② 100 mL 메스실린더 - 2 mL volumetric pipette
③ 100 mL 용량플라스크 - 20 mL volumetric pipette
④ 100 mL 메스실린더 - 20 mL volumetric pipette
⑤ 100 mL 삼각플라스크 - 20 mL volumetric pipette

12. 검사실에서 많이 사용되는 flask, cylinder, beaker 등의 유리재료는?
① borosilicate glass ② soft glass ③ alkaline resistance glass
④ pyorceramic ⑤ special glass

13. 정상인의 체내 인산완충계(HPO_4^{2-}:$H_2PO_4^-$)의 비율는?
① 1:4 ② 1:20 ③ 4:1 ④ 8:1 ⑤ 20:1

14. 정상인의 체내 CO_2에서 가장 많은 것은?
① H_2CO_3 ② Hb-CO_2 ③ CO_2 ④ HCO_3^- ⑤ COHb

15. 혼합 혈청(pooled serum)에 대한 설명이 **틀린 것은?**
① Seitz여과기로 여과한다.
② 혈청 제조 후 보관 시 효소의 농도관리가 어렵다.
③ 세균 오염을 주의해야 한다.
④ 사용하고 남은 것은 다시 냉동보관해도 된다.
⑤ 용혈 또는 황달 혈청은 사용할 수 없다.

16. 혼합 혈청(pooled serum)의 보관 온도는?
① -20℃ ② 0℃ ③ 4℃ ④ 20℃ ⑤ 37℃

17. 분석용 표준액을 만들고자 할 때 기준 온도는?
① 0℃ ② 4℃ ③ 20℃ ④ 37℃ ⑤ 100℃

18. 표준액 제조 시 표준액을 정확히 옮길 때 사용하는 pipette는?
① Ostwald pipette ② Volumetric pipette ③ More pipette
④ Serological pipette ⑤ Shali pipette

19. 완충액이나 분석용 시약을 제조할 때 사용되는 flask는?
① Erlenmyer flask ② volumetric flask ③ Kjeldahl flask
④ filtering flask ⑤ distilling flask

20. 부피측정에 사용하는 용량기구는?

가. volumetric flask	나. mess cylinder	다. pipette	라. desiccator

① 가, 나, 다 ② 가, 다 ③ 나, 라 ④ 라 ⑤ 가, 나, 다, 라

21. 완충액의 제조에 사용하는 기구는?

가. volumetric flask	나. analytical balance
다. pH mete	라. magnetic stirrer

① 가, 나, 다 ② 가, 다 ③ 나, 라 ④ 라 ⑤ 가, 나, 다, 라

22. 물의 순도 검정에서 가장 중요한 것은?
① pH ② 비점 ③ 비중 ④ 전기전도도 ⑤ 빙점

23. 임상검사용으로 이용될 수 있는 1차 표준물질이 <u>아닌 것은?</u>
① bilirubin ② glucose ③ urobilinogen
④ uric acid ⑤ hemoglobin

24. osmolality 란?
① 용액의 입자수 ② 용액의 몰수 ③ 용액의 mL수
④ 용액의 비중 ⑤ 용액의 당량수

25. 혈청 클로라이드가 400 mg/dL인 결과를 mEq/L로 환산하면? (Chloride 원자량 35.5)
① 11.3 mEq/L ② 56 mEq/L ③ 71 mEq/L
④ 113 mEq/L ⑤ 224 mEq/L

26. 90 mg/dL 인 혈청 포도당치를 국제단위(SI unit)로 환산하면? (glucose 분자량은 180)
① 5 mmol/L ② 9 mmol/L ③ 18 mmol/L
④ 36 mmol/L ⑤ 90 mmol/L

27. pH의 정의가 옳은 것은?
① 수소이온의 농도 ② 수소이온 농도의 대수
③ 수소이온의 농도의 역수의 대수 ④ 수산이온 농도
⑤ 수산이온 농도의 역수

28. pH 10인 용액의 수소이온 농도는 pH 7인 용액에 비하여 몇 배인가?
① 1/100 ② 1/1000 ③ 3 ④ 30 ⑤ 1000

29. pH측정에 대한 설명으로 옳은 것은?

가. 용액 중의 pH는 유리전극과 기준전극과의 전위차에 의해 기록된다. 나. 기준전극으로 사용되는 은/염화은전극의 내부액은 포화 KCl 이다. 다. pH측정 유리전극은 용액중의 H^+를 측정한다. 라. pH는 측정용액의 온도에 영향을 받지 않는다.

① 가, 나, 다 ② 가, 다 ③ 나, 라 ④ 라 ⑤ 가, 나, 다, 라

30. pH 미터의 표준 완충액인 것은?

가. 프탈산염	나. 인산염 완충액
다. 붕산염 완충액	라. 그리신 완충액

① 가, 나, 다 ② 가, 다 ③ 나, 라 ④ 라 ⑤ 가, 나, 다, 라

31. 설명이 옳은 것은?
① pH 3.0과 pH 6.0의 수소이온 농도차이는 3배
② nm는 분광광도계에 사용되는 흡광도의 단위이다.
③ VI는 표준편차에 대한 평균치의 백분율이다
④ 투과율 10 %T를 흡광도로 계산하면 0.1이다.
⑤ 0.001 N NaOH의 pH는 11.0이다.

32. 이온 선택전극에서 지시전극의 종류에 해당하는 것은?
① 기준전극 ② 유리전극 ③ 참조전극 ④ 비교전극 ⑤ 효소전극

33. 측정과정에서 표준물질이 **필요 없는 것은?**
① UV법 ② 효소법 ③ 이온선택전극법
④ 비색법 ⑤ 염광광도법

34. 생체 성분의 분석법에 대한 단위연결이 **틀린 것은?**
① 초원심분리법에 의한 단백분리 - RCF ② 동위원소 - CPM
③ 분광비색법 - 흡광도 ④ 여지크로마토그래피 - Rf
⑤ 면역확산 측정법 - 활성도

2 분광분석

1. 분광광도계의 배치도 배열이 바른 것은?
① 광원부 - 시료부 - 분광부 - 수광부 - 판독부
② 광원부 - 분광부 - 시료부 - 수광부 - 판독부
③ 분광부 - 광원부 - 시료부 - 수광부 - 판독부
④ 시료부 - 분광부 - 수광부 - 판독부
⑤ 시료 - 발광부 - 수광부 - 판독부

2. 분광광도계의 구조이다. (　)에 해당하는 부속품은?

광원부 - 분광부 - 비색관 - (　　) - 기록부

① 광전관　② slit　③ interference filter
④ cuvette　⑤ 회절격자

3. 분광광도계에 대한 설명으로 옳은 것은?

가. 340 nm에서 측정 시 석영셀을 이용할 수 있다. 나. 수은등 광원은 자외선 파장을 선택할 수 있다. 다. 회절격자의 사용은 컷 필터가 필요하다. 라. 반치폭이 넓어지면 검량선의 직선영역이 넓어진다.

① 가, 나, 다　② 가, 다　③ 나, 라　④ 라　⑤ 가, 나, 다, 라

4. UV를 사용하는 분광광도법에서 사용하는 광원은?

가. hydrogen lamp	나. tungsten lamp
다. deuterium lamp	라. hollow cathode lamp

① 가, 나, 다　② 가, 다　③ 나, 라　④ 라　⑤ 가, 나, 다, 라

5. 중공음극램프(HCL)를 사용하는 분광계는?
① fluoresence spectrophotometer　② spectrophotometer
③ flame photometer　④ AAS
⑤ nephelometer

6. 염광광도계의 기본구성에 필요 **없는** 것은?
① 광원(light source)　② 가스(gas)　③ 압축펌프(compressor)
④ 공기(air)　⑤ 분무장치(atomizer)

7. 연속적인 파장을 얻을 수 없으나 가장 단색광에 가까운 빛을 얻기 위한 분광기는?
① gelatin filter ② glass filter ③ interference filter
④ 회절격자 ⑤ 프리즘

8. 분광광도계에서 단색광 장치가 **아닌** 것은?
① 프리즘 ② 필터 ③ diffraction grating
④ photo tube ⑤ 간섭필터

9. 분광광도계의 부속기구 연결이 **틀린 것은?**
① 광원 - 광전관
② 파장선택기 - 회절격자 또는 프리즘
③ 시료용기 - 석영(cuvette)
④ 광전자 검출기 - 광전자 증배관
⑤ 신호처리 및 독해장치 - galvanometer

10. 염광광도계가 분광광도계와 다른 점은 (　　)가 없는 것이다. ( )안에 옳은 것은?
① cuvette ② filter ③ phototube ④ lamp ⑤ prism

11. 파장 280 nm에서 흡광도 측정에 사용하는 큐벳은?
① quartz(석영) ② borosilicate ③ pyrex
④ Na유리 ⑤ KCN

12. 분광광도계에서 dynode가 있는 수광부 부속품은?
① photomultiplier cell ② barrier layer cell ③ photo tube
④ photo conductive cell ⑤ photo resister cell

13. 염광광도계의 내부 표준물질로 사용되는 것은?
① K ② Li ③ Na ④ Ca ⑤ Mg

14. 방출복사선(불꽃, 휘선, 사광)을 내지 **않는** 원소는?
① Li ② Na ③ K ④ Ca ⑤ Cl

15. 원자흡광법(AAS)으로 측정할 수 **없는** 성분은?
① Ca ② Mg ③ Na ④ Cl ⑤ K

16. AAS로 측정할 수 있는 것은?

가. Pb	나. Cd	다. Hg	라. Cl

① 가, 나, 다 ② 가, 다 ③ 나, 라 ④ 라 ⑤ 가, 나, 다, 라

17. 분광분석기의 장치도에서 수광부의 위치가 입사광의 위치에 대하여 일정한 각도를 이루고, 수평이 **아닌** 것은?

가. 형광광도법	나. 염광광도법
다. 네펠로법	라. 원자흡광법

① 가, 나, 다 ② 가, 다 ③ 나, 라 ④ 가, 마 ⑤ 가, 다, 마

18. Beer법칙이 성립하는 흡광도(A)와 투과율(%T)의 설명이 맞는 것은?
① %T는 편대수 방안지에서 곡선이다.
② A는 편대수 방안지에서 직선이다.
③ %T는 보통 방안지에서 직선이다.
④ A는 보통 방안지에서 직선이다.
⑤ %T와 A는 보통방안지에서 모두 직선이다.

19. 맹검(blank)에 대한 설명이 틀린 것은?
① 농도가 0이다.
② 흡광도가 0이다.
③ 투과율이 100 %T이다.
④ 투과율이 0 %T이다.
⑤ 동일조건에서 흡광도가 낮을 수록 좋다.

20. 직선범위의 상관성이 좋은 흡광도 범위로 적당한 것은?
① 0.01~0.1 ② 0.2~1.0 ③ 1.0~1.2 ④ 1.2~1.5 ⑤ 1.5~2.0

21. 투과율이 10 %T일 때 흡광도는 ?
① 0.01 ② 0.1 ③ 0.2 ④ 1.0 ⑤ 2.0

22. 투과율이 30 %T일 때 흡광도는? (log 3=0.477)
① 0.123 ② 0.477 ③ 0.523 ④ 0.954 ⑤ 1.523

23. Lambert's-Beer's 법칙은?
① $A = k \cdot l \cdot C$ ② $A = k \cdot C/l$ ③ $A = k \cdot l \cdot C^2$ ④ $A = k \cdot l \cdot C \cdot T$ ⑤ $A = -\log T \cdot l \cdot C$

24. 200 mg/dL 포도당 표준용액의 흡광도가 0.4일 때에 미지검체의 흡광도가 0.2이면?
① 10 mg/dL ② 20 mg/dL ③ 100 mg/dL ④ 200 mg/dL ⑤ 400 mg/dL

25. 큐벳 두께 10 mm에서 흡광도가 1.0인 용액을 2배 희석하고 큐벳의 두께 2cm에서 측정하면 흡광도는?
① 0.25 ② 0.50 ③ 0.75 ④ 1.0 ⑤ 1.25

3 분리분석 및 자동화학분석

1. 단백질 전기영동의 염색시약이 <u>아닌</u> 것은?
   ① ponceau-S ② coomassiebrilliant blue ③ fat red 7B
   ④ methylene blue ⑤ bromphenol blue

2. 단백질 전기영동에서 이동도는 단백 분자의 대전도에 비례하고, ( )에 반비례 한다. ( )안에 옳은 것은?
   ① 검체 농도 ② 분자량 ③ 시간 ④ 온도 ⑤ 완충액 pH

3. 전기영동에서 단백질의 이동 속도에 영향이 <u>없는</u> 것은?
   ① 단백입자 하전량 ② 지방의 함량 ③ 완충액의 산도
   ④ 단백질 입자의 크기 ⑤ 전장의 강도

4. 혈청 단백질 전기영동에서 마지막 과정에 사용하는 것은?
   ① 지지체 ② 완충용액 ③ 염색액 ④ 탈색제 ⑤ densitometer

5. 혈청의 지지체 전기영동의 단백 염색체로서 이용되지 <u>않는</u> 색소는?
   ① ponceau-3R ② nigrosine ③ methylene blue
   ④ amido black 10B ⑤ brom phenol blue

6. 용질분자의 크기에 따라 분리가 이루어지는 크로마토그래피법은?
   ① 이온교환 크로마토그래피
   ② 겔 크로마토래피
   ③ 분배 크로마토그래피
   ④ 흡착 크로마토그래피
   ⑤ 친화성 크로마토그래피

7. 크로마토그래피의 설명이 옳은 것은?
   ① GC의 이동상은 유기용매이다.
   ② HPLC의 이동상은 가스이다.
   ③ HPLC는 모세관 칼럼을 사용한다.
   ④ 시료 물질은 칼럼(column)내에서 분리된다.
   ⑤ HPLC는 휘발성 물질을 분석한다.

8. 다항목 검사기기가 <u>아닌</u> 것은?
   ① Dimension Vista ② Cobas Integra 800 ③ Beckman DXC-800
   ④ Chloridometer ⑤ TBA-2000FR

9. 자동분석 장치의 구조가 아닌 것은?
① Sampler
② Proportioning pump
③ Burner
④ Heating bath
⑤ Photometer

10. 필름방식 원리에 관한 설명으로 옳은 것은?
① 자동분석기 방식으로 이용되지 않는다.
② 발색된 필름에서 빛의 반사율을 측정한다
③ 응급 검사에서 이용할 수 없다.
④ 유색용액을 비색하는 방법이다.
⑤ 연속흐름 방식을 이용한다.

11. 설명이 틀린 것은?
① bar code란 막대모양의 암호 장치이다.
② bulk reagent란 많은 검체를 분석할 수 있도록 준비한 시약이다.
③ sample carryover란 probe내에 검체가 오염되어 검체의 흡입 양의 차이가 나는 것이다.
④ STAT란 분석을 의뢰한 후 검사 결과를 받아 보기까지 걸리는 시간이 24시간 이내를 의미한다.
⑤ throughput이란 1시간 내에 처리하는 검체 수를 의미한다.

12. 전극에 대한 설명이 틀린 것은?
① pCO_2 전극은 pH의 변화를 이용한다.
② pO_2 전극은 전류의 흐름을 이용한다.
③ pH전극은 수소이온 농도의 차를 이용한다.
④ pH meter의 전극은 유리전극과 기준전극이 있다.
⑤ K 측정은 유리막 전극을 이용한다.

13. 요 삼투농도(압) 측정에 대한 설명으로 틀린 것은?
① 신장의 요 농축능력을 파악할 수 있다.
② 삼투농도는 mOsm/L 로 나타낸다.
③ 휘발성 물질의 존재는 오차의 요인이 된다.
④ 빙점강하의 원리를 이용하여 측정할 수 있다.
⑤ 1 osmole의 용액은 1 Osm의 삼투압을 가진다.

4 정도관리

1. 정확도의 정도관리와 관련이 **없는** 것은?
   ① 감도 ② 특이도 ③ 민감도 ④ 재현성 ⑤ 예민성

2. 정밀도와 관계가 있는 것은?
   ① 정확도 ② 특이도 ③ 민감도 ④ 재현성 ⑤ 일치성

3. 정확도의 확인과 관계있는 것은?

가. 회수율	나. 참값	다. 상관계수	라. 표준편차

   ① 가, 나, 다 ② 가, 다 ③ 나, 라 ④ 라 ⑤ 가.나.다.라

4. 정밀도를 확인하는데 활용하는 것이 아닌 것은?
   ① M±2SD ② 변이계수 ③ Tonk's 허용한계 ④ R관리도 ⑤ 검량선

5. 변동계수(CV) 계산에서 분모는?
   ① 평균치 ② 표준편차 ③ n-1 ④ 100 ⑤ SD

6. 평균치 100 mg/dL, 표준편차가 5 mg/dL일 때 변동계수(CV)는?
   ① 1% ② 2% ③ 5% ④ 10% ⑤ 20%

7. 보존혈청으로 요산을 반복 검사하여 그 변동계수가 낮으면 ( )이 좋다고 하며, 그 방법은 추천될 만하다.
   ① 정확도 ② 재현성 ③ 회수율 ④ 표준화 ⑤ 경향도

8. 정확도의 회귀직선 y=ax+b에서 항상오차(상수오차, constant error)와 관계되는 것은?
   ① y ② a ③ x ④ b ⑤ ax

9. 측정치가 정규분포를 나타낼 때 평균치±2SD는?
   ① 0.3% ② 4.6% ③ 68.3% ④ 95.4% ⑤ 99.7%

10. 정규분포를 보인 도수분포 곡선에서 평균치±2SD를 벗어나는 범위는?
   ① 4.6% ② 31.7% ③ 68.3% ④ 95.4% ⑤ 99.7%

11. 혈청 chloride의 정규분포도에서 평균값이 100이고 표준편차가 5일 때 정상치는?
   ① 80-120 mg/dL ② 90~110 mg/dL ③ 95-105 mg/dL
   ④ 92.5-107.5 mg/dL ⑤ 97.5-102.5 mg/dL

12. 상관계수에서 상관성이 가장 높은 것은?
① -0.95 ② 0.10 ③ 0.50 ④ 0.80 ⑤ 0.90

13. Tonk's 허용범위 계산공식에서 필요 **없는** 것은?
① normal range ② SD ③ 1/4
④ 100 ⑤ normal range의 중앙치

14. 설명 중 옳은 것은?

> 가. 정확도란 실험치와 참값과의 사이에 일치하는 정도를 말한다.
> 나. 상관 계수(r)는 항상 $-1 \leq r \leq +1$의 범위 내에 있다.
> 다. $\overline{X}$-R 관리도는 오차의 발생을 나타낼 뿐 오차의 원인을 직접 나타내지 않는다.
> 라. $\overline{X}$-R 관리도의 평균치는 그 성분의 참값을 나타낸다.

① 가, 나, 다 ② 가, 다 ③ 나, 라 ④ 라 ⑤ 가.나.다.라

15. 정도관리에서 관리혈청을 사용하지 **않는** 것은?
① 반복측정법 ② 쌍치법 ③ 누화법
④ $\overline{X}$ 관리도 ⑤ 변동계수법

16. 정도관리방법에서 관리혈청(control serum)을 사용하지 **않는** 것은?
① $\overline{X}$-R ② cusum ③ average of normals
④ CV ⑤ twin-plot

17. 관리혈청(control serum)을 두 종류를 사용하는 정도 관리법은?
① $\overline{X}$ ② cusum ③ average of normals
④ R ⑤ twin-plot

18. 관리혈청 자체가 잘못되었을 때 나타나는 오차는?
① 계통오차 ② 우연오차 ③ 상수오차 ④ 확률오차 ⑤ 비례오차

19. 동일한 관리도에서 우연오차와 계통오차를 동시에 관찰할 수 있는 것은?
① $\overline{X}$ 관리도 ② $\overline{X}$-R 관리도 ③ cusum법
④ twin-plot ⑤ 정상자평균치법

20. 정도관리의 판독에서 측정치가 점점 낮아지는 경우는?
① 기술자의 교대 ② 시약의 분해 ③ 시약의 오염
④ 반응온도 상승 ⑤ 표준액의 농축

21. cusum 관리도에 대하여 **틀린** 것은?
① ±2SD가 상한과 하한의 범위이다.
② 실측치와 평균치의 차이를 누적 합산한다.
③ 이상 유무를 관리 파악 하자는데 있다.
④ 평균치는 관측치의 평균치이다.
⑤ 관리혈청을 사용하는 방법이다.

22. 정도관리의 결과가 허용범위로 볼 수 있는 것은?
① M±3SD ② 회수율 5% ③ Tonk's 허용한계 15%
④ 0.95≤r≤1.5 ⑤ VIS≥400

23. 설명이 옳은 것은?

가. delta check란 근래 분석치의 비교 관리이다. 나. panic check란 심한 이상치 관리이다. 다. 정상범위를 결정할 때 95% 신뢰구간을 이용한다. 라. $\overline{X}$관리도에서 처치한계는 M±2SD이다

① 가, 나, 다 ② 가, 다 ③ 나, 라 ④ 라 ⑤ 가.나.다.라

24. Westgard multi-rule에서 연속된 2개의 분석치 차이가 4SD를 벗어났음을 표시하는 것은?
① 1-2S ② 2-2S ③ R-4S ④ 4-1S ⑤ 10-X

25. Westgard multi-rule에서 연속된 4개의 분석치 차이가 1SD를 벗어났음을 표시하는 것은?
① 1-2S ② 2-2S ③ R-4S ④ 4-1S ⑤ 10-X

26. 멀티룰시스템에서 우발오차를 나타내는 것은?

가. 1-3S	나. 2-2S	다. R-4S	라. 4-1S

① 가, 나, 다 ② 가, 다 ③ 나, 라 ④ 라 ⑤ 가.나.다.라

각 론

Chapter

01 검체 취급 (Preparation of Specimen)

검체내의 여러 가지 성분을 임상화학적으로 분석하여 정확한 검사성적을 얻기 위해서는 검체의 채취 및 보존에 주의가 필요하며, 각각의 성분이 채취전과 채취 후에 분석하여 얻어진 분석치가 변동이 없어야 한다. 그러나 검체의 성분들은 시간이 경과됨에 따라 변하는 것이 많으므로 가급적 신속하게 검사해야 한다. 따라서 채취 후 즉시 검사가 곤란한 경우에는 분석목적에 따라 적절한 방법으로 검체 성분의 변화를 방지해야 한다.

1 혈액채취

혈액채취는 공복상태에 하는 것을 원칙으로 하고 적어도 식후 12~24시간 후에 채취하는 것이 음식물 섭취로 인한 혈액성분의 변화를 막을 수 있다. 특히 환자는 초조감, 불안감이 없는 안정된 상태에서 채취하는 것도 성분변화를 막을 수 있다. 혈액은 보통 정맥혈을 이용하는데, 필요에 따라서 동맥혈도 이용되며, 검체량이 적을 경우는 모세관혈액을 이용한다. 정맥혈 및 동맥혈을 채혈할 때는 멸균된 주사침과 건조된 주사기를 사용해야 하며, 보존해야 할 시험관은 청결해야 하고 건조된 것이어야 한다. 수분을 함유한 경우에는 용혈의 원인이 되기 때문이다.

1) 채혈방법

채혈 부위는 전완 공간에 나타나는 median cubital vein이나 cephalic vein 그 다음으로 basilic vein의 상부에 구혈대(torniquet)을 매고, 혈관이 잘 나타나는 부위를 70% alcohol로 소독하고, 주사침을 찔러 혈관삽입이 확인되면 검사에 필요한 혈액을 채혈하고 구혈대를 풀은 후 주사침을 혈관으로부터 빼낸다. 만약 채혈 전에 장시간 구혈대를 매놓는다면 울혈이 생기고, 그 영향으로 세포와 혈장사이에 이온 교환이 일어나 무기질의 변화를 초래하고, 혈액의 소견이 달라질 수 있으므로 신속히 채혈해야 한다. 혈청을 필요로 하는 경우는, 채혈 후에 주사기에서 주사침을 분리하고 목적에 따라 적당한 용기에 기벽을 따라 서서히 주입하여 방치한다. 만약 전혈이나 혈장을 필요로 할 경우는 항응고제가 들어있는 용기에 혈액을 넣고 충분히 혼합하여 항응고제가 완전히 용해되므로써 응고를 방지하며, 혼합할 때 지나치게 흔들면 용혈의 원인이 된다. 근래에는 진공채혈관인 SST시험관 등을 사용하여 간편하게 혈청을 분리할 수 있다.

2 혈청분리

혈액을 채혈하여 용기에 넣고, 실온에 20~30분 방치한 후 유리봉이나 면봉으로 관벽에 붙은 혈병을 분리하고, 2,000~3,000 rpm에서 5~10분간 원침한 후, 다른 시험관에 상층을 옮긴다. 이때에 상층액에 혈액이 혼입되면 다시 반복 원침하고 상층액을 완전 분리한다. 만약 완전응고가 되지 않았을 때 원침하면 혈청내 섬유소가 함유되기도 하고, 때로는 용혈의 원인이 될 수도 있다.

3 용혈의 원인

혈청이나 혈장을 이용하므로 세포내액(혈구)과 세포외액(혈청내)의 농도가 다른 성분들은 적은 용혈이 일어나면, 결과에 미치는 영향이 매우 크므로 용혈이 일어나지 않도록 채혈, 혈청 분리과정에서 주의해야 한다. 용혈의 주요인은 주사기나 주사침 그리고 용기에 수분이 있을 때, 채혈시 무리한 흡입으로 인한 혈구파괴, 주사침을 가는 것을 사용하였을 때, 시험관에 혈액을 주입시 주사침을 분리하지 않고 주입했을 때, 혈청분리시 응고가 충분히 이루어지지 않았을 때, 항응고제가 담긴 용기에 넣고 강하게 혼합할 때 등이 원인이 되므로 주의를 해야 한다.

4 성분변화 방지법

채혈 후 혈액을 방치했을 때 성분변화가 일어나는데 이것을 방지하기 위해서는 신속한 혈청 및 혈장분리, 필요에 따라서 제단백을 실시하고, 화학반응을 방지할 수 있는 약품을 첨가하거나, 검사목적에 따른 목적물질을 추출하여 보존하거나, 검체와 공기접촉을 차단하고 저온으로 저장한다.

Chapter

02 항응고제 (Anticoagulant)

항응고제란 혈액을 응고시키는 데 가장 중요한 인자를 제거하거나 비동화시켜 응고를 방지하는 약제를 의미한다. 특히 어떤 검사항목 중 반드시 전혈이나 혈장을 사용해야만 하므로 항응고제를 첨가한 검체가 필요하다.

항응고제를 첨가했을 때 미치는 영향은 첫째, calcium이온이 제거되고, 둘째, Na^+, K^+, ammonium염의 오염, 셋째, 시료의 pH변화를 일으킬 수 있고, 넷째, 혈구용적의 수축 및 팽창 등이 있다. 항응고제의 종류는 double oxalate, lithium oxalate, sodium oxalate, sodium citrate, EDTA염, heparin, sodium fluoride 등이 있다.

1 double oxalate(이중 수산염)

(1) 원리

혈액 중의 calcium이 항응고제(double oxalate) 중 oxalate와 결합하여 불용성인 복염(calcium oxalate)을 형성하여 calcium을 제거함으로써 응고가 방지된다.

- ammonium oxalate와 potassium oxalate는 3 : 2 비율로 혼합되어 있으며, ammonium oxalate는 혈구용적을 팽창시키고, potassium oxalate는 혈구 용적을 수축시키는 성질을 갖는다.

(2) 용도

CBC, ESR 등에 사용하나, BUN, NPN, ammonia, uric acid 및 potassium측정에는 부적합하다.

2 lithium oxalate

(1) 원리

혈액 중 calcium이 lithium oxalate 중 oxalate와 결합하여 불용성인 복염을 형성하여 calcium을 제거함으로써 응고를 방지한다.

(2) 용도

creatinine, uric acid측정에 많이 사용한다.

3 EDTA-Na

(1) 원리

혈액 중 calcium은 EDTA-Na중 EDTA와 결합하여 불용성인 착염을 형성하여 calcium을 제거함으로써 응고를 방지한다.

- EDTA는 일명 sequestrene(혈액저장에 사용하는 항응고제의 상품명)과 versene(분석시약의 상품명)이라고도 한다.

(2) 용도

CBC, 혈소판검사에 이용되고, 임상화학적 검사에는 ammonia, HbA1c측정에 이용된다.

4 heparin

(1) 원리

혈액중 prothrombin이 thrombin이 되는 것을 억제함으로써 응고가 방지된다.

(2) 용도

모든 검사에 적합하나 경제적 부담이 커서 혈액 gas분석에 주로 이용된다.

5 sodium citrate(구연산 나트륨)

(1) 원리

혈액의 등장농도와 같은 3.8% sodium citrate을 이용하거나 혈액 중의 calcium이 citrate와 결합하여 불용성인 calcium citrate을 형성하여 응고를 방지한다.

(2) 용도

ESR, prothrombin time측정에 이용되고, 헌혈 bag에 첨가하기도 한다.

6 sodium fluoride(불화 나트륨 : NaF)

(1) 원리

혈액중의 calcium활성이 fluoride작용에 의해 활성이 저하되므로 응고를 방지한다.

(2) 용도

혈당측정에 주로 사용하나, 효소활성측정에는 fluoride때문에 활성이 저하되므로 사용할 수 없다.

Chapter

03 포도당 측정 (Blood Glucose)

1 포도당 측정(GOD-POD법, glucose oxidase법)

1) 측정법의 원리

GOD(glucose oxidase)의 작용에 의하여 glucose는 용액중의 효소 및 물과 반응하여 gluconic acid와 H_2O_2가 된다. 이어서 이 H_2O_2가 peroxidase의 작용에 의하여 phenol과 4-aminoantipyrine을 산화적으로 축합시켜 quinone형 적색 색소를 생성한다. 이 적색 색소를 파장 500 nm에서 비색 측정하여 검체중의 glucose량을 구한다.

2) 특징

① 조작이 1단계이므로 간단하다.

② 5분으로 반응이 종료되는 end point법이다.

③ 검량선은 600 mg/dL까지 원점을 지나는 직선이다.

④ 효소시약은 안정하며, 조제후의 효소시약은 냉암소(2~10℃)보존으로 적어도 1개월간은 사용할 수 있다.

3) 시약

① 효소시약(glucose oxidase, peroxidase, mutarotase, 4-aminoantipyrine)

② 완충액(phenol, potassium phosphate)

③ 표준액 : 포도당(200 mg/dL)

※ 효소시약의 조제

효소시약 1병을 완충액 1병에 용해하여 조제한다. (단, 조제한 효소시약은 2~10℃ 보존으로 적어도 1개월간은 사용할 수 있다.)

4) 측정조작법

	검체	표준	맹검(blank)
혈　청	0.02 mL	-	-
표 준 액	-	0.02 mL	-
증 류 수	-	-	0.02 mL
효소시약	3.0 mL	3.0 mL	3.0 mL
잘 혼합하여 37℃에서 5분간 방치 40분 이내에 맹검(blank)을 대조로 파장 500 nm에서 흡광도를 측정			

5) 측정법의 도해

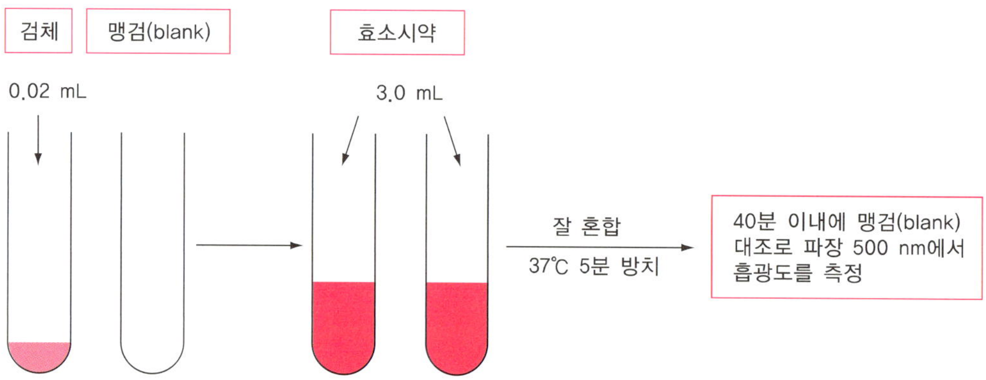

6) 계산법

$$\text{glucose량 (mg/dL)} = \frac{\text{검체의 흡광도}}{\text{표준액의 흡광도}} \times \text{표준액의 농도(200 mg/dL)}$$

7) 검량선의 작성

그래프 용지의 가로축에 농도(mg/dL)와 세로축에 흡광도와의 대응점을 잡아서 검량선을 작성한다.

※ 검량선의 예

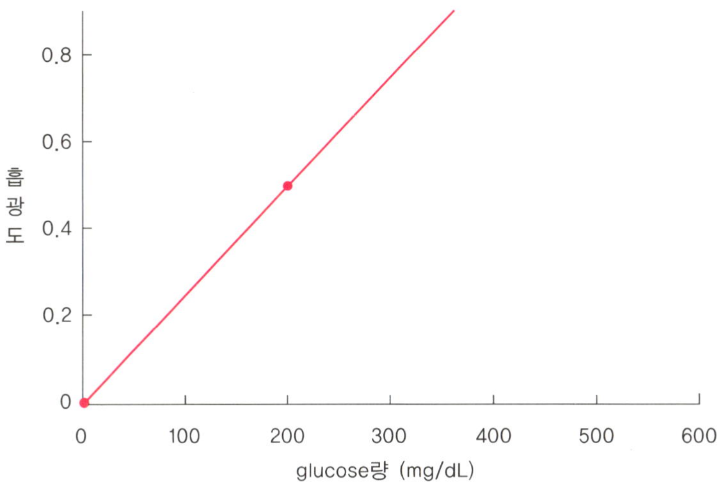

8) 정상 참고치

70~100 mg/dL

9) 측정상의 주의사항

① 반응시간은 5분이상 20분 이내라면 지장 없다.

② 본 시약은 효소제제를 함유하고 있으므로 냉암소(2~10℃)보존을 엄수해야 한다.

③ 정도관리를 위하여 필요시 검량선을 재작성해야 한다.

10) 임상학적 의의

(1) 혈당이 증가하는 경우

① 1차성 당뇨병

주로 유전적 원인에 의한 insulin의 부족

② 2차성 당뇨병

insulin길항 hormone(글루카곤, 성장 hormone, 부신피질 hormone, 갑상선 hormone, ACTH등)의 증가, 췌조직(란겔한스병)의 파괴

③ 간질환

(2) 혈당이 감소하는 경우

① 고 insulin 혈증

② insulin 길항 hormone의 감소

③ 간질환

④ 저영양 상태

* 다른 method와의 상관

본 시약과 핵소키나제(HK-6-PDH)법과의 상관을 구한 결과는 양호했다.

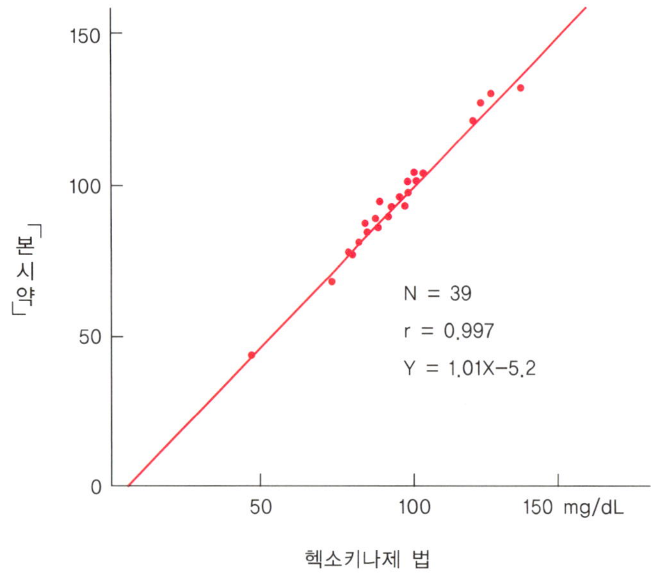

201 . . ( )

실험 보고서

담당교수 확인

제목 : 반 : 학번 : 성명 :

1. 원리(요약)

2. 조작법(요약)

3. 결과

4. 토의사항

Chapter

04 비단백질소 측정 (Nonprotein Nitrogens)

1 요소질소 측정(blood urea nitrogen, BUN) -Urease-Indophenol법-

1) 측정법의 원리

요소(urea)는 단백질중의 질소의 최종 대사산물로서, 주로 간장에서 합성되는 중요한 물질이다. 식이성단백, 조직단백은 아미노산으로 분해되어 간장에 운반되고, 아미노산 유래의 2개의 질소(NH_3, NH_2)는 요소회로를 경유하여 1분자의 요소($(NH_2)_2CO$)가 합성된다. 암모니아는 특히 중추신경에 대하여 매우 유독한 물질이지만 암모니아로부터 합성된 요소는 거의 독성이 없고 이러한 형태로 혈중에 운반되어 신장으로부터 뇨중에 배설된다.

검체중에 존재하는 요소는 urease에 의해 암모니아를 생성한다. 생성된 암모니아를 sodium hypochlorite에 의해 chloramine화한 후, sodium nitroprusside의 촉매작용으로 sodium salycilic acid로 반응시켜서, 청색 indophenol로 유도한다. 이 발색을 비색측정함으로서 요소질소량을 구하는 방법이다.

$$\text{요소} + 2H_2O \xrightarrow{\text{Urease}} 2NH_3 + H_2CO_3$$

$$NH_3 + NaOCl \longrightarrow NH_2Cl + NaOH$$

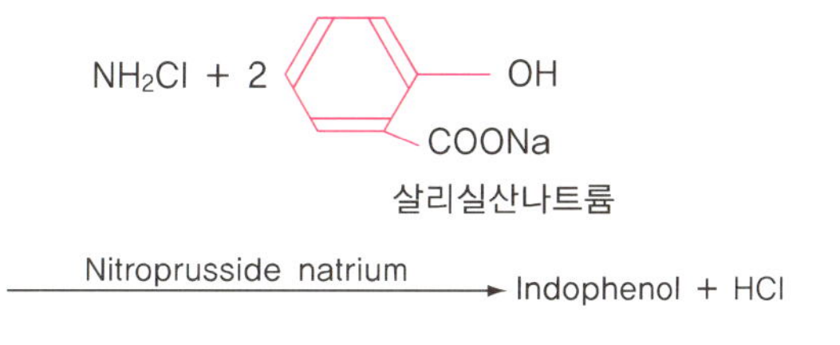

2) 특징

① 반응을 37℃ 또는 실온(20~30℃) 어느 쪽에서나 실시할 수 있다.

② 직선성은 150 mg/dL까지 있다.

③ 뇨검체 측정도 가능하다.

3) 시약

① 효소시약 : urease(0.68 U/mL)

② 효소시약 용해액 : 0.12% NP(sodium nitroprusside)

③ 발색시약 : 0.06% 차아염소산나트륨(sodium hypochlorite(NaOCl))

④ 표준액 : 요소질소(30 mg/dL)

※ 효소시약의 조제

효소시약 1병을 효소시약용해액 1병으로 용해하여 효소시약으로 한다. 실온보존으로 1주간, 냉암소(2~10℃)에 보존하면 2개월간 사용가능하다.

4) 측정조작법

	검 체	표 준	맹검(blank)
혈 청	0.02 mL	-	-
표 준 액	-	0.02 mL	-
증 류 수	-	-	0.02 mL
효 소 시 약	2.0 mL	2.0 mL	2.0 mL
잘 혼합하여 37℃에서 5(*15)분간 방치			
발 색 시 약	2.0 mL	2.0 mL	2.0 mL
잘 혼합한 후 37℃에서 10(15)분간 가온하여, 60분 이내에 맹검(blank)을 대조로 파장 580(*570) nm에서 흡광도를 측정			

*표시는 반응온도가 실온일 경우

- 뇨검체의 경우는 검체를 증류수에 20배로 희석하여 사용하고, 반응온도는 실온(20~30℃)에서 행한다.

5) 측정법의 도해

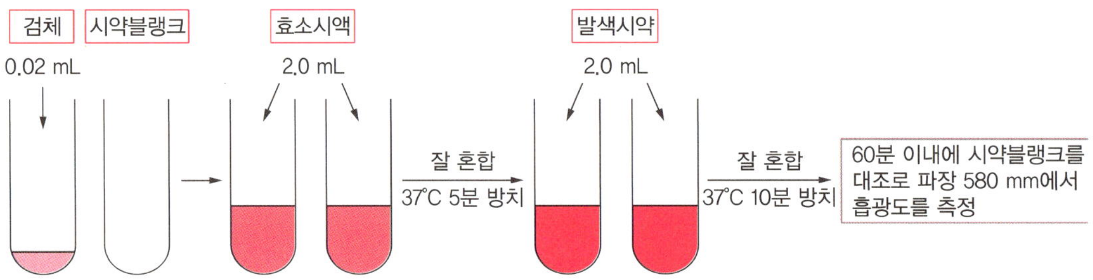

6) 계산법

$$\text{요소질소량(mg/dL)} = \frac{\text{검체의 흡광도}}{\text{표준액의 흡광도}} \times \text{표준액의 농도(30 mg/dL)}$$

7) 검량선 작성

그래프용지의 가로축에 요소질소량(30 mg/dL)농도와 세로축에 흡광도의 대응점을 잡아 검량선을 작성한다. 이 직선은 150 mg/dL까지 연장할 수 있다.

※ 검량선의 예

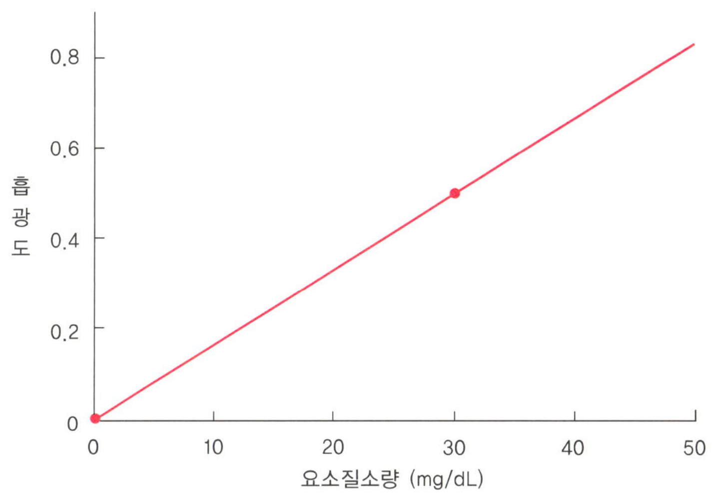

8) 정상 참고치

- 혈청 : 7.5~20.0 mg/dL
- 뇨 : 12.0~20 g/24hr

9) 측정상의 주의사항

① Hb은 정(+)오차를 유발하고, NaF는 부(-)오차를 유발한다.

② 효소시약용해액과 용해한 효소시약은 광의 영향을 받기 쉬우므로 반드시 차광 보존해야 한다.

③ 발색반응은 온도에 따라 감도의 차이가 있으므로 반응온도는 동일하게 유지한다.

④ 필요이상 37℃에서 방치하는 것은 피한다.

⑤ 표준액은 알부민용액이므로 정제수로 희석사용은 금한다.

10) 임상학적 의의

임상적으로 중요한 것은 신기능부전이 원인이 되어 요소의 배설이 저하하고, 혈중에 정체하여 일어나는 요소질소의 상승이다. 신기능의 지표가 되는 사구체여과율치가 정상의 약 50%로 저하할 때까지 요소질소는 정상치에 머물지만, 그 후 계속 상승하여 사구체여과율이 25% 이하가 되면 급상승한다.

(1) 증가하는 경우

① 사구체여과량의 저하, 급성사구체신염, 만성사구체신염, 급·만성 신부전, 울혈성 신부전, shock

② 근세포 증대, 말단비대증, 거인증

③ 혈액농축, 탈수증, 화상

④ 약물투여, 당뇨병성 acidosis

(2) 감소하는 경우

① 요중 배설량의 증량, 요붕증, 임신

② 근 dystrophy, 갑상선 질환, 근위축

③ 생성장해, 간장애

201 . . ( )

실험 보고서

담당교수 확인

제목 : 반 : 학번 : 성명 :

1. 원리(요약)

2. 조작법(요약)

3. 결과

4. 토의사항

2 크레아티닌 측정(creatinine) -Jaffe법, alkaline picrate법-

1) 측정법의 원리

creatinine 측정용 시약은 제단백겸 발색제의 기능을 가진 picric acid를 알카리용액(NaOH)중에서 creatinine과 반응시켜 생성된 등적색 물질을 520 nm에서 비색 측정한다.

2) 특징

① picric acid에 제단백, 발색의 양기능을 부여 하였기 때문에 따로 제단백 시약이 필요없다.
② blank용 시약, 표준액은 제단백 조작이 필요없이 알카리에서 직접 발색되므로 간단하다. 측정파장을 520 nm로 하여 혈청중에 함유된 크로모겐의 Jaffe반응 간섭도를 최소로 하였다.
③ 시약의 안정성, 재현성이 양호하여 장기간 안정된 치를 얻을 수 있다. 종래의 Folin법과의 상관이 아주 양호하다.

3) 시약

① 제단백·발색시약 : picric acid
② 4.0 N NaOH용액
③ blank용 시약
④ 표준액 : creatinine(5 mg/dL 상당)

4) 측정조작법

	검　　체	표　　준	맹검(blank)
혈　청	0.5 mL	-	-
제단백.발색시약	4.0 mL	-	-
	잘 혼합하여 20분간 실온에 방치 후, 3000 rpm에서 10분간 원심분리		
제단백 상층액	3.0 mL	-	-
creatinine 표준액	-	3.0 mL	-
blank용 시약	-	-	3.0 mL
0.4 N　NaOH용액	1.0 mL	1.0 mL	1.0 mL
잘 혼합한 후 20분간 실온에 방치 후, 맹검(blank)을 대조로 하여 파장 520 nm에서 흡광도 측정			

5) 측정법의 도해

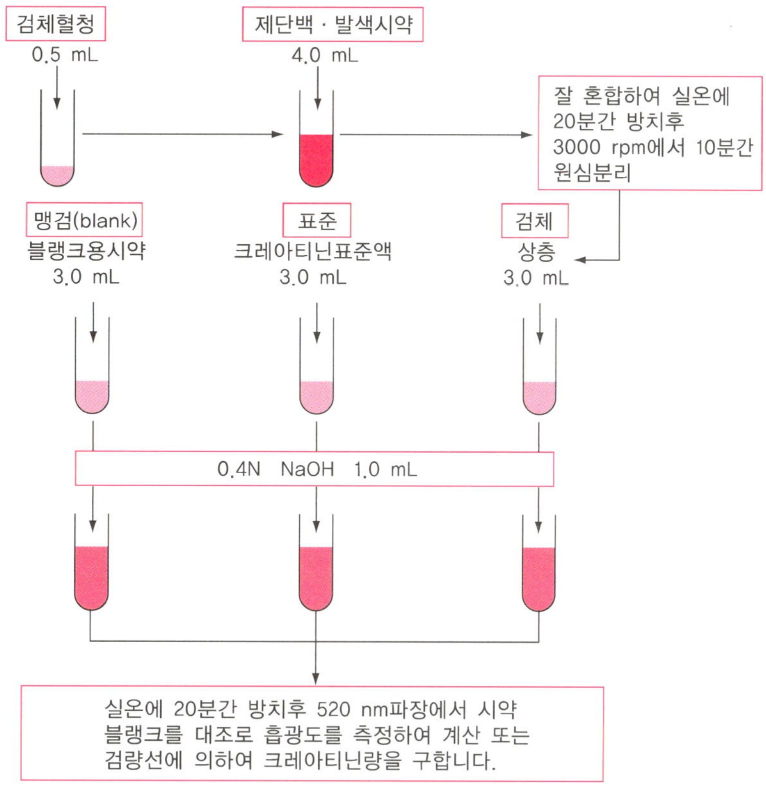

6) 계산법

$$\text{creatinine량 (mg/dL)} = \frac{\text{검체의 흡광도}}{\text{표준액의 흡광도}} \times \text{표준액의 농도(5 mg/dL)}$$

7) 검량선의 작성

그래프용지의 가로축에 농도(mg/dL)와 세로축에 흡광도와의 대응점을 잡아서 검량선을 작성한다.

※ 검량선의 예

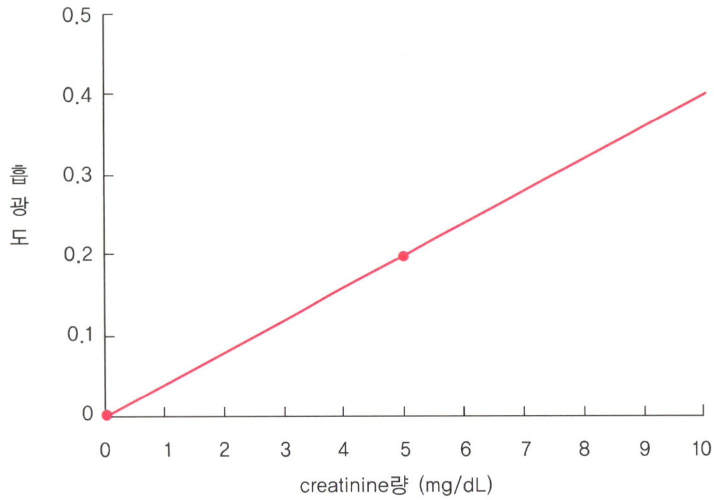

8) 정상 참고치

- 남자 : 1.05~1.65 mg/dL
- 여자 : 0.9~1.50 mg/dL

9) 측정상의 주의사항

① creatinine의 측정은 실온에 의한 영향을 받기 쉬우므로 온도 변화가 심한 곳에서는 원심분리후의 조작에 항온조를 사용하면 더욱 안정한 값을 얻을 수 있다.

② 4.0 N NaOH는 10배 희석하여 0.4 N NaOH로 한다.

10) 임상학적 의의

(1) 증가하는 경우

① 신부전, 심부전, 말단비대증, 거인증

(2) 감소하는 경우

① 근디스트로피증, 요붕증

201 . . ( )

실험 보고서

담당교수 확인

제목 : 반 : 학번 : 성명 :

1. 원리(요약)

2. 조작법(요약)

3. 결과

4. 토의사항

3 요산 측정(uric acid, UA) -uricase법-

1) 측정법의 원리

uric acid는 uricase의 작용에 의해 산화되어 H_2O_2를 생성하며, 이 H_2O_2는 peroxidase의 작용을 받아 4-aminoantipyrine과 ESPT(N-Ethyl-N-Sulfopropyl-m-toluidine)를 산화적으로 축합시켜서 보라색의 quinone형 색소를 생성한다. 이 색소를 극대파장 550 nm에서 흡광도를 측정하여 시료중의 uric aicd량을 구한다.

2) 특징

① 측정 조작이 1단계로 간단하다.
② 반응이 5분이면 종료된다.
③ 정량성이 우수하며, 검량선은 50mg/dL까지 직선성이 있다.
④ ascorbic acid, bilirubin, cysteine, glutathione등 환원성 물질의 영향을 최소로 하고 있다.
⑤ 검체 blank가 필요없다.

3) 시약

① 효소시약 : uricase, ascorbic acid oxidase, peroxidase
② 효소시약 용해액 : 인산일칼륨(potassium phosphate),
붕산나트륨(sodium boric acid)
③ 표준액 : uric acid (10 mg/dL)

※ 효소시약의 조제

효소시약 1병을 효소시약 용해액 1병으로 용해하여 효소시약으로 한다. 용해한 효소시약은 냉장보존으로 3주간은 사용 가능하다.

4) 측정조작법

	검 체	표 준	맹검(blank)
혈 청	0.05 mL	-	-
표 준 액	-	0.05 mL	-
증 류 수	-	-	0.05 mL
효 소 시 약	3.0 mL	3.0 mL	3.0 mL
잘 혼합한 후 37℃에서 5분간 방치 후, 맹검(blank)을 대조로 60분 이내에 파장 550 nm에서 흡광도 측정			

5) 측정법의 도해

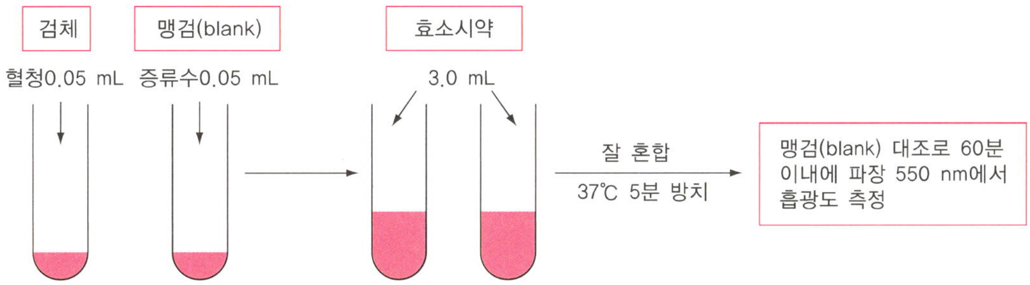

6) 계산법

$$\text{uric acid량 (mg/dL)} = \frac{\text{검체의 흡광도}}{\text{표준액의 흡광도}} \times \text{표준액의 농도(10 mg/dL)}$$

7) 검량선의 작성

그래프용지의 가로축에 농도(mg/dL)와 세로축에 흡광도와의 대응점을 잡아서 검량선을 작성한다.

※ 검량선의 예

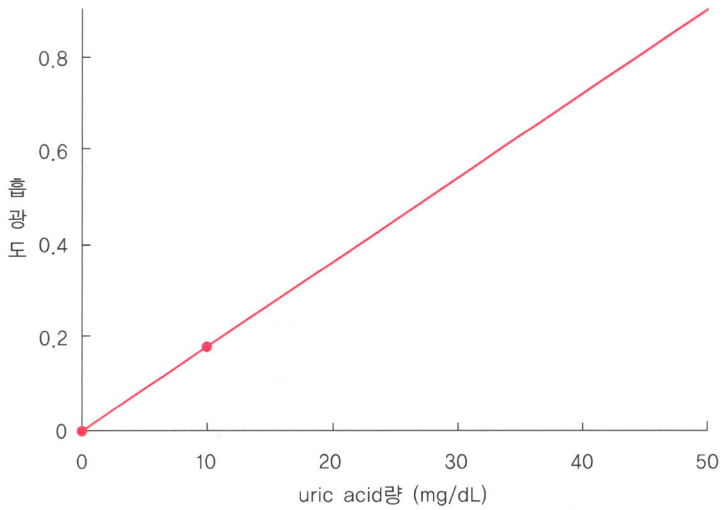

8) 정상 참고치

- 남자 : 3.9~6.9 mg/dL
- 여자 : 2.4~5.4 mg/dL

9) 측정상의 주의사항

① 냉장고 보존을 엄수하여야 한다.
② 37℃에서의 가온은 엄밀히 실시할 필요는 없지만, 필요이상의 연장가온은 피하여야 한다.
③ 검체혈청은 냉장고 보존으로 1주정도 까지 사용 가능하다.

10) 임상학적 의의

(1) 증가하는 경우

① 1차성 통풍
- 특발성 고 요산 혈증, 글루타치온 환원 효소 이상증, PP-ribose-P 합성효소 이상증, 글루타민 대사 이상증, HGPRT ase 결손증, 요산결합 단백 결손증

② 2차성 통풍
- 체내 핵 단백의 turn over의 증가, 혈액질환, 지질대사 이상, 신장 실질 장해, 해당계 중간체의 증가, Bartter 증후군, 당뇨병성 신장해 호흡성 acidosis

(2) 감소하는 경우

① 요산 생합성의 저하에 기인하는 경우
- 선천성 xanthine oxidase 결손증
- PP-ribose-P 합성효소 활성 저하
- PNP 결손증
- 간질환

② 요산의 배설 항진에 기인하는 경우
- 특발성 저 요산 혈증
- fanconi 증후군
- multiple myeloma
- tumoral hypouricemia
- galactosemia
- alcohol 중독증
- 간질환
- 약제에 의한 경우 : acetohexamide, zotepine, 요산배설제, glycine, estrogen, 조혈제

201 . . ( )

실험 보고서

담당교수 확인

제목 : 반 : 학번 : 성명 :

1. 원리(요약)

2. 조작법(요약)

3. 결과

4. 토의사항

4 암모니아 측정(ammonia, NH_3) -Indophenol법-

1) 측정법의 원리

혈액에 즉시 sodium tungstate와 H_2SO_4으로 된 제단백시약을 가하면 발색의 방해성분과 혈액의 효소활성이 소실되고 혈액 자체내에서 유래하는 내인성 암모니아의 생성을 방해한다. 이 생성액에 phenol 성분의 발색시약 A를 가하고 발색시약 B를 가해 알칼리화한 뒤 sodium hypochlorite를 함유하고 있는 발색시약 C를 가하면 암모니아가 페놀과 반응하여 인도페놀을 생성한다. 이를 630 nm에서 측정하여 혈액 중 암모니아성 질소의 함량을 산출한다.

2) 특징

① 채혈 후 즉시 제단백 하므로 암모니아 상승에 영향을 받지 않는다.
② 본법은 직선성이 우수하며 암모니아성 질소의 농도는 800 ㎍/dL까지 측정이 가능하다.

3) 시약

① 제단백시약 : 텅스텐나트륨(Na_2WO_4) 50 g/L
② 발색시약 A : phenol 40 g/L
③ 발색시약 B : 수산화나트륨(NaOH) 35.6 g/L
④ 발색시약 C : 10% 차아염소산나트륨(NaOCl) 30 mL/L
⑤ 표준액 : NH_3-N(400 ㎍/dL)

※ 희석표준액의 조제 : 표준액 1.0 mL에 제단백시약 4.0 mL를 혼합하여 희석표준액으로 한다.

※ 검체의 준비 : 제단백시약 4.0 mL와 채혈 후 즉시 혈액 1.0 mL를 혼합한 후 2500 rpm에서 5분간 원심분리한다. 이 상층액은 밀봉하여 냉동 보관하면 일주일간 안정하다.

4) 측정조작법

	검 체	표 준	맹검(blank)
제단백시약	4.0 mL	4.0 mL	2.0 mL
혈 액	1.0 mL	-	-
표 준 액	-	1.0 mL	-
	2500 rpm 5분간 원심분리	혼합	-
	상층액 2.0 mL	혼합액 2.0 mL	2.0 mL
발색시약 A	2.0 mL	2.0 mL	2.0 mL
발색시약 B	1.0 mL	1.0 mL	1.0 mL
발색시약 C	2.0 mL	2.0 mL	2.0 mL
잘 혼합한 후 37℃에서 20분간 방치 후 냉각시키고 60분 이내에 630 nm에서 맹검(blank)을 대조로 흡광도를 측정			

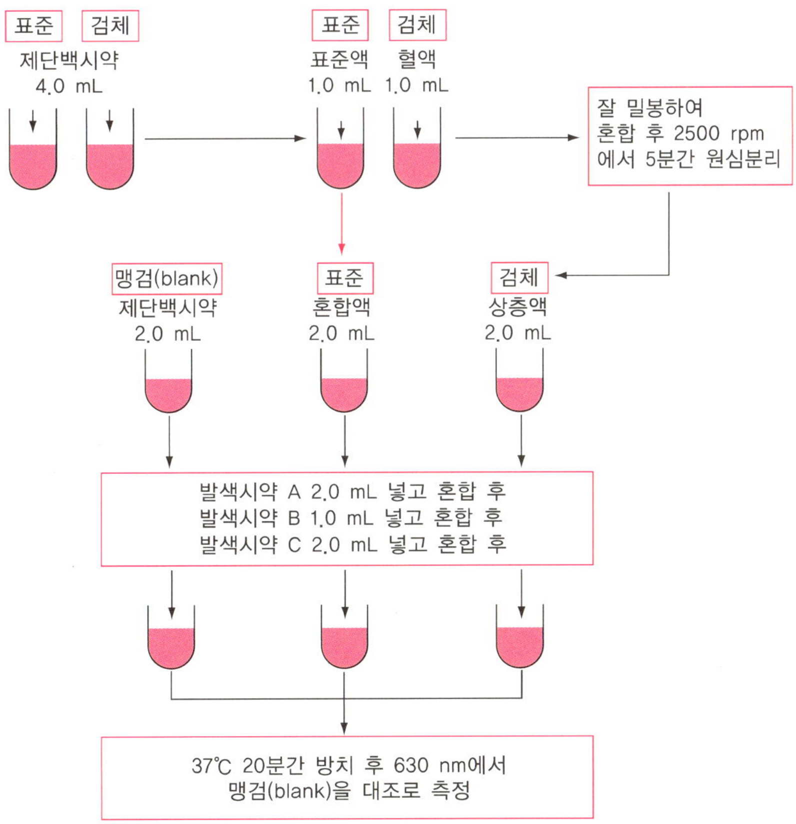

5) 계산법

$$NH_3\text{-}N\ (\mu g/dL) = \frac{\text{검체의 흡광도}}{\text{표준액의 흡광도}} \times \text{표준액의 농도}(400\ \mu g/dL)$$

6) 검량선 작성

그래프용지의 가로축에 농도와 세로축에 흡광도의 대응점을 잡아 검량선을 작성한다.

※ 검량선의 예

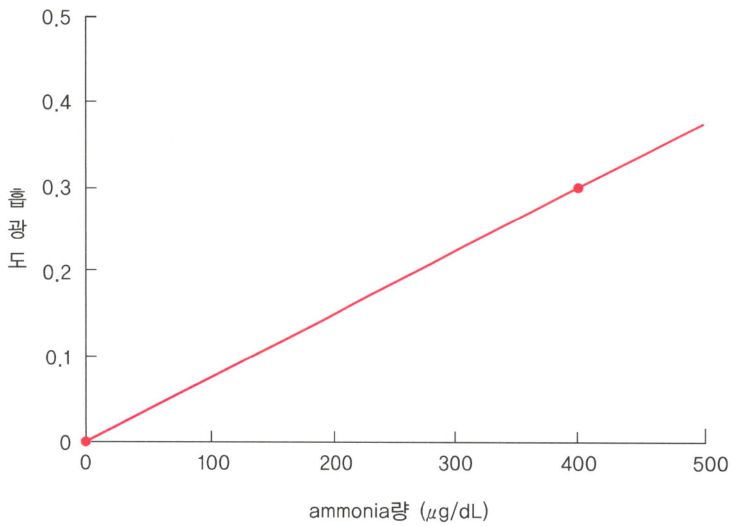

7) 정상 참고치

- 30~86 μg/dL

8) 측정상의 주의사항

① 원심분리 후 상층액 채취시 부유물이 혼입되면 발색에 영향을 주므로 주의한다.

② 물이나 정제수에는 상당량의 HN_3가 함유되어 있을 수 있으므로 시험관, 시험기구는 세제로 처리하여 탈이온수로 충분히 세척 후 건조한 것을 사용한다.

③ 각 시약은 장기간 보관시 NH_3를 흡수할 염려가 있으므로 밀봉하여 2~10℃에 보관한다.

④ 혈중 암모니아는 극히 미량이므로 측정시 오염에 주의한다.

⑤ 측정 조작시 입으로 pipetting 하지 않는다.

9) 임상학적 의의

생체내 암모니아는 단백대사의 과정에서 아미노산의 탈아미노 반응에 의해 생성되고 신장에서는 글루타민산으로부터 생성되고 또 장관세포에 의해 생성된 암모니아도 체내에 흡수된다.

이 암모니아의 대부분은 간에서 요소회로에 의해 요소로 합성되지만 일부분은 케톤산의 아미노화, 글루타민산에서 글루타민의 생성등에 이용되고 또 신장에서는 암모늄염으로 해서 뇨중에 배출된다.

신장에서의 암모니아의 생성은 체내 산의 배출에 중요한 역할을 한다. 고치의 경우는 중증 간장해시 요소 생성능의 저하, 장관내 생성된 암모니아가 직접 대순환계에 이동, 선천성 요소효소 결핍증의 경우에 보이며 간성혼수, 간성뇌증, 극증간염, 요독증 등의 증세가 나타난다. 저치의 경우에는 저단백식, 빈혈 등이 나타난다.

201 . . ( )

실험 보고서

담당교수 확인

제목 : 반 : 학번 : 성명 :

1. 원리(요약)

2. 조작법(요약)

3. 결과

4. 토의사항

Chapter

05 단백질 측정 (Serum Protein)

1 총단백질 측정(total protein, TP) -Biuret법-

1) 측정법의 원리

혈청에 알카리성으로 구리이온을 작용시키면, 단백은 착염을 형성하여 청자색을 나타내므로 이 착염에 의하여 생성된 청자색을 파장 540 nm에서 측정하여 총 단백량을 구한다.

2) 특징

① 감도와 검량선 등이 우수하다.
② 공존물의 방해가 적다.
③ 측정이 간편하고 총단백량에서 albumin량을 빼면 globulin량을 알 수 있다.
④ 자동분석기에도 측정이 가능하다.

3) 시약

발색시약 : Biuret시약($CuSO_4$, NaOH, KI, sodium potassium tartrate)

4) 측정조작법

	검 체	표 준	맹검(blank)
혈 청	0.05 mL	-	-
표 준 액	-	0.05 mL	-
증 류 수	-	-	0.05 mL
발 색 시약	5.0 mL	5.0 mL	5.0 mL
잘 혼합한 후 37℃에서 30분간 방치 맹검(blank)을 대조로 30분 이내에 파장 540 nm에서 흡광도 측정			

5) 계산법

$$\text{혈청중의 총단백 (g/dL)} = \frac{\text{검체의 흡광도}}{\text{표준액의 흡광도}} \times \text{표준액의 농도(6 g/dL)}$$

6) 측정법의 도해

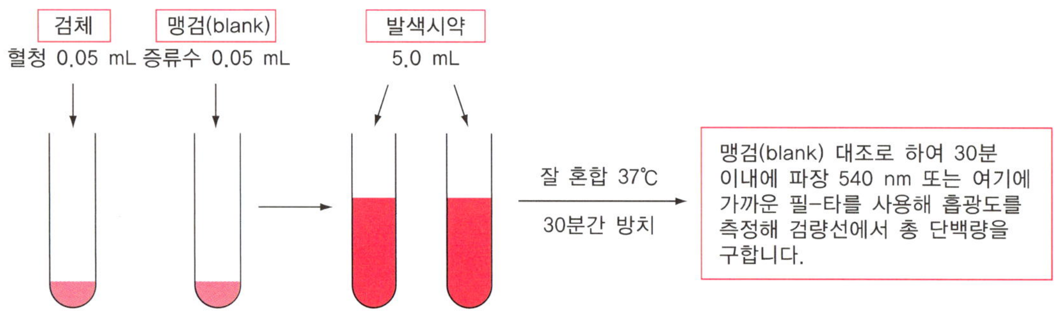

7) 검량선 작성

그래프용지의 가로축에 농도와 세로축에 흡광도의 대응점을 잡아 검량선을 작성한다.

※ 검량선의 예

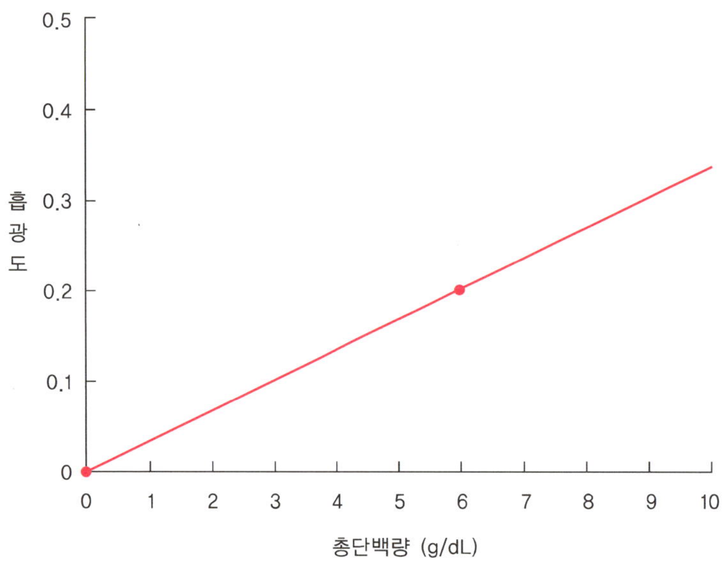

8) 정상참고치

- 총단백 : 6.5~8.0 g/dL
- A/G비 : 1.1~1.7

9) 측정상의 주의사항

① 온도의 영향이 그다지 크지는 않지만, 즉 실온에서의 반응도 가능하지만 계절차이에 따른 온도변화에 대한 정도관리를 위하여 37℃ 반응을 원칙으로 하여야 한다.
② 20 g/dL까지 beer의 법칙이 적용되며, 자동분석기에도 사용 가능하다.

10) 임상학적 의의

임상적으로 혈청단백의 농도 및 조성의 이상은
① 공급이상(소화흡수장해) : 소화기계의 질환, 수술, 저영양 등
② 합성이상 : 간 및 세포 내피계에 있어서의 단백합성의 항진 또는 저하
③ 분해이상 : 임신, 수유기, 갑상선 기능 항진, 당뇨병, 악성종양, 발열등
④ 배설이상 : 창상, 출혈, 화상, 체공, 요로·장관의 이상등의 제인자에 의해 일어나며 이들 인자는 독립으로 또는 합병하여 각종 병상태에 있어서 혈청단백의 변동을 초래한다.

혈청단백 및 그 분획의 정상치와 이상치를 나타내는 질환(보체계, 혈액응고계, 호르몬, 면역 글로부린은 제외)

	정상치	고	저
혈청 총단백	6.5~8.0 g/dL (100%)	M 단백혈증 (특히 10 g/dL 이상) 간경변증 만성염증 림프종	네프로제 증후군 단백누출성 위장증 악액질, 중증간장해 급성감염증
Albumin	3.7~5.2 g/dL (61.3~74.1%)		영양섭취부족 간경변, 화상간 무 알부민 혈증 이성 알부민 혈증
α_1-globulin	0.1~0.22 g/dL (1.3~2.9%)	간암(α 1-Fetoprotein) 급성만성염증 (α 1-antitrypsin) 신부전(α 1-microglobulin) 임신(transcortin)	범발성급성간장애 간질환 Tangier병 (HDL) 간병변(α 1-microglobulin)
α_2-globulin	0.3~0.75 g/dL (4.1~10.1%)	염증질환 (haptoglobin type 1-1) 임신 네프로제, 간질환 및 당뇨병 (α 2-macroglobulin)	악성종양 간질환과 용혈성질환 (haptoglobin)
β-globulin	0.56~0.8 g/dL (7.6~10.8%)	임신 신부전 고지혈증(β-lipoprotein)	간질환과 용혈성질환 (hemopexin) 네프로제(transferrin)

201 . . ( )

실험 보고서

담당교수 확인

제목 : 반 : 학번 : 성명 :

1. 원리(요약)

2. 조작법(요약)

3. 결과

4. 토의사항

2 알부민 측정(albumin) -BCG법-

1) 측정법의 원리

알부민은 pH 4.0 부근에서 BCG와 반응하여 알부민량에 비례하여 녹색을 나타내므로 이것을 파장 630 nm에서 측정하여 알부민량을 구한다.

2) 특징

① 재현성이 우수하다.
② 공존물질(bilirubin, Hb, sulfase 등)의 영향이 없다.
③ 측정이 간편하며, 단시간에 할 수 있다.
④ 장기간 보존이 가능하며, 자동분석기에 적용이 가능하다.

3) 시약

발색시약 : BCG시약(0.1 mol/L의 succinate buffer 3 mL, 0.6 mol/L의 BCG용액, Brij-35 4 mL를 혼합 후 증류수를 첨가하여 1 L가 되게 한다.)

4) 측정조작법

	검 체	표 준	맹검(blank)
혈 청	0.02 mL	-	-
표 준 액	-	0.02 mL	-
증 류 수	-	-	0.02 mL
발 색 시약	5.0 mL	5.0 mL	5.0 mL
잘 혼합한 후 실온에 10분간 방치 30분 이내에 맹검(blank)을 대조로 파장 630 nm에서 흡광도 측정			

5) 측정법의 도해

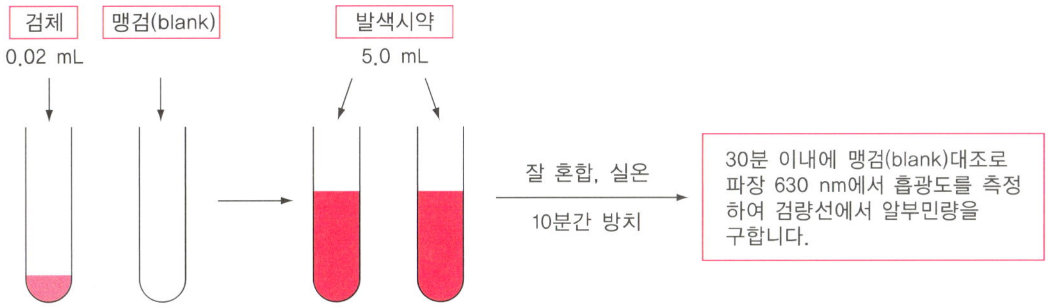

6) 계산법

$$\text{혈청중의 알부민량 (g/dL)} = \frac{\text{검체의 흡광도}}{\text{표준액의 흡광도}} \times \text{표준액의 농도(6 g/dL)}$$

7) 검량선 작성

그래프용지의 가로축에 농도와 세로축에 흡광도의 대응점을 잡아 검량선을 작성한다.

※ 검량선의 예

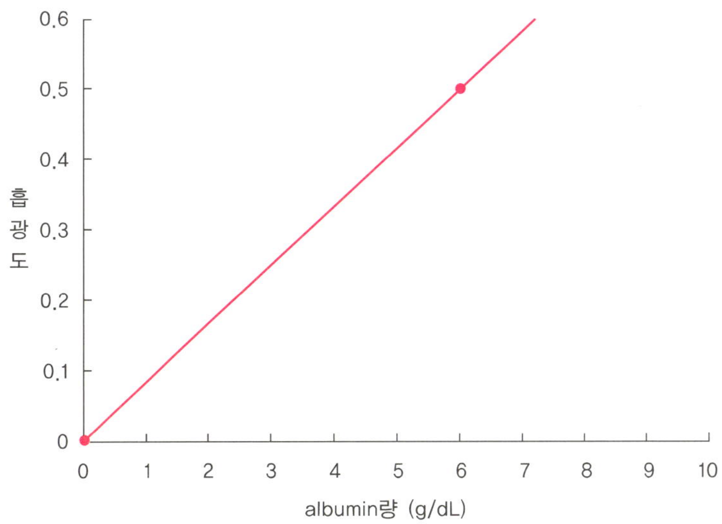

8) 정상참고치

- 알부민 : 3.7~5.2 g/dL
- A/G비 : 1.1~1.7

9) 측정상의 주의사항

① 온도에 의한 영향(20~30℃)은 그다지 없지만, 온도 변화가 커지면 반드시 검량선을 재작성해야 한다.

② 항응고제 가운데서 EDTA-2-Na, NF 수산염은 통상의 사용농도에서는 영향이 없지만, heparin은 약간 낮은 값을 나타낸다.

③ 10 g/dL까지 beer의 법칙이 적용되며 자동분석기에도 사용 가능하다.

10) 임상학적 의의

사람의 혈액 중에는 3.5~5.5 g/dL의 albumin이 들어 있으며 그 분자량은 66,000이다. albumin은 단백질의 성분이며, 삼투압의 유지, 이온물질의 운반등의 기능을 가진다. 특히 간질환, 네프로제 염증등에서 감소하며, 또한 선천적으로 결핍증인 경우도 나타난다. albumin은 총단백 검사와 병행 실시하여 A/G비에 의한 간질환 검사에 중요한 의의를 가진다.

201 . . ( )

실험 보고서

담당교수 확인

제목 : 반 : 학번 : 성명 :

1. 원리(요약)

2. 조작법(요약)

3. 결과

4. 토의사항

Chapter

06 지질 측정 (Lipids)

1 총콜레스테롤 측정(total cholesterol) -cholesterol oxidase법-

1) 측정법의 원리

① total cholesterol : 혈청중의 cholesterol ester에 cholesterol esterase가 작용하여 free cholesterol과 지방산으로 분해된다. 원래 존재하는 free형과 생성된 free형 cholesetrol에 cholesterol oxidase의 산화작용으로 choles-4-en-3-one과 H_2O_2가 생성된다. 생성된 H_2O_2는 peroxidase의 존재하에 phenol과 4-aminoantypyrine이 축합반응이 형성되어 적색의 quinone이 생성된다. 이것을 비색측정한다.

② free cholesterol : 혈청중에 있는 free cholesterol을 cholesterol oxidase로 산화시켜 choles-4-en-3-one과 H_2O_2가 생성된다. 이때 생성된 H_2O_2가 peroxidase의 존재하에 phenol과 4-aminoantypyrine이 축합반응이 형성되어 적색의 quinone이 생성된다. 이것을 비색측정한다.

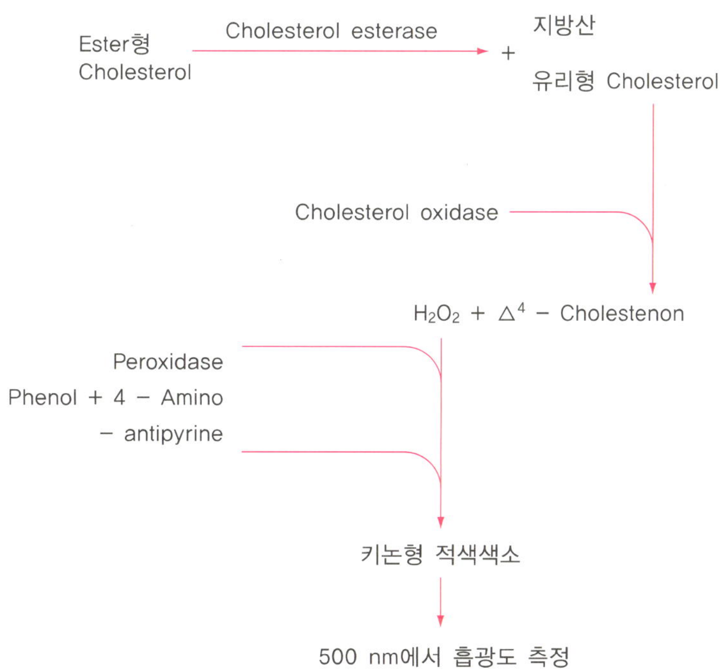

2) 특징

① 검량선은 1000 mg/dL 이상 원점을 지나는 직선이 된다.
② 조제후의 효소시약은 냉암소(2~10℃) 보존으로 1개월간 사용할 수 있다.
③ 혼탁혈청의 영향이 거의 없다.

3) 시약

① 효소시약 : cholesterol esterase, cholesterol oxidase, peroxidase, 4-AAP
② 완충액 : 인산완충액, phenol
③ 표준액 : cholesterol(300 mg/dL)

※ 효소시약의 조제

효소시약 1병을 완충액 1병으로 용해한다. 조제한 시약은 냉암소(2~10℃)보존으로 최소한 1개월간 사용할 수 있다.

4) 측정조작법

<table>
<tr><th></th><th>검 체</th><th>표 준</th><th>맹검(blank)</th></tr>
<tr><td>혈 청</td><td>0.02 mL</td><td>-</td><td>-</td></tr>
<tr><td>표 준 액</td><td>-</td><td>0.02 mL</td><td>-</td></tr>
<tr><td>증 류 수</td><td>-</td><td>-</td><td>0.02 mL</td></tr>
<tr><td>효소 시 약</td><td>3.0 mL</td><td>3.0 mL</td><td>3.0 mL</td></tr>
<tr><td colspan="4">잘 혼합하여 37℃에서 5분간 방치
60분 이내에 맹검(blank)을 대조로 파장 500 nm에서 흡광도 측정</td></tr>
</table>

5) 측정법의 도해

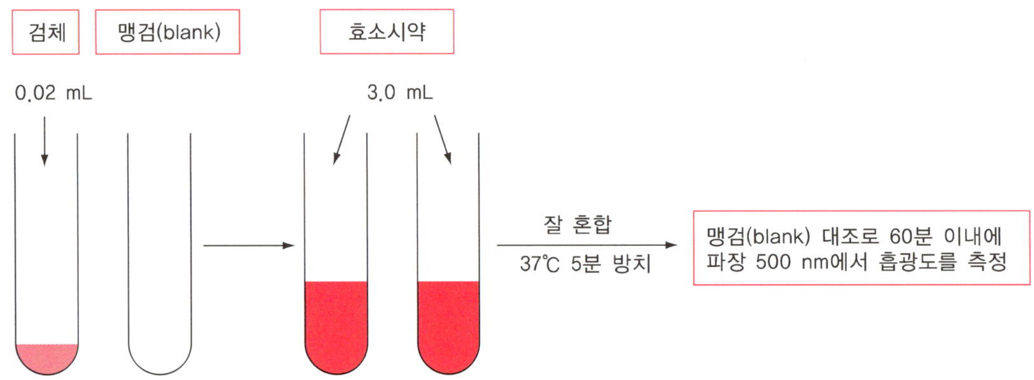

6) 계산법

$$\text{총콜레스테롤량 (mg/dL)} = \frac{\text{검체의 흡광도}}{\text{표준액의 흡광도}} \times \text{표준액의 농도(300 mg/dL)}$$

7) 검량선의 작성

그래프용지의 가로축에 농도(mg/dL)와 세로축에 흡광도와의 대응점을 잡아서 검량선을 작성한다.

※ 검량선의 예

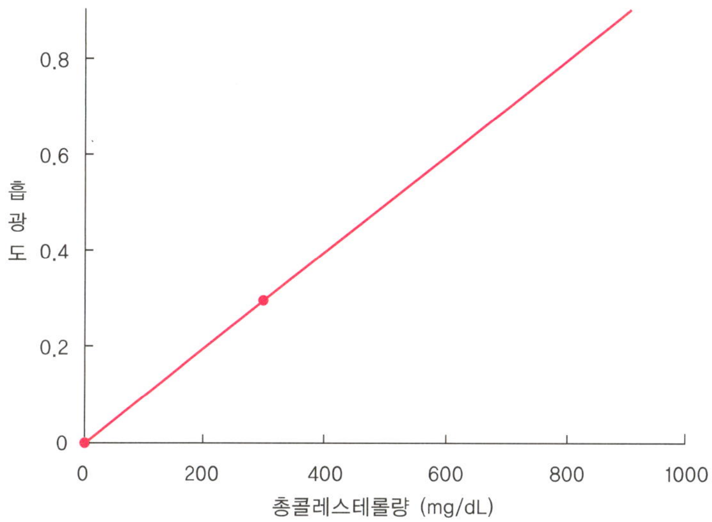

8) 정상 참고치

130~250 mg/dL

9) 측정상의 주의사항

① 본 시약은 효소제제를 함유하고 있으므로 냉암소((2~10℃) 보존을 엄수하여야 한다.

② 정도관리를 위하여 필요시 검량선을 재작성하여야 한다.

10) 임상학적 의의

(1) 고콜레스테롤 혈증

① 내분비질환 : 당뇨병, 비만병, 갑상선기능 저하증
② 당, 지질대사 이상
③ 신질환 : 네프로제증후군
④ 간, 담도질환 : 폐쇄성황달, 간암, alcohol성 지방간
⑤ 혈액질환 : 다발성골수종의 일부
⑥ 지방식 과잉섭취

(2) 저콜레스테롤 혈증

① 가족성 저콜레스테롤 혈증
② 속발성 저콜레스테롤 혈증
- 악액질, 갑상선기능항진증, 에디슨증
- 간세포장해, 소화불량증후군, 빈혈

201 . . ( )

실험 보고서

담당교수 확인

제목 : 반 : 학번 : 성명 :

1. 원리(요약)

2. 조작법(요약)

3. 결과

4. 토의사항

2 중성지방 측정(triglyceride, TG) -효소법(Glycerolphosphate oxidase)-

1) 측정법의 원리

혈청중의 중성지방을 lipoprotein lipase로 가수분해하면 지방산과 glycerol이 생성되는데, 생성된 glycerol을 ATP 존재하에 glycerol kinase에 의해 L-α-glycerolphosphate와 ADP가 생성된다. 생성된 L-α-glycerolphosphate을 L-α-glycerolphosphate oxidase(GPO)로 산화시키면 H_2O_2와 dihydroxyacetone이 생성된다. 생성된 H_2O_2를 peroxidase 존재하에서 4-aminoantipyrine과 ESPT로 산화축합시켜 생성되는 보라색의 quinone형 색소를 얻는데, 이것을 비색측정한다.

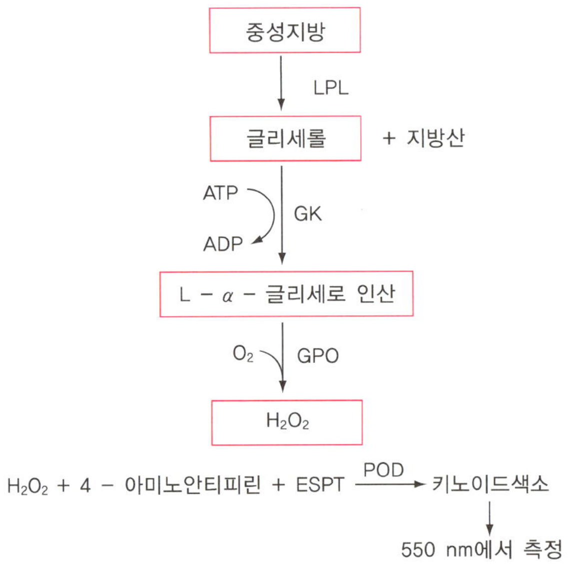

2) 특징

① ascorbic acid의 영향을 제거하고 있다.
② 글리세린 표준액을 사용하고 있어 정확한 글리세린치로부터 트리올레인량을 환산한다.
③ 혼탁혈청의 영향을 받지 않는다.

3) 시약

① 효소시약 : lipoproteinlipase, glycerol kinase, peroxidase, L-α-glycerolphosphate oxidase
② 효소시약용해액 : N,N-bis(2-hydroxyethyl)-2-aminomethanesulfonic acid 완충액
③ 표준액 : glycerin (300 mg/dL)

※ 효소용액의 조제

효소시약 1 vial을 효소시약 용해액 1병으로 용해하여 효소용액으로 한다. (조제한 효소용액은 냉장고에 보존하면 2주간, 실온에서는 48시간 사용할 수 있다.)

4) 측정조작법

	검 체	표 준	맹검(blank)
혈 청	0.02 mL	-	-
표 준 액	-	0.02 mL	-
증 류 수	-	-	0.02 mL
효소 용 액	3.0 mL	3.0 mL	3.0 mL
잘 혼합하여 37℃에서 정확히 10분간 방치 60분 이내에 맹검(blank)을 대조로 파장 550 nm에서 흡광도 측정			

5) 측정법의 도해

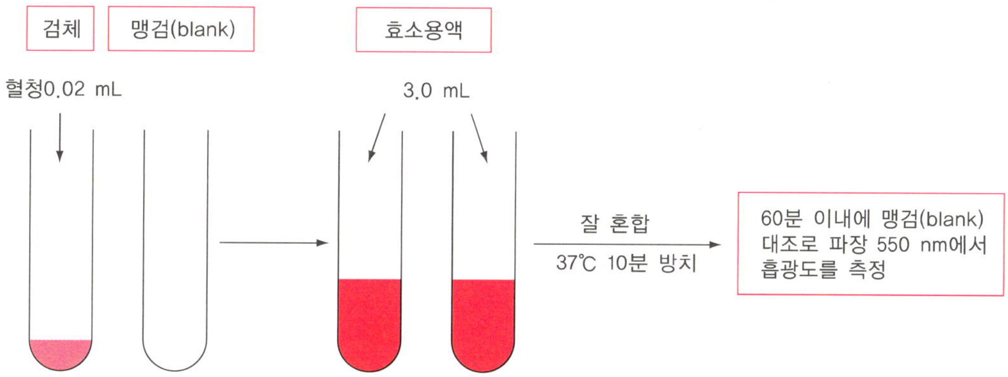

6) 계산법

$$\text{중성지방량 (mg/dL)} = \frac{\text{검체의 흡광도}}{\text{표준액의 흡광도}} \times \text{표준액의 농도(300 mg/dL)}$$

7) 검량선의 작성

그래프용지의 가로축에 농도(mg/dL)와 세로축에 흡광도와의 대응점을 잡아서 검량선을 작성한다.

※ 검량선의 예

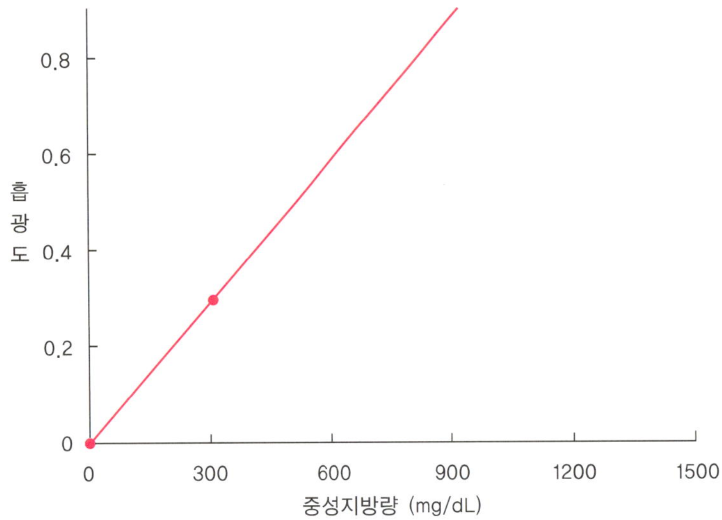

8) 정상 참고치

- 남자 : 50~155 mg/dL
- 여자 : 40~115 mg/dL

9) 측정상의 주의사항

① 중성지방은 일반적으로 식사와 관계가 있기 때문에 채혈은 조기공복시에 해야 한다.

② 혈청분리 후 되도록 빨리 측정하여야 하며, 또한 혈청은 동결하여 보존하면 1주간은 안정하다.

10) 임상학적 의의

(1) 고치를 나타내는 경우

① 가족성 고 lipoprotein 혈증

② 기아, 육식, 고칼로리식 등

③ 당뇨병, 비만증, 동맥경화증, 뇌혈전증 등

④ 급성 알콜성 지방간, 폐색성 황달 등

(2) 저치를 나타내는 경우

① β-lipoprotein 결핍증

② 바세도우병, 에디슨병 등

201 . . ( )

실험 보고서

담당교수 확인

제목 : 반 : 학번 : 성명 :

1. 원리(요약)

2. 조작법(요약)

3. 결과

4. 토의사항

3 고밀도지단백 콜레스테롤 측정(HDL-cholesterol) -침전-효소법-

1) 측정법의 원리

분리시약중 phosphotungstic acid와 Mg^{2+}의 작용으로 lipoprotein중 특히 apo-lipoprotein B를 가지고 있는 LDL(Low Density Lipoprotein) 및 VLDL(Very Low Density Lipoprotein)을 침전시킨 후 상층에 남은 HDL(High Density Lipoprotein)중의 cholesterol을 다음과 같이 정량한다.

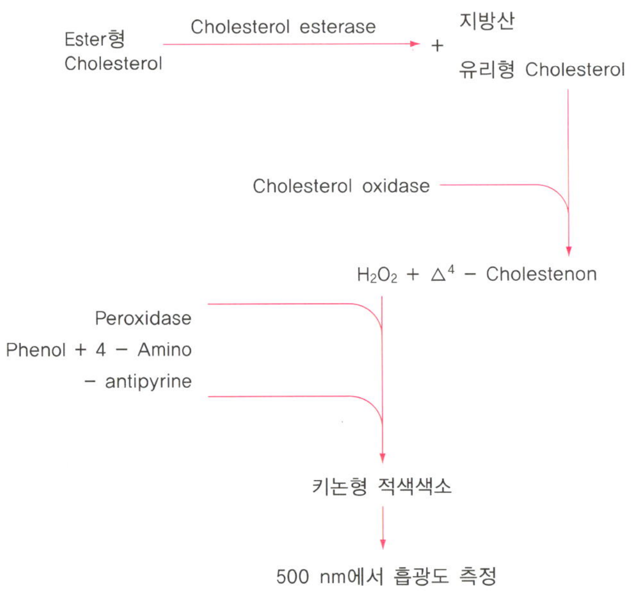

2) 특징

① 분리조작은 실온에서 행한다.

② 고 중성지방 혈청도 분리가 가능하다.

③ 조제후의 효소시약은 냉암소(2~10℃) 보존으로 1개월간 사용할 수 있다.

3) 시약

① 분리시약 : 인텅스텐나트륨(sodium phosphotungstate), $MgCl_2$

② 효소시약 : cholesterol esterase, cholesterol oxidase, peroxidase, 4-AAP

③ 완충액 : 인산이수소칼륨(KH_2PO_4), phenol

④ 표준액 : cholesterol(50 mg/dL)

※ 효소시약의 조제

효소시약 1병을 완충액 1병으로 용해한다. 조제한 시약은 냉암소(2~10℃)보존으로 최소한 1개월간 사용할 수 있다.

4) 측정조작법

	검 체	표 준	맹검(blank)
혈 청	0.2 mL	-	-
분 리 시약	0.2 mL	-	-
잘 혼합하여 10분간 실온에 방치 후, 3000 rpm에서 10분간 원심분리			
상 층 액	0.1 mL	-	-
표 준 액	-	0.1 mL	-
증 류 수	-	-	0.1 mL
효소 시 약	3.0 mL	3.0 mL	3.0 mL
잘 혼합하여 37℃에서 5분간 방치 60분 이내에 맹검(blank)을 대조로 파장 500 nm에서 흡광도 측정			

5) 측정법의 도해

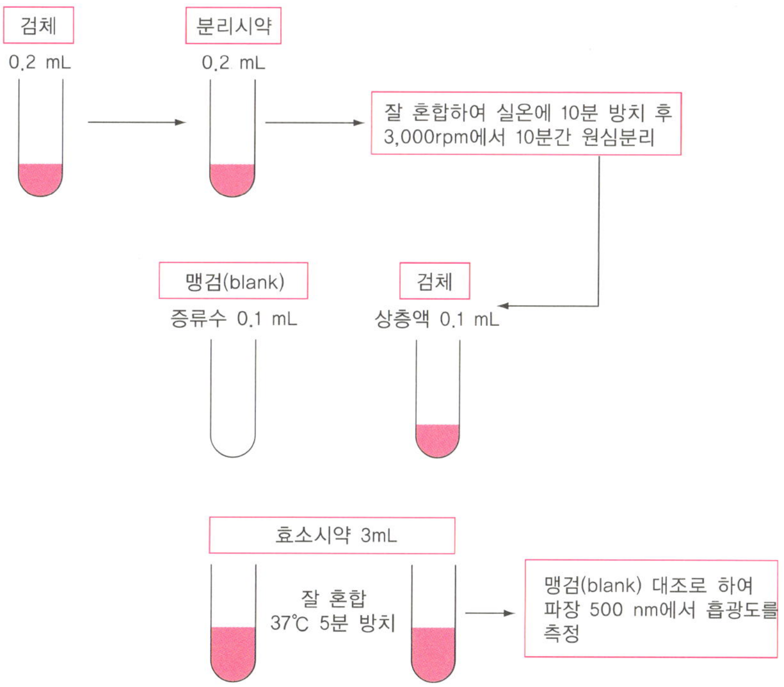

6) 계산법

표준액(콜레스테롤 50 mg/dL)은 검체가 분리시약에 의해 2배 희석되었기 때문에, HDL-cholesterol 100 mg/dL 상당의 농도로 계산한다.

$$\text{HDL-cholesterol (mg/dL)} = \frac{\text{검체의 흡광도}}{\text{표준액의 흡광도}} \times \text{표준액의 농도(50 mg/dL)} \times 2$$

*2는 희석배수

7) 검량선의 작성

① 그래프용지의 가로축에 농도(mg/dL)와 세로축에 흡광도와의 대응점을 잡아서 검량선을 작성한다.

② 표준액의 흡광도를 HDL-cholesterol 상당량 100 mg/dL에 맞추고 이점과 원점을 연결한 선을 200 mg/dL까지 연장하여 검량선으로 한다.

※ 검량선의 예

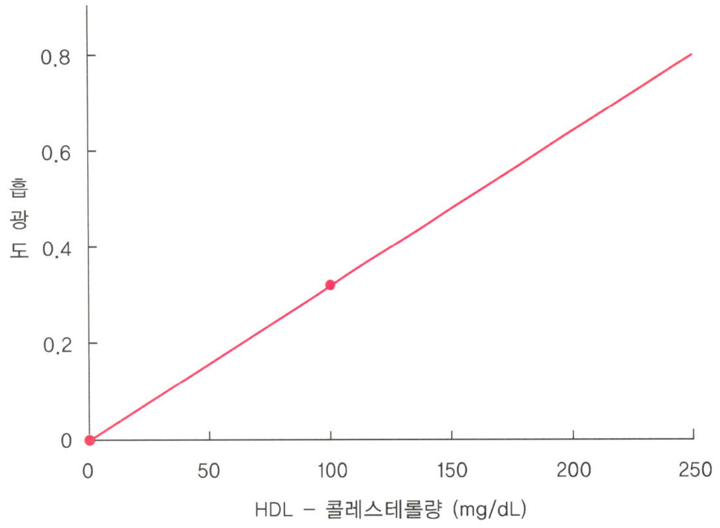

8) 정상 참고치

- 남자 : 30~65 mg/dL
- 여자 : 35~80 mg/dL

9) 측정상의 주의사항

① 채혈은 조기공복시(식사후 12~14시간)에 행하여야 한다.

② heparin 및 sodium oxalate는 혈액응고저지제로서 통상의 사용량에서는 측정치에 영향이 없으나 EDTA는 부(-)오차를 가져오고 sodium citrate 및 NaF에서는 분리가 불완전한 경우가 있으므로 사용하지 말아야 한다.

③ 용혈은 측정에 거의 영향이 없다.

④ 고농도의 빌리루빈을 함유한 검체는 약간의 부(-)오차를 가져온다.

⑤ 분리가 불안전한 검체는 혈청을 생리식염수로 2배 희석하여 측정하고 계산식을 2배하여 혈청치로 한다.

⑥ 본 시약은 효소제제를 함유하고 있으므로 냉암소((2~10℃) 보존을 엄수하여야 한다.

10) 임상학적 의의

HDL-cholesterol은 그 혈중농도를 높일수만 있다면 관상동맥경화증을 비롯한 각종 동맥경화증을 예방할 수 있는 인자로 여겨지고 있다. 그 반대로 혈중농도가 떨어지면 이런 질환의 위험신호로 여겨지며 흡연, 고혈압, 비만, 긴장등이 그 감소요인이 된다고 알려져 있다.

(1) 증가하는 경우

① 체구가 마른상태
② 가족성 고지단백혈증
③ estrogen, 니코틴산, 알코올, 헤파린 투여시

(2) 감소하는 경우

① 비대한 사람
② andorgen 투여 시
③ 고중성지방혈증
④ 과탄수화물 식이
⑤ 당뇨병

201 . . ( )

실험 보고서

담당교수 확인

제목 : 반 : 학번 : 성명 :

1. 원리(요약)

2. 조작법(요약)

3. 결과

4. 토의사항

Chapter

07 무기질 측정 (Electrolytes)

1 칼슘 측정(calcium, Ca) -ortho cresolphthalein complexon(*o*-CPC)법-

1) 측정법의 원리

칼슘 측정용시약은 키렛트 시약 *o*-크레졸-프탈레인 콤프렉손(*o*-cpc)이 중성 또는 산성하에서는 무색이지만, 알카리성하에서는 칼슘과 반응하여 적자색을 나타내는 성질을 이용한 비색정량법이다. 본법은 제단백을 필요로 하지 않고, Mg의 영향은 8-hydroxyquinoline으로 막았다.

2) 특징

① 제단백 조작이 불필요하다.
② 초미량법으로 조작이 간단하며 Mg 이온의 영향을 받지 않는다.
③ 시약이 안정하며, 재현성이 양호하다.
④ 표준액은 2 농도로 되어 있어서, 2점 check로 매우 양호하다.

3) 시약

① 완충액 : monoethanolamine
② 발색시약 : orthocresolphthalein complexon (*o*-cpc)
③ 표준액 I : 6 mg/dL
④ 표준액 II : 13 mg/dL

4) 측정조작법

	검 체	표 준 I	표 준 II	맹검(blank)
혈 청	0.05 mL	-	-	-
표 준 액 I	-	0.05 mL	-	-
표 준 액 II	-	-	0.05 mL	-
증 류 수	-	-	-	0.05 mL
발 색 시약	0.5 mL	0.5 mL	0.5 mL	0.5 mL
잘 혼합 (실온)				
완 충 액	5.0 mL	5.0 mL	5.0 mL	5.0 mL
잘 혼합하여 실온에서 90분이내에 맹검(blank)을 대조로 575 nm에서 흡광도 측정				

5) 측정법의 도해

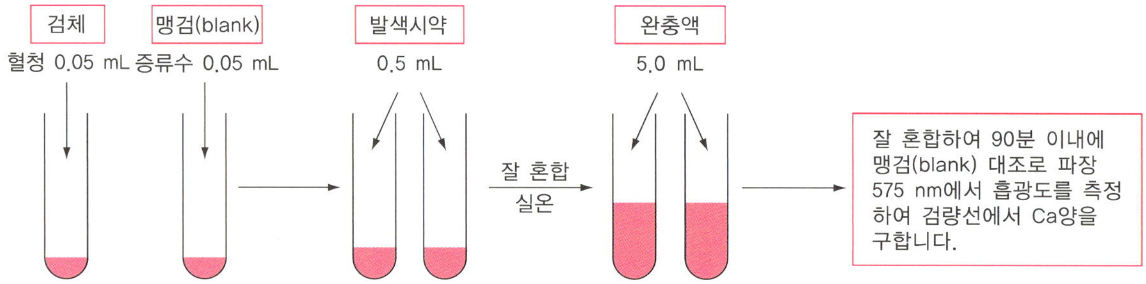

6) 계산법

$$\text{혈청중의 칼슘량 (mg/dL)} = \frac{\text{검체의 흡광도}}{\text{표준액의 흡광도}} \times \text{표준액의 농도(6 mg/dL)}$$

(13 mg/dL)

7) 검량선의 작성

그래프용지의 가로축에 표준액 I 과 표준액 II 의 농도와 세로축에 각각의 흡광도와의 대응점을 잡아 두점을 지나는 직선을 연결하여 검량선을 작성한다.

※ 검량선의 예

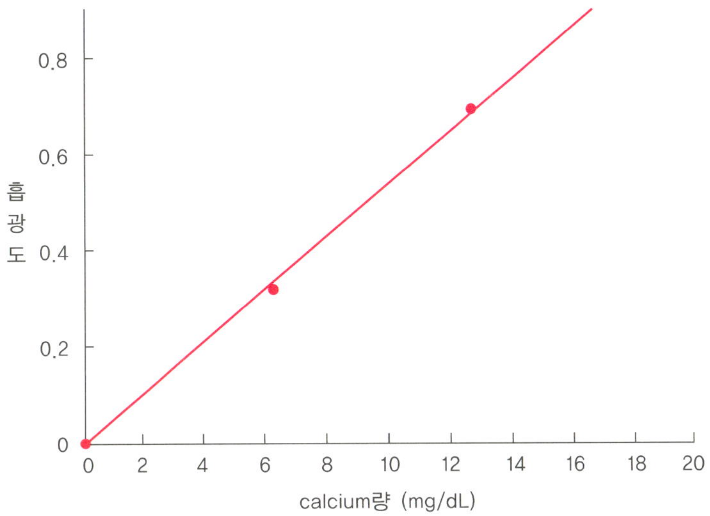

8) 정상 참고치

7.8~10.2 mg/dL (3.9~5.1 mEq/L)

9) 측정상의 주의사항

① 검사에 사용되는 모든 유리기구(시험관, 피펫등)는 5% 염산에서 1시간이상 침적 처리 후 증류수 또는 이온 교환수로 세척한 후 말려서 사용한다.

② 본법은 온도에 의한 영향이 크므로 측정은 20~30℃의 실온에서 행해야 한다.

③ 항응고제중 EDTA, oxalate등은 저치를 나타내므로 주의하여야 한다. heparin, NaF, sodium citrate등은 측정치에 영향이 없다.

④ 혈청은 동결 보존하면 약 2주간은 사용할 수 있다. 또한 다소 용혈해 있어도 영향이 없다.

⑤ 혈청중의 다른 금속이온(Mg, Fe, Cu등), 음이온, bilirubin등은 생체내 농도에서는 영향이 없다.

10) 임상학적 의의

(1) 증가하는 경우

① 비타민 D 중독

② 골수종, 종양, 악성임파종

③ 부갑상선 기능항진증

④ 갑상선 기능항진증

(2) 감소하는 경우

① 영양실조

② 췌장질환

③ 비타민D 결핍증, 비타민D 의존증

④ 골연화증, 만성신부전

201 . . ( )

실험 보고서

담당교수 확인

제목 : 반 : 학번 : 성명 :

1. 원리(요약)

2. 조작법(요약)

3. 결과

4. 토의사항

2 마그네슘 측정(magnesium, Mg) -Xylidyl Blue- I 법-

1) 측정법의 원리

Xylidyl blue(키시리딜블루)- I 는 Mg의 존재하에서 Mg-xylidyl blue complex를 생성하여 홍색을 나타내므로 이것을 비색정량한다.

2) 특징

① 발색의 안정성이 뛰어나 재현성이 양호하다.
② Ca, Fe, Cu등의 단백의 영향을 받지 않는다.
③ 원자흡광법과의 상관이 양호하다.
④ 자동분석기에의 응용이 가능하다.
⑤ 맹검(blank)으로 사용할 발색시약의 색조가 강하므로 측정기종에 따라 투과율 100%의 scale이 잡히지 않는 경우가 있다.

3) 시약

① 발색시약 : 키시리딜블루 - I (xylidyl blue- I) 4 mg/dL,
EGTA(ethylene glycol tetraacetic acid) 2.85 mg/dL,
트리에탄올아민(triethanolamine) 149 mg/dL
② 표 준 액 : 황산마그네슘(magnesium sulfate) 50.7 mg/dL,
염화벤잘코늄(benzalkonium chloride) 15 mg/dL

4) 측정조작법

	검 체	표 준	맹검(blank)
혈 청	0.02 mL	-	-
표 준 액	-	0.02 mL	-
증 류 수	-	-	0.02 mL
발 색 시약	3.0 mL	3.0 mL	3.0 mL
잘 혼합하여 실온에 10분간 방치후 맹검(blank)을 대조로하여 515 nm 또는 660 nm에서 흡광도를 측정			

5) 측정법의 도해

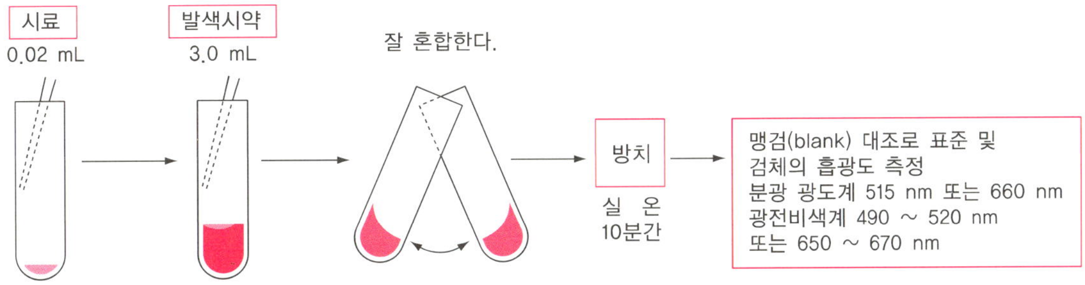

6) 계산법

$$\text{혈청중의 마그네슘량 (mg/dL)} = \frac{\text{검체의 흡광도}}{\text{표준액의 흡광도}} \times \text{표준액의 농도(5 mg/dL)}$$

7) 검량선 작성

그래프용지의 가로축에 표준액 농도와 세로축에 흡광도와의 대응점을 잡아 두점을 지나는 직선을 연결하여 검량선을 작성한다.

Mg(mg/dL)	1.0	2.0	3.0	4.0	5.0
표 준 액	0.2	0.4	0.6	0.8	1.0
증 류 수	0.8	0.6	0.4	0.2	-

※ 검량선의 예

상기와 같이 각각 정확히 표준액과 증류수를 가해 희석계열을 작성한다. 각각 0.02 mL씩 취해 각각 시험관에 채취하고, 이하는 측정조작법의 표준항에 따라 조작을 하여 맹검(blank)을 대조로 각각의 흡광도를 구하고 검량선을 작성한다.

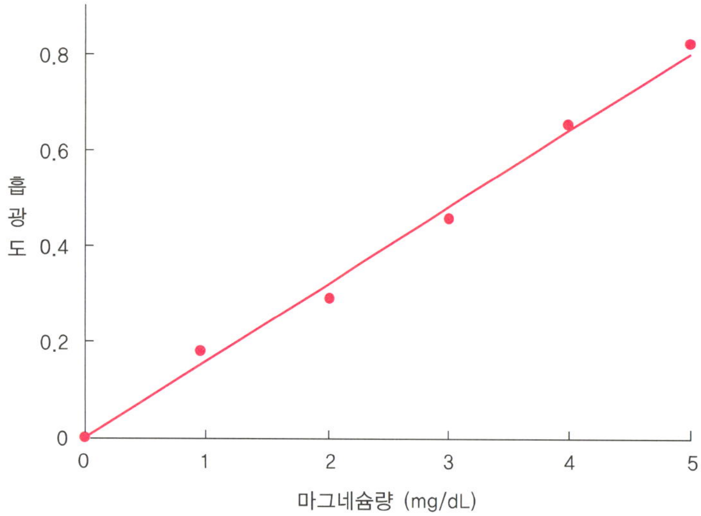

8) 정상 참고치

1.2~2.3 mg/dL

9) 측정상의 주의사항

① 사용할 피펫, 시험관은 반드시 크롬황산 혼합액 또는 5~10% 묽은 염산중에 하루밤 이상 침적 처리하고 정제수로 세정하여 청결한 포에 싸서 통에 넣어 건조하여 그대로 보관하고 필요하면 꺼내어 사용하도록 한다.

② 용혈되지 않도록 채혈하고, 신속히 혈청분리 하여야 한다. 적혈구는 고농도로 마그네슘을 함유하므로 용혈이나 혈구의 혼입은 측정치에 정(+)의 오차를 주므로 주의하여야 한다.

③ 표준액, 발색시약은 반드시 오염되지 않도록 취급하고 사용 후 밀봉하여 보존하여야 한다.

④ 검체의 마그네슘 농도가 5.0 mg/dL를 넘는 경우 검체 0.01 mL에 발색시약 3.0 mL를 가하거나, 검체 0.02 mL에 발색시약 6.0 mL를 가해 잘 혼합 후 10분간 실온에 방치하고 측정한다. 측정치는 그 구한치에 1.99를 곱한다.

201 . . ( )

실험 보고서

담당교수 확인

제목 : 반 : 학번 : 성명 :

1. 원리(요약)

2. 조작법(요약)

3. 결과

4. 토의사항

3 무기인 측정(inorganic phosphate, Pi)-인몰리브덴산-색소법-

1) 측정법의 원리

인산은 일정산도 하에서는 몰리브덴산과 결합하여 인몰리브덴산을 생성한다. 색소인 malachite green은 산성하에서는 황색을 이루지만, 인몰리브덴산이 있으면 녹색의 복합체를 형성한다. 이 복합체를 파장 650 nm에서 측정한다.

2) 특징

① 제단백 조작이 불필요한 직접법이다.
② 발색이 안정하며, 감도가 좋다.
③ 뇨중의 무기인량도 정량 측정할 수 있다.

3) 시약

① 발색시약 : 색소 30.0 mg/dL, 우알부민 10.0 mg/dL, 몰리브덴산 나트륨.2수화물 200.0 mg/dL
② 표 준 액 I : 인산일수소칼륨(2.5 mg/dL)
③ 표 준 액 II : 인산일수소칼륨(10.0 mg/dL)

4) 측정조작법

	검 체	표 준 I	표 준 II	맹검(blank)
혈 청	0.02 mL	-	-	-
표 준 액 I	-	0.02 mL	-	-
표 준 액 II	-	-	0.02 mL	-
증 류 수	-	-	-	0.02 mL
발 색 시 약	8.0 mL	8.0 mL	8.0 mL	8.0 mL
잘 혼합하여 실온에 30분간 방치 후 맹검(blank)을 대조로 650 nm에서 흡광도 측정				

5) 측정법의 도해

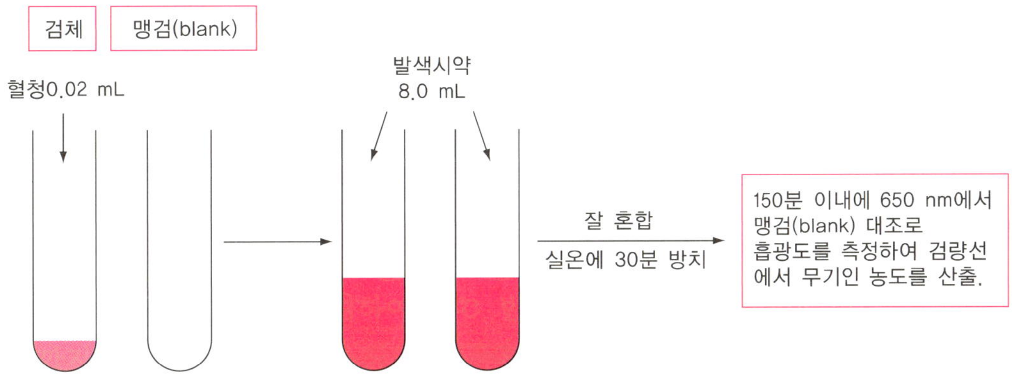

6) 계산법

$$\text{혈청중의 무기인량 (mg/dL)} = \frac{\text{검체의 흡광도}}{\text{표준액의 흡광도}} \times \text{표준액의 농도}(2.5\ \text{mg/dL})\ (10.0\ \text{mg/dL})$$

7) 검량선 작성

그래프용지의 가로축에 표준액 I (2.5 mg/dL)과 표준액 II (10.0 mg/dL)의 농도와 세로축에 각각의 흡광도와의 대응점을 잡아 두점을 지나는 직선을 연결하여 검량선을 작성한다.

※ 검량선의 예

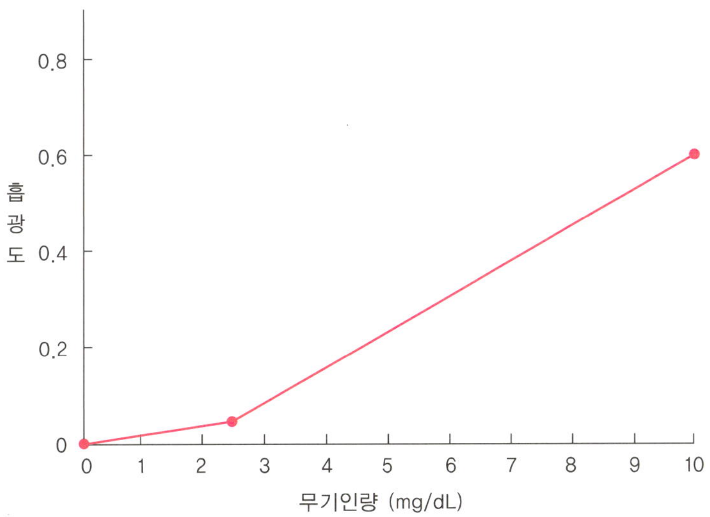

8) 정상 참고치

- 성인 : 2.5~4.5 mg/dL
- 소아 : 4.0~6.0 mg/dL

9) 측정상의 주의사항

① 검사에 사용되는 모든 유리기구(시험관, 피펫 등)는 5% 염산에서 1시간 이상 침적 처리 후 증류수 또는 이온교환수로 잘 세척하여 말려서 사용한다.
② 항응고제중 헤파린, 구연산, 불화나트륨, EDTA-2Na는 무기인치에 영향이 없다.

10) 임상학적 의의

(1) 혈청내의 Pi이 증가하는 경우

① 신부전, 수술후 특발성 위성부갑상선기능 저하증
② 갑상선 기능 항진증, 비타민 D 중독, 말단 거대증

(2) 혈청내의 Pi이 감소하는 경우

① 원발성 부갑상선 기능 항진증, 이소성 부갑상선 호르몬 산생종양
② 비타민 D 의존증, 비타민 D 결핍증

201 . . ( )

실험 보고서

담당교수 확인

제목 : 반 : 학번 : 성명 :

1. 원리(요약)

2. 조작법(요약)

3. 결과

4. 토의사항

4 혈청철 측정(serum iron, SI, Fe) -NPS법-

1) 측정법의 원리

혈청중 철은 β_1-globulin에 속하는 transferrin과 결합하여 존재하고 있다. 이 transferrin과 결합한 Fe^{3+}를 산성하에서 유리시키고 환원제인 ascorbic acid를 이용하여 Fe^{2+}로 환원한다.

Fe^{2+}는 chelate제 2-(5-nitro-2-pyridylazo)-5-(N-propyl-N-sulfopropylamino)-phenol과 결합하여 갈색의 chelate화합물을 형성한다. 이것을 파장 590 nm에서 비색측정하여 혈청철량을 구한다.

2) 특징

① 고감도 chelate제인 NPS를 사용하므로 검체의 사용량이 0.1 mL로 극소화 되었다.
② 다른 금속물질에 의한 영향이 거의 없고, 지질혈청에 의한 영향이 거의 없다.
③ 조작이 간단하고, 탈철시험관이 포함되어 있다.
④ 직선성은 1000 μg/dL까지이다.

3) 시약

① 환원제 : 아스코르빈산(ascorbic acid)
② 초산완충액 : 초산나트륨(sodium acetate), 초산(acetic acid)
③ 발색시약 : 2-(5-nitro-2-pyridylazo)-5-(N-propyl-N-sulfopropylamino)-phenol
④ 표준액 : 황산제1철암모늄 (Fe 200 μg/dL)
⑤ 부속품 : 탈철시험관

※ 시약의 조제 : 환원제 1병을 완충액 1병으로 용해하여 사용 완충액으로 한다. 이 용액은 실온보존으로 1주, 냉암소보존(2~10℃)으로 2개월간 사용가능하다.

4) 측정조작법

	검 체	표 준	맹검(blank)
혈 청	0.1 mL	-	-
표 준 액	-	0.1 mL	-
증 류 수	-	-	0.1 mL
사 용 완 충 액	2.0 mL	2.0 mL	2.0 mL
잘 혼합하여 37℃에서 5분간 방치			
발 색 시 약	0.5 mL	0.5 mL	0.5 mL
잘 혼합한 후 37℃에서 5분간 가온한 후, 실온에 5분이상 방치하여 2시간이내에 맹검(blank)을 대조로 파장 590 nm에서 흡광도 측정			

5) 계산법

$$\text{철량 } (\mu g/dL) = \frac{\text{검체의 흡광도}}{\text{표준액의 흡광도}} \times \text{표준액의 농도}(200\,\mu g/dL)$$

6) 정상 참고치

- 남 : 80~200 μg/dL (평균140 μg/dL)
- 여 : 70~180 μg/dL (평균120 μg/dL)

7) 측정상의 주의사항

① 사용하는 피펫, 시험관, 분광광도계의 cell등은 탈철처리하여 사용한다.
  ※ 탈철처리법 : 1 N 염산에 2시간이상 침적한 후 증류수에 헹구어 철의 오염이 없는곳에 건조시킨다.

② 사용완충액은 냉암소에서 2개월간 안정하지만 사용피펫등의 오염으로 인하여 발색등의 가능성이 있으므로, 사용시 특히 주의해야 한다.

③ 혈청철의 농도는 생리적 변동이 커서(아침에 높고 그후 감소하기 시작하여 야간수면시 최저가 된다) 채혈시간에 따라 변화가 심하므로 같은 시간대에 채혈하거나 공복시에 채혈하는 것이 검사성적평가에 좋다.

④ EDTA 및 dextran은 부(-)오차를 유발하므로 항응고제가 처리된 검체는 사용하지 말아야 한다.

⑤ bilirubin은 20 mg/dL까지 영향을 주지 않는다.

201 . . ( )

실험 보고서

담당교수 확인

제목 : 반 : 학번 : 성명 :

1. 원리(요약)

2. 조작법(요약)

3. 결과

4. 토의사항

5 총철결합능 측정(total iron binding capacity, TIBC)-NPS법-

1) 측정법의 원리

혈청에 염화제2철(Fe^{3+})을 가하면 유리 transferrin은 철과 결합한다. 다음에 과잉철은 탄산마그네슘에 의해 제거된다. 이 transferrin과 결합한 Fe^{3+}과 이미 transferrin과 결합하고 있는 Fe^{3+}를 산성하에서 유리시키고 환원제인 ascorbic acid를 이용하여 Fe^{2+}로 환원한다.

Fe^{2+}는 chelate제 2-(5-nitro-2-pyridylazo)-5-(N-propyl-N-sulfopropylamino)-phenol과 결합하여 갈색의 chelate화합물을 형성한다. 이것을 파장 590 nm에서 비색측정하여 혈청철량을 구한다.

2) 특징

① 고감도 chelate제인 NPS를 사용하므로 검체의 사용량이 0.2 mL로 극소화 되었다.
② 다른 금속물질에 의한 영향이 거의 없다.
③ 지질혈청에 의한 영향이 거의 없다.

3) 시약

① 철용액 : 염화제2철($FeCl_3$)
② 흡착제 : 탄산마그네슘($MgCO_3$)
③ 환원제 : 아스코르빈산(ascorbic acid)
④ 표준액 : 황산제1철암모늄 (Fe 200 ㎍/dL)
⑤ 완충액 : 초산나트륨, 초산
⑥ 발색시약 : 2-(5-nitro-2-pyridylazo)-5-(N-propyl-N-sulfopropylamino)-phenol
⑦ 표준액 : 황산제1철암모늄 (Fe 200 ㎍/dL)
⑧ 부속품 : 탈철시험관, 스푼

※ 시약의 조제 : 환원제 1병을 완충액 1병으로 용해하여 사용 완충액으로 한다. 이 용액은 실온보존으로 1주, 냉암소보존(2~10℃)으로 2개월간 사용가능하다.

4) 측정조작법

〈상층액의 분리〉

시험관	검 체 용
검 체	0.2 mL
철용액	0.4 mL
잘 혼합	
흡착제	스푼으로 1스푼(약 50 mg) 가한다
잘 혼합하고 파라필름등으로 덮고, 실온에 5분 이상 방치한 후 3000 rpm에서 10분간 원심분리한다. 상층액을 0.1 mL 취하여 철 측정 조작을 실시한다.	

※ 파라필름을 덮는 것은 증발, 철의 오염등을 방지하기 위해서임.

〈철 측정 조작법〉

	검 체	표 준	맹검(blank)
상 층 액	0.1 mL	-	-
표 준 액	-	0.1 mL	-
증 류 수	-	-	0.1 mL
사 용 완 충 액	2.0 mL	2.0 mL	2.0 mL
잘 혼합하여 37℃에서 5분간 방치			
발 색 시 약	0.5 mL	0.5 mL	0.5 mL
잘 혼합한 후 37℃에서 5분간 가온한 후, 실온에 5분 이상 방치하여 2시간이내에 맹검(blank)을 대조로 파장 590 nm에서 흡광도를 측정			

5) 측정법의 도해

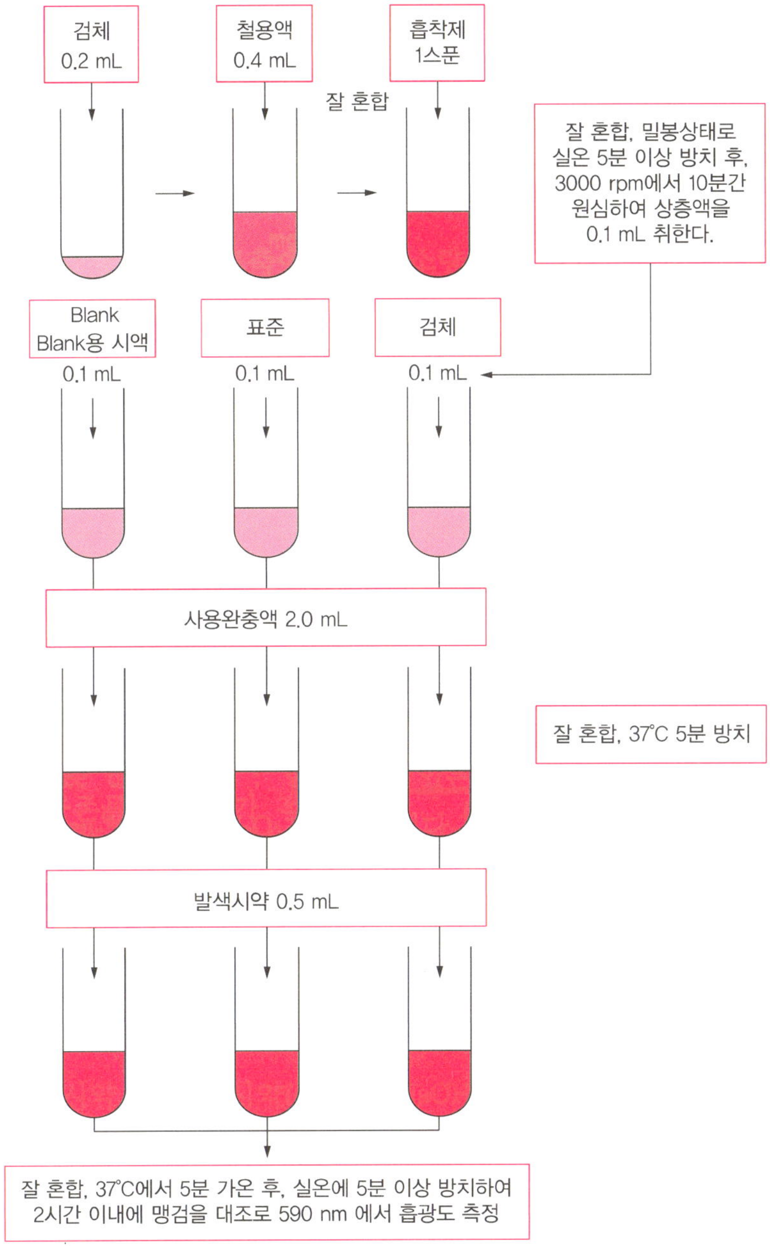
검체
0.2 mL
철용액
0.4 mL
잘 혼합
흡착제
1스푼
잘 혼합, 밀봉상태로 실온 5분 이상 방치 후, 3000 rpm에서 10분간 원심하여 상층액을 0.1 mL 취한다.
Blank
Blank용 시액
0.1 mL
표준
0.1 mL
검체
0.1 mL
사용완충액 2.0 mL
잘 혼합, 37°C 5분 방치
발색시약 0.5 mL
잘 혼합, 37°C에서 5분 가온 후, 실온에 5분 이상 방치하여 2시간 이내에 맹검을 대조로 590 nm 에서 흡광도 측정

6) 계산법

(1) TIBC량

$$\text{TIBC량}\ (\mu g/dL) = \frac{\text{상층액의 흡광도}}{\text{표준액의 흡광도}} \times \text{표준액의 농도}(200\,\mu g/dL) \times 3\#$$

$$3 = \frac{\text{검체}(0.2\ mL) + \text{철용액}(0.4\ mL)}{\text{검체}(0.2\ mL)}$$

* 3#은 검체의 희석비율

(2) UIBC량

UIBC량 (μg/dL) = TIBC량 - 혈청철량

(3) 포화율 구하는 법

$$\text{포화율}(\%) = \frac{\text{혈청철량}}{\text{TIBC}} \times 100$$

7) 정상참고치

- 남 : 250~380 μg/dL
- 여 : 250~450 μg/dL

8) 측정상의 주의사항

① 사용하는 피펫, 시험관, 분광광도계의 cell등은 탈철처리하여 사용한다.

※ 탈철처리법 : 1N 염산에 2시간이상 침적한 후 증류수에 헹구어 철의 오염이 없는곳에 건조시킨다.

② 사용완충액은 냉암소에서 2개월간 안정하지만 사용피펫등의 오염으로 인하여 발색등의 가능성이 있으므로, 사용 시 특히 주의해야 한다.

③ TIBC는 채혈시간에 따라 변화가 없으나, 혈청철의 농도가 채혈시간에 따라 변화가 심하므로 되도록 같은 시간대에 채혈하거나 공복시에 채혈하는 것이 검사성적평가에 좋다.

④ 용혈은 정(+)의 오차를 유발한다.

201 . . ( )

실험 보고서

담당교수 확인

제목 : 반 : 학번 : 성명 :

1. 원리(요약)

2. 조작법(요약)

3. 결과

4. 토의사항

Chapter

08 효소 측정 (Enzymes)

1 아밀라아제 측정(Amylase, AMS) -Caraway 변법-

1) 측정법의 원리

용성전분을 함유한 기질완충액에 혈청, 뇨등을 가하여 일정시간 반응시키면 amylase에 의해 starch가 분해된다.

일정양의 전분이 최초의 전분량(맹검(blank))과 잔존전분량(요오드액)의 차로부터 분해된 전분량을 구하여 이것으로부터 아밀라제의 활성도를 구한다.

2) 특징

측정조작이 간단하며, 뇨중 아밀라제 측정도 가능하다.

3) 시약

① 기질완충액 : 전분 0.04 g/dL

② 발색시약 : 요오드화칼륨(potassium iodine) 0.45 g/dL

4) 측정조작법

	검 체	맹검(blank)
기질완충액	1.0 mL	1.0 mL
37℃에서 3분간 예가온		
혈 청	0.02 mL	-
증 류 수	-	0.02 mL
37℃에서 정확히 7분 30초간 반응		
발 색 시 약	1.0 mL	1.0 mL
증 류 수	5.0 mL	5.0 mL
잘 혼합한 후 1시간 이내에 증류수를 대조로 660 nm에서 검체 및 맹검(blank)의 흡광도를 측정		

5) 계산법

(1) 검체가 혈청인 경우

$$\text{아밀라제 단위(amylase unit/dL)} = \frac{\text{맹검(blank)의 흡광도 - 검체의 흡광도}}{\text{맹검(blank)의 흡광도}} \times 800$$

※ Amylase 단위 : 검체 100 mL가 37℃에서 30분간 전분 10 mg을 가수분해하는 활성을 1단위로 한다.

※ 본법에서는 전분함량 0.04 g/dL인 기질완충액 1.0 mL를 사용하므로 시험관당 starch 함량은 0.4 mg이며 가수분해된 starch량은

$$0.4\ \text{mg} \times \frac{\text{맹검(blank)의 흡광도 - 검체의 흡광도}}{\text{맹검(blank)의 흡광도}}$$

또한 검체량은 0.02 mL, 반응시간은 7.5분이므로 검체 100 mL, 반응시간 30분에 해당하는 단위로 환산하면

$$\frac{0.4\ \text{mg}}{10\ \text{mg}} \times \frac{30\text{분}}{7.5\text{분}} \times \frac{100\ \text{mL}}{0.02\ \text{mL}} = 800\text{이 된다.}$$

6) 정상 참고치

• 혈청 : 48~168 unit/dL

7) 측정상의 주의사항

① 뇨, 췌장액 등의 높은 아밀라제치가 예상되는 검체는 생리식염수로 10배, 25배, 100배 등으로 적절히 희석한 후 검사한다.

② 검사조작중 침이 혼합되지 않도록 극히 주의한다.

③ 반응온도(37℃)와 반응시간(7분 30초)은 정확해야 하며 약간의 오차에도 크게 영향을 주므로 주의할 것.

8) 임상학적 의의

① 증가하는 경우 : 급성췌장염, 만성췌장염의 급성 재발, 췌장암 등

② 감소하는 경우 : 췌장암의 말기, 진행된 만성췌장염, 급성췌장염의 회복기

201 . . ( )

실험 보고서

담당교수 확인

제목 : 반 : 학번 : 성명 :

1. 원리(요약)

2. 조작법(요약)

3. 결과

4. 토의사항

2 아미노기 전이효소 측정(Transaminase, AST & ALT) -Reitman-Frankel법-

1) 측정법의 원리

- AST : aspartic acid와 α-ketoglutaric acid인 기질액에 효소 AST가 작용하면 amino기가 전이되어 oxalacetic acid와 glutamic acid가 생성된다. 생성된 oxalacetic acid에 2,4-dinitrophenylhydrazine를 가하면 hydrazone이 되고, 여기에 NaOH를 가하면 적갈색이 형성되는데, 이것을 비색측정한다.
- ALT : alanine과 α-ketoglutaric acid인 기질액에 효소 ALT가 작용하면 glutamic acid와 pyruvic acid가 생성된다. 생성된 pyruvic acid에 2,4-dinitrophenylhydrazine를 가하면 hydrazone이 되고, 여기에 NaOH를 가하면 적갈색이 형성되는데, 이것을 비색측정한다.

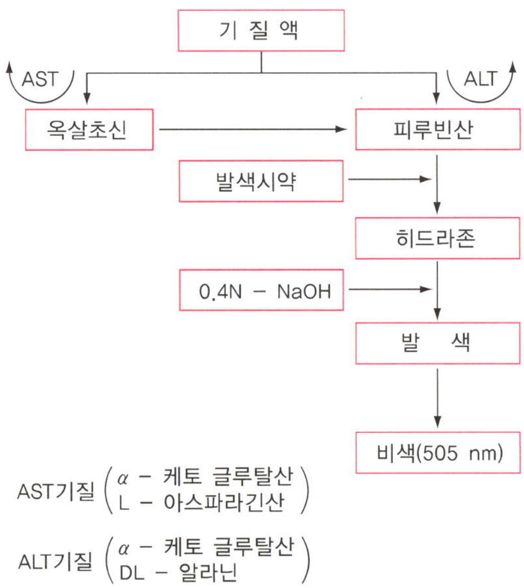

2) 특징

① 국내에서 가장 널리 사용되고 있는 Reitman-Frankel법으로 조작이 간단하고 정확도가 높다.
② 순도가 높고, 안정성이 우수하다.

3) 시약

① AST 기질액 : aspartic acid, α-ketoglutaric acid, phosphate buffer
② ALT 기질액 : alanine, α-ketoglutaric acid, phosphate buffer
③ 발색시약 : 2,4-dinitrophenylhydrazine

④ 4 N NaOH 용액

⑤ 표준곡선용시약 : lithium pyruvate

※ 0.4 N NaOH 시약의 조제법
4 N NaOH 용액을 증류수로 10배 희석하여 사용

4) 표준곡선의 작성법

시험관		1	2	3	4	5
표준곡선용시약 (mL)		0	0.1	0.2	0.3	0.4
* 기 질 액 (mL)		1.0	0.9	0.8	0.7	0.6
증 류 수 (mL)		0.2	0.2	0.2	0.2	0.2
발 색 시약 (mL)		1.0	1.0	1.0	1.0	1.0
잘 혼합하여 실온에 20분 방치						
0.4 N NaOH용액(mL)		10.0	10.0	10.0	10.0	10.0
실온에 10분간 방치 후 60분이내에 증류수를 대조로 파장 505nm에서 흡광도 측정						
AST 단위	Karmen/mL	0	25	60	116	197
	IU/L	0	12	29	56	94
ALT 단위	Karmen/mL	0	27	58	98	150
	IU/L	0	13	28	47	72

* AST표준곡선 작성시는 AST측정용 기질액, ALT표준곡선 작성시는 ALT측정용 기질액을 각각 사용한다.

※ 표준곡선의 예

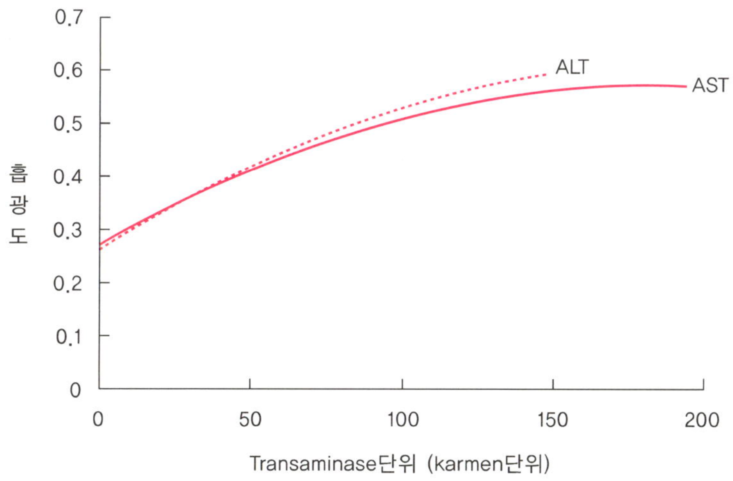

5) 측정조작법

	검 체
기 질 액	1.0 mL
37℃에서 5분간 방치	
혈 청	0.2 mL
잘 혼합하여 37℃에서 AST는 60분, ALT는 30분간 반응	
발 색 시 약	1.0 mL
잘 혼합하여 실온에서 20분간 방치	
0.4 N NaOH 용액	10 mL
잘 혼합하여 실온에서 10분간 방치	
60분 이내에 505 nm에서 증류수를 대조로 흡광도 측정	

6) 측정법의 도해

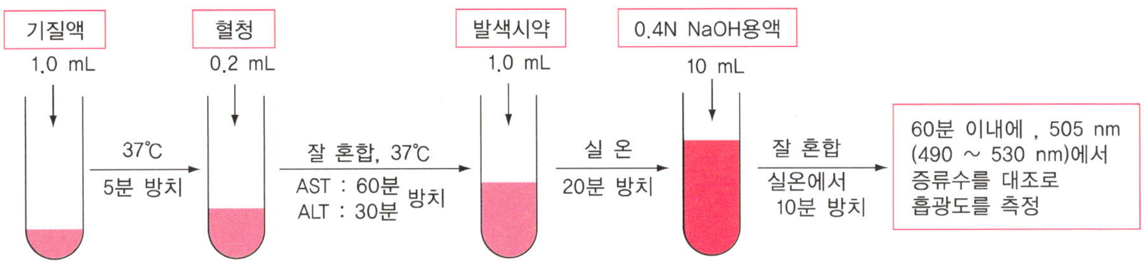

7) 정상 참고치

- AST : 8~40 Karmen unit
- ALT : 5~30 Karmen unit

※ Karmen unit의 정의

혈청 1 mL중의 효소가 32℃에서 1분간에 파장 340 nm에서 NADH의 흡광도 0.001을 감소시키는 활성도를 의미한다.

8) 측정상의 주의사항

① 효소반응의 온도 및 반응시간을 정확히 지켜야 한다.

② 시약은 냉장(2~8℃)상태에서 보관한다.

③ 0.4 N NaOH 시약은 농도가 정확해야 한다. 따라서 4 N NaOH시약을 10배 희석한 후 농도를 측정해야 한다.

④ 표준곡선을 정확히 작성해야 하며, 표준 곡선에서 벗어나는 높은 치를 나타내는 혈청에 대해서는 생리식염수로 정확히 희석하여 얻은 측정치에 희석배수를 곱하여 준다.

9) 임상학적 의의

- AST와 ALT에 이상치를 나타내는 질환 : 급성·만성간염, 간경변, 지방간, 알콜성간염, 담즙울체증, 심근경색

AST · ALT 측정용 검량선

Lot No. : ____________　　　　　　　　작성년월일 : ______ 년 ______ 월 ______ 일

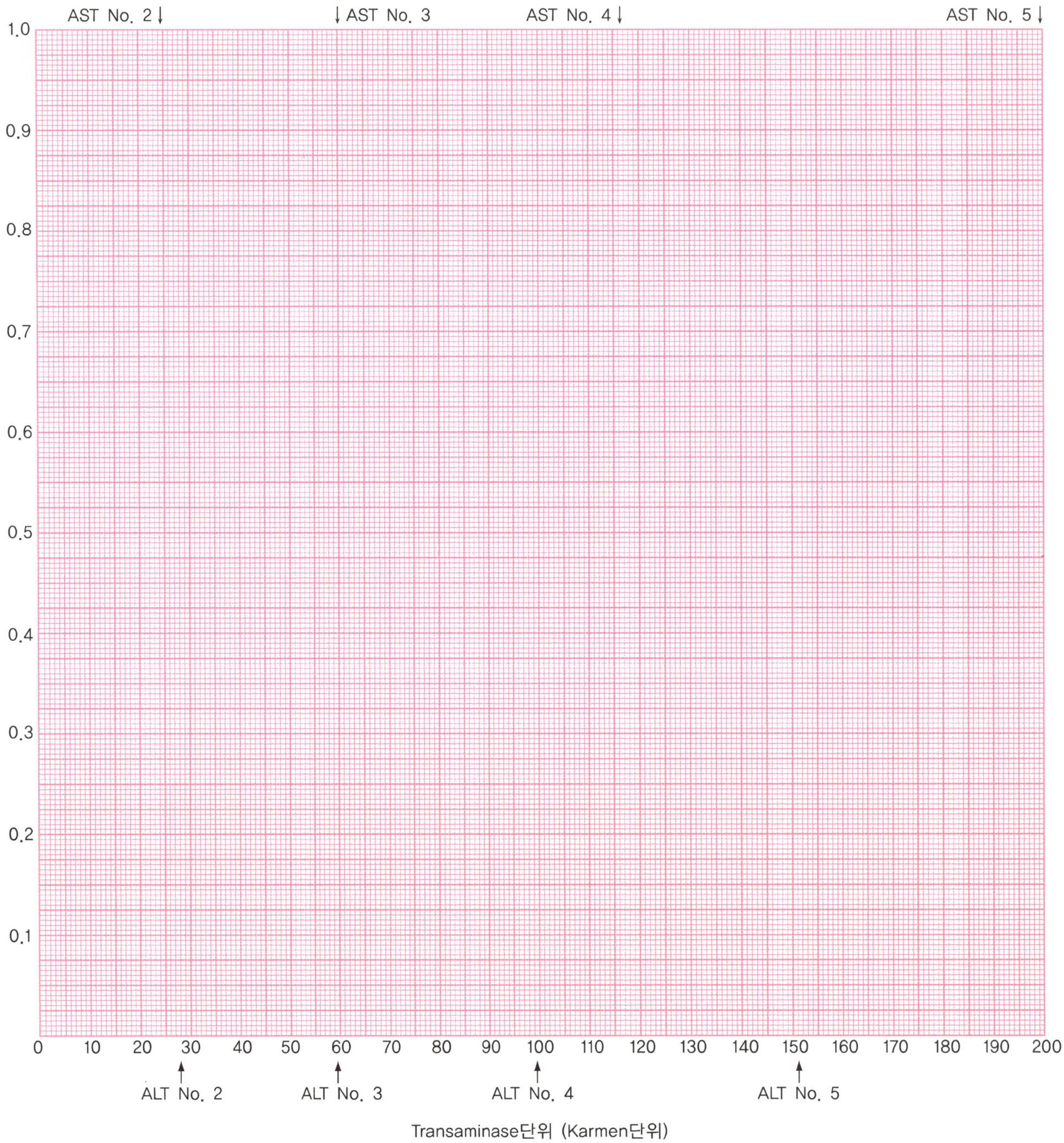

201 . . ( )

실험 보고서

담당교수 확인

제목 : 반 : 학번 : 성명 :

---

1. 원리(요약)

2. 조작법(요약)

3. 결과

4. 토의사항

3 알카리성 포스파타아제 측정(Alkaline phosphatase, ALP) -Kind-King법-

1) 측정법의 원리

혈청에 일정량의 기질(phenyl phosphate)을 알카리성 완충액과 함께 첨가하여 일정시간 가온하면, 혈청중의 phosphatase의 작용으로 phenyl phosphate는 가수분해되어 phenol을 유리한다. 이 phenol을 산화시약의 존재하에서 4-aminoantipyrine과 축합시켜 quinone을 생성시켜서 흡광도를 측정한다.

2) 특징

① 맹검(blank)의 흡광도가 낮아 기질의 안정성이 양호하다.
② 표준액을 희석하지 않고 그대로 사용하여 조작이 매우 간단하다.

3) 시약

① 기질완충액 : 탄산나트륨(sodium carbonate), 탄산수소나트륨(sodium bicarbonate)
페닐인산2나트륨(disodium-phenylphosphate),
② 발색시약 : 메타과요오드산나트륨(sodium periodate), 붕산(boric acid), 4-aminoantipyrine
③ 표준액 : phenol (20 mg/dL)

4) 측정조작법

	검 체	표 준	맹검(blank)
기질완충액	2.0 mL	2.0 mL	2.0 mL
37℃에서 5분간 방치			
혈 청	0.05 mL	-	-
표 준 액	-	0.05 mL	-
증 류 수	-	-	0.05 mL
37℃에서 정확히 15분간 방치			
발 색 시약	2.0 mL	2.0 mL	2.0 mL
실온에서 10분이상 방치			
맹검(blank)을 대조로 60분 이내에 파장 500 nm 또는 570 nm에서 흡광도 측정			

5) 측정법의 도해

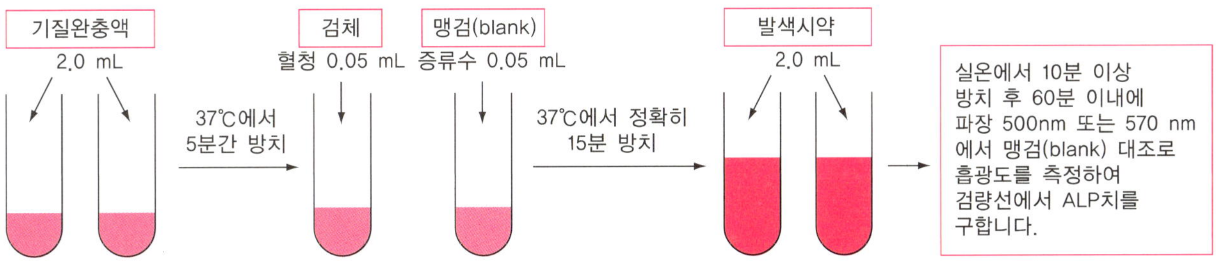

6) 계산법

$$\text{ALP 활성치 (K.A unit)} = \frac{\text{검체의 흡광도}}{\text{표준액의 흡광도}} \times \text{표준액의 농도(20 mg/dL)}$$

※ King Armstrong unit의 정의

혈청 100 mL가 37℃에서 15분간에 유리되는 phenol의 mg수로 나타낸다.

7) 검량선 작성

그래프용지의 가로축에 ALP활성치(K.A unit)와 세로축에 흡광도와의 대응점을 잡아 검량선을 작성한다.

※ 검량선의 예

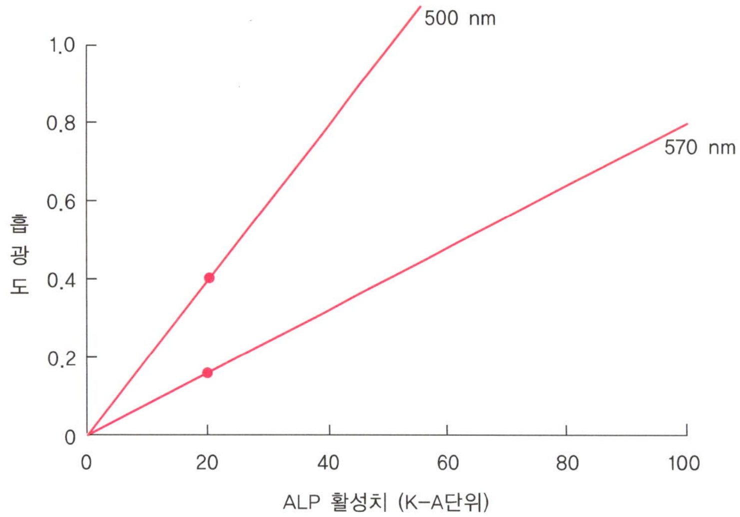

8) 정상 참고치

- 성인 : 3~13 K.A unit
- 소아 : 10~20 K.A unit
  14세까지는 성인치의 1.5~2배입니다.

9) 측정상의 주의사항

① 혈액은 채혈 분리한 후 냉장고에 보존하여 48시간 이내에 사용하는 것이 이상적이지만, 7일 이내라면 사용할 수 있다.

② 500 nm 파장에서 측정이 불가능한 높은 활성치를 갖는 혈청에 대해서는 570 nm에서 측정하여야 한다.

10) 임상학적 의의

① 급성간염(간세포성 황달), 바이러스성 간염, 알코올성 간염

② 간내담즙울체증, 폐쇄성황달

③ 만성간염, 간경변, 간종양

④ 골질환

201 . . ( )

실험 보고서

담당교수 확인

제목 : 반 : 학번 : 성명 :

1. 원리(요약)

2. 조작법(요약)

3. 결과

4. 토의사항

4 산성 포스파타아제 측정(Acid phosphatase, ACP)-Kind-king법(페닐인산기질법)-

1) 측정법의 원리

phenylphosphate 기질은 검체중의 ACP에 의해 phenol을 유리한다. 유리된 phenol은 quinone 색소로 바뀌는데 이것을 비색측정하여 ACP의 활성을 구한다.

2) 시약

① 기질액 : 페닐인산이나트륨(disodium-phenylphosphate), 4-aminoantipyrine
② 구연산완충액 : sodium citrate (pH 4.85)
③ L(+)주석산용액 : tartrate 16.1%
④ 발색시약 A : 메타과요오드산나트륨(sodium periodate) (pH 7.5)
⑤ 발색시약 B : 수산화나트륨(NaOH) 6%
⑥ 표준용액 : phenol (10 mg/dL)

※ 기질 완충액 조제 : 기질액과 구연산완충액을 1:1로 혼합한다. 냉암소(2~10℃) 보관시 1주간 사용가능함.

※ 발색시약의 조제 : 발색시약 A와 발색시약 B를 검체수에 맞게 20:1로 혼합한다. 냉암소(2~10℃) 보관시 3주간 사용가능하다.

3) 측정조작법

시험관	총산성	주석산첨가	맹검(blank)	
			총산성용	주석산 첨가용
기질완충액	2.0 mL	2.0 mL	2.0 mL	2.0 mL
L(+) 주석산 용액	-	1방울	-	1방울
37℃에서 5분간 방치				
혈 청	0.1 mL	0.1 mL	-	-
잘 혼합한 후 37℃에서 60분간 방치				
발색 시약	2.0 mL	2.0 mL	2.0 mL	2.0 mL
*블랭크용 혈청	-	-	0.1 mL	0.1 mL
잘 혼합하여 실온에 10분간 방치 후 60분 이내에 맹검(blank)을 대조로 500 nm에서 총산성 흡광도, 주석산첨가 흡광도 측정				

* 블랭크용 혈청은 증류수를 사용해도 괜찮다.

4) 검량선 작성법

	맹검(blank)용	검량선용
검량선용시약	-	0.1 mL
증 류 수	0.1 mL	-
기 질 완충액	2.0 mL	2.0 mL
발 색 시 약	2.0 mL	2.0 mL
잘 혼합 후 10분이상 실온에 방치 맹검(blank)을 대조로 500 nm에서 흡광도 측정		
K.A U/dL	0	10
IU/L	0	18

5) 계산법

① 총산성 phosphatase(T-ACP)

$$\text{T-ACP 활성치(K.A unit)} = \frac{\text{총산성용검체 흡광도}}{\text{검량선용시약의 흡광도}} \times \text{검량선용시약 표시치(10 K.A unit)}$$

② 전립선성 산성 phosphatase(P-ACP)

$$\text{P-ACP 활성치 (K.A unit)} = \frac{\text{총산성용검체 흡광도-주석산첨가용 검체 흡광도}}{\text{검량선용시약 흡광도}} \times \text{검량선용시약 표시치(10 K.A unit)}$$

6) 정상 참고치

- total acid phosphatase : 1.0~4.0 K.A unit
- prostate acid phosphatase : 0~0.8 K.A unit

7) 측정상의 주의사항

① acid phosphatase는 알칼리에서 매우 불안정하고 실온에서는 급속히 활성을 잃는다. 이것은 혈청이 실온에서 CO_2를 방출해서 알칼리성으로 되기 때문이라고 추정된다.

② 적혈구중에도 다량의 acid posphatase가 함유되어 있어 용혈은 큰 오차를 발생시킬 수 있다.

③ 채혈한 혈액은 가능한한 빨리 혈청을 분리하고 냉장고(0~5℃)에 보존한다. 사용은 24시간 이내에 하고, 아니면 동결보존한다.

④ 발색시약은 일정한 속도로 가하여 준다. 가하는 속도가 크게 다르면 발색정도가 달라질 수 있다.

8) 임상학적 의의

ACP가 이상 고치로 나타나는 질환으로는 전립선암일 때다.

201 . . ( )

실험 보고서

담당교수 확인

제목 : 반 : 학번 : 성명 :

1. 원리(요약)

2. 조작법(요약)

3. 결과

4. 토의사항

5 지지티 측정(γ-glutamyl transpeptidase, GGT, γ-GTP) -5-aminosalicylic acid법-

1) 측정법의 원리

γ-L-Glutamyl-3-carboxy-4-hydroxyanilide와 glycylglycine에 γ-GTP를 작용시키면 5-aminosalicylic acid와 γ-glutamylglycylglycine이 생성된다. 생성된 5-aminosalicylic acid에 sod. periodate 존재하에 p-xylenol을 반응시키면 quinone형의 청색이 생성되는데, 이것을 비색측정한다.

2) 특징

① 기질은 수용성이기 때문에 기질제 용해액으로 쉽게 용해할 수 있다.
② 충분한 기질량을 사용하므로써 직선성이 우수하며, 검체를 희석하지 않고도, 적어도 900 mU/mL까지 측정 가능하다.
③ 빌리루빈 공존물질의 영향을 받지 않는다.

3) 시약

① 기질제 : γ-glutamyl-3-carboxy-4-hydroxyanilide, glycylglycine
② 기질제 용해액 : tris buffer, aminomethane
③ 발색시약 A : p-xylenol
④ 발색시약 B : sodium metaperiodate
⑤ 표준액 : 5-aminosalicylic acid
※ 기질 완충액 조제 : 기질제 1병을 기질제용해액 1병으로 용해하여 기질제 용해액의 병에 보관한다. (냉장보존으로 1개월간 사용가능)
※ 발색시약 : 발색시약A 1병에 발색시약B 2.0 mL를 가하여 혼합한다. (냉장 보존으로 3주간 사용가능)

4) 측정조작법

	검 체	표 준	맹검(blank)
기질완충액	1.0 mL	1.0 mL	1.0 mL
37℃에서 5분간 방치			
혈 청	0.02 mL	-	
표 준 액	-	0.02 mL	-
증 류 수	-	-	0.02 mL
잘 혼합하여 37℃에서 정확히 20분간 방치			
발 색 시약	3.0 mL	3.0 mL	3.0 mL
잘 혼합하여 실온에 10분간 방치			
맹검(blank)을 대조로 60분 이내에 파장 635 nm에서 흡광도 측정			

5) 측정법의 도해

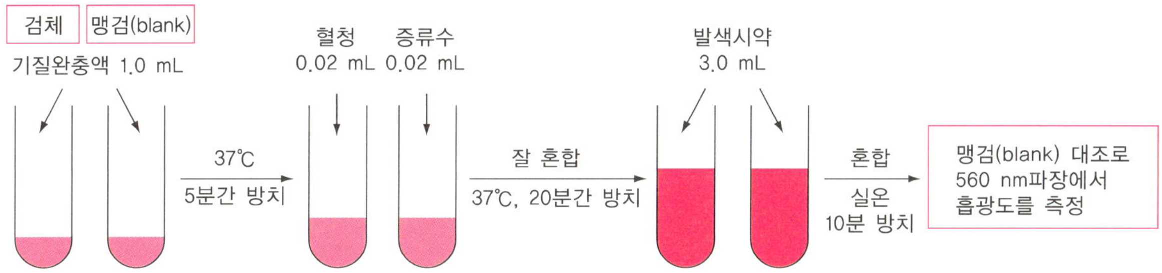

6) 계산법

$$\gamma\text{-GTP 활성치 (mU/mL)} = \frac{\text{검체의 흡광도}}{\text{표준액의 흡광도}} \times \text{표준액의 농도(200 mU/mL)}$$

7) 검량선의 작성

그래프용지의 가로축에 활성치(mU/mL)와 세로축에 흡광도와의 대응점을 잡아서 검량선을 작성한다.

※ 검량선의 예

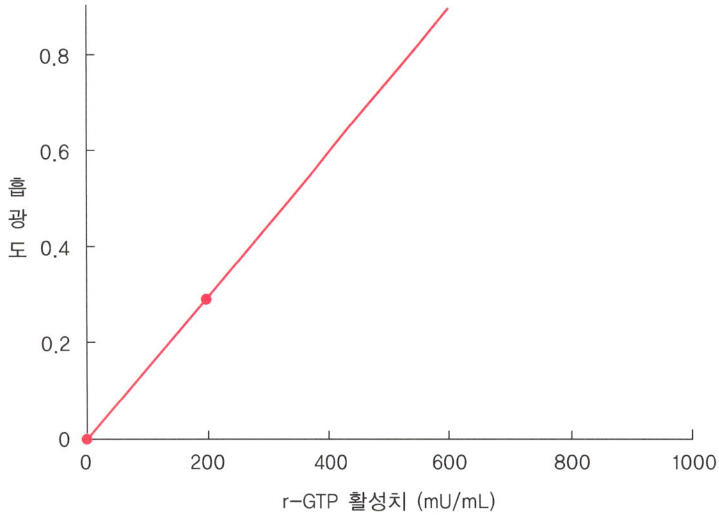

8) 정상참고치

- 남자 : 0~62 mU/mL
- 여자 : 0~37 mU/mL
- 상습음주자 : 0~100 mU/mL

9) 측정상의 주의사항

① 기질제는 용해 후 냉장고에 보존하면 1개월간은 사용 가능하다. 단, 시약 blank의 흡광도가 0.1 이상일때는 사용을 피하여야 한다.

② 혼합조제한 발색시약은 냉장고에 보존하면 3주간은 사용가능하다. 단, 실온보존으로는 8시간 사용가능하다.

③ 발색시약 A는 냉장고 보존에서도 황색으로 착색되지만 측정파장이 635 nm로 장파장이기 때문에 측정치에는 영향이 없다.

④ 용혈혈청 및 혼탁혈청은 흡광도에 정(+)오차를 주므로 주의하여야 한다.

⑤ 측정조작법에서 기질액과 혈청의 첨가순서를 바꾸고, 5분간의 예가온을 생략해도 측정치에는 거의 영향이 없다.

10) 임상학적 의의

고치를 나타내는 질환 : 담즙울체, 급성·만성간염, 간경변, 알코올성 간장해, 약제성 간장해

201 . . ( )

실험 보고서

담당교수 확인

제목 : 반 : 학번 : 성명 :

1. 원리(요약)

2. 조작법(요약)

3. 결과

4. 토의사항

6 젖산 탈수소효소 측정(Lactic dehdyrogenase, LD)-효소법(젖산 기질법)-

1) 측정법의 원리

검체중의 LD는 lactic acid를 탈수소시켜 pyruvic acid를 생성한다. 이때 보효소 NAD는 환원되어 NADH로 된다. 생성된 NADH는 1-methoxy PMS의 존재하에 NTB(nitrotetrazolum blue)를 환원시켜 청자색의 diformazan을 생성한다. 이 diformazan의 발색을 비색정량하여 LD의 활성을 구한다.

2) 특징

① NAD, 1-methoxy PMS의 용액중에서의 안정성을 높였다.
② 중간전자 전달체로서 diaphorase 대신에 1-methoxy PMS를 사용하여, 빛에 의한 영향이 없다.

3) 시약

① 기질액 : 젖산리튬(lithium lactate),
트리스(하이드록시메칠)아미노메탄((tris(hydroxymethyl)aminomethane)
② 발색시약 : NAD, 1-methoxy-PMS(phenazinium methylsulfate)
③ 반응정지액 : HCl
④ 표준액 : 표준혈청(정상인 혈청) 239 W-unit

※ 시약의 조제
- 기질발색액 : 기질액과 발색시약을 1:1로 혼합한 후 갈색병에 넣어 냉장보존하면 6일간 사용가능
- 희석반응정지액 : 증류수로 정확히 10배 희석하여 사용
- 표준혈청 : 증류수를 정확히 3.0 mL 가하여 용해한다.(동결보존하면 1주간 사용가능)

4) 측정조작법

	검 체	표 준	맹검(blank)
기질발색액	1.0 mL	1.0 mL	1.0 mL
37℃에서 5분간 방치			
혈 청	0.05 mL	-	-
표준 혈 청	-	0.05 mL	-
증 류 수	-	-	0.05 mL
잘 혼합하여 37℃에서 정확히 10분간 방치			
희석반응정지액	3.0 mL	3.0 mL	3.0 mL
잘 혼합하여 맹검(blank)을 대조로 60분 이내에 파장 570 nm에서 흡광도 측정			

5) 측정법의 도해

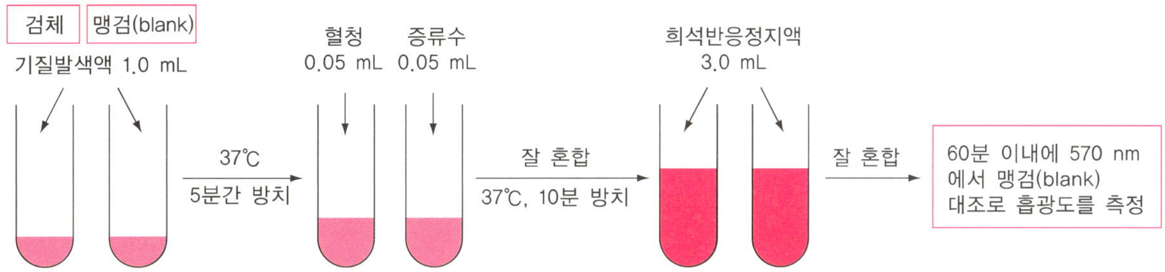

6) 계산법

$$\text{LD 활성치(Wroblewski-unit)} = \frac{\text{검체의 흡광도}}{\text{표준액의 흡광도}} \times \text{표준혈청의 농도(239 W-unit)}$$

7) 검량선의 작성

그래프용지의 가로축에 활성치(W-unit)와 세로축에 흡광도와의 대응점을 잡아서 검량선을 작성한다.

※ 검량선의 예

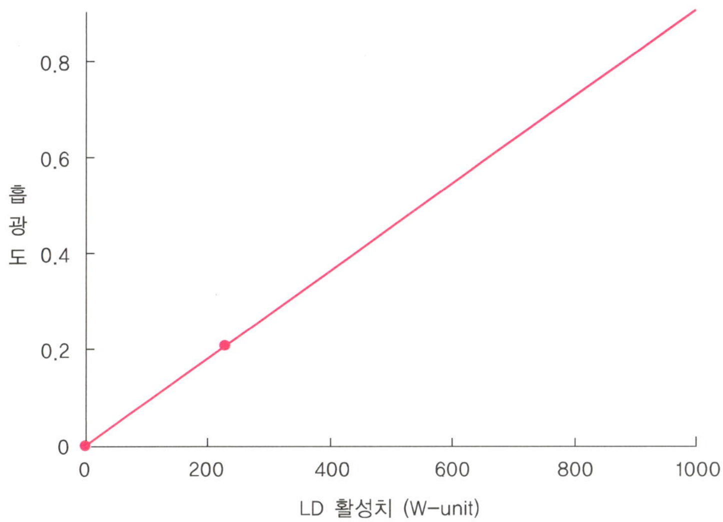

8) 정상참고치

182~538 Wroblewski unit

9) 측정상의 주의사항

① 적혈구 중에는 다량의 LD가 함유되어 있으므로 용혈된 혈청을 사용할 경우 큰 오차를 유발한다.
② 효소반응 시간은 정확히 10분을 지켜야 한다.
③ 용해한 표준혈청은 동결보존하면 1주일간은 사용가능하다.
④ 항응고제 중 수산나트륨과 이중수산염은 활성치의 저하를 나타낸다.

10) 임상학적 의의

고치를 나타내는 질환 : 급성심근경색, 간질환, 악성종양, 폐경색, 빈혈, 백혈병 등

201 . . ( )

실험 보고서

담당교수 확인

제목 : 반 : 학번 : 성명 :

1. 원리(요약)

2. 조작법(요약)

3. 결과

4. 토의사항

7 크레아틴 키나아제 측정(Creatine kinase, CK) -효소법(Creatinephosphate 기질법)-

1) 측정법의 원리

혈청중의 CK의 작용에 의해 기질인 creatinephosphate와 조효소 ADP로부터 ATP와 creatine이 생성된다. 생성된 ATP에 glucose를 가하고 hexokinase가 작용하면 ADP와 glucose-6-phosphate가 생성된다. 생성된 G-6-P에 NADPH를 가하고 G-6-PDH가 반응촉진하면 6-phosphogluconic acid와 NADPH가 생성된다. 생성된 NADPH에 nitrotetrazolium blue를 가하고 diaphorase 존재하에 반응하면 NTB가 환원되어 청자색의 diformazan이 형성되는데, 이것을 비색측정한다.

2) 특징

① 측정조작이 신속·간단하다.
② 발색후의 안정성이 양호하며, 감도·재현성이 좋다.
③ 400 IU/L까지 직선성이 있다.

3) 시약

① 기질효소제 : creatinephosphate, hexokinase, G-6-PDH, diaphorase, NADPH
② 효소용해액 : nitrotetrazolium blue, glucose
③ 반응정지액 : HCl
④ 표준액 : creatinephosphokinase (활성치는 병라벨에 표시)

※ 시약의 조제

- 기질완충액 : 기질효소제 1병에 용해액 0.5 mL를 정확히 가하여 기질완충액으로 사용(실온에서 8시간, 냉장고(2~10℃)에서는 3일간 사용가능)
- 희석반응정지액 : 반응정지액을 증류수로 정확히 10배 희석하여 사용(장기간 사용가능)
- 표준혈청 : 동결건조혈청에 증류수를 정확히 1.0 mL 가하여 용해한다. 증류수 첨가 후 실온에 20분간 방치 후 1시간 이내에 사용하여야 한다. 소분하여 동결보존하면 10일간은 사용 가능하다.

4) 측정조작법

	검　　체	표　　준	맹검(blank)
기질효소액	0.5 mL	0.5 mL	0.5 mL
37℃에서 3분간 방치			
혈　　청	0.05 mL	-	-
표준 혈 청	-	0.05 mL	-
증 류 수	-	-	0.05 mL
잘 혼합하여 37℃에서 정확히 15분간 방치			
희석반응정지액	5.0 mL	5.0 mL	5.0 mL
잘 혼합하여 맹검(blank)을 대조로 파장 560 nm에서 흡광도 측정			

5) 측정법의 도해

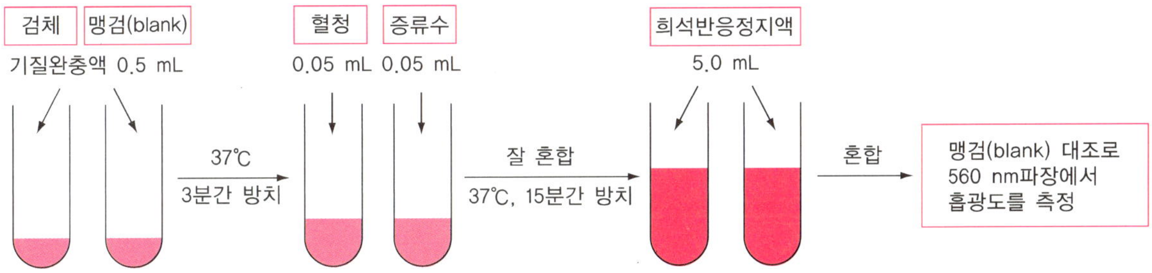

6) 계산법

$$\text{CK 활성치 (IU/L)} = \frac{\text{검체의 흡광도}}{\text{표준액의 흡광도}} \times \text{표준혈청의 농도}$$

7) 검량선의 작성

그래프용지의 가로축에 CK 활성치(IU/L)와 세로축에 흡광도와의 대응점을 잡아서 검량선을 작성한다.

※ 검량선의 예

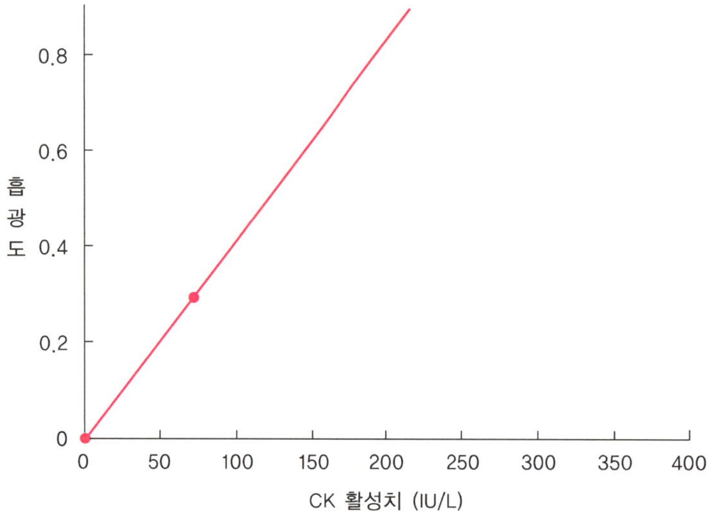

8) 정상참고치

- 18~86 IU/L

9) 측정상의 주의사항

① 채혈 후는 가능한 한 빨리 혈청을 분리하고 신속하게 측정조작을 하여야 한다.

② 시약은 모두 냉장고에 보존하여야 하며, 기질효소액은 실온에서는 8시간, 냉장고에 보존하면 3일간은 사용 가능하다.

③ 심한 운동 후나 한냉자극 후에 활성이 상승한다.

10) 임상학적 의의

- 고치를 나타내는 질환 : 근질환, 급성심근경색
- 저치를 나타내는 질환 : 갑상선 기능 항진증, 화학요법, 장기외상등

201 . . ( )

실험 보고서

담당교수 확인

제목 : 반 : 학번 : 성명 :

1. 원리(요약)

2. 조작법(요약)

3. 결과

4. 토의사항

Chapter

09 간기능검사 (Liver Function Tests)

1 빌리루빈 측정(alkali azobilirubin blue(AAB)법)

1) 측정법의 원리

혈청중의 간접빌리루빈은 diphylline 시약에 의하여 디아조 시약과 반응할 수 있는 형이 된다. 그리고 디아조 시약을 가하면 직접빌리루빈과 함께 아조빌리루빈을 형성한다.(총 빌리루빈)

혈청에 디아조시약을 가하면 직접빌리루빈만이 아조빌리루빈을 형성한다.(직접빌리루빈)

각각 형성된 아조빌리루빈에 페링시약을 가하면 알카리성으로 바뀌고, 안정된 알카리 아조빌리루빈의 발색을 600 nm의 파장에서 측정한다.

총 빌리루빈 = 직접빌리루빈 + 간접빌리루빈

2) 특징

① Michaelsson변법에 의한 alkali azobilirubin blue (A.A.B) 비색 정량법이므로 예민하고 안정된 발색이 얻어진다.

② 신생아의 경우 혈청 0.02 mL의 미량으로 측정이 가능하다.

3) 시약

① 다이피린시약 : 디프로필린(diprophylline), 안식향산나트륨(sodium benzoate)

② 완충액 : 염화칼륨(potassium chloride), 염산(HCl)

③ 디아조 A액 : 설파닐산(sulfanilic acid), 염산(HCl)

④ 디아조 B액 : 아질산나트륨(sodium nitrite)

⑤ 페링시약 : 주석산칼륨나트륨(sodium potassium tartrate), 치오뇨소(thiourea)

⑥ L-시스테인

⑦ 표준액 : 빌리루빈(20 mg/dL)

※ 디아조시약의 조제법

디아조A액 100 mL에 대하여 디아조B액 1 mL를 가하여 잘 혼합한다. 조제한 디아조시약은 냉장(2~10℃)보존으로 5일간 사용 가능하고, 실온보존으로는 당일 중에 사용한다.

4) 측정조작법

	총빌리루빈	직접빌리루빈	표 준	맹검(blank)
혈 청	0.1 mL	0.1 mL	-	-
표 준 액	-	-	0.1 mL	-
증 류 수	-	-	-	0.1 mL
다이피린시약	1.0 mL	-	1.0 mL	1.0 mL
완 충 액	-	1.0 mL	-	-
디아조시약	1.0 mL	1.0 mL	1.0 mL	1.0 mL
즉시 잘 혼합하여 10분간 실온에 방치				
페 링 시약	1.0 mL	1.0 mL	1.0 mL	1.0 mL
잘 혼합하여 2시간 이내에 맹검(blank)을 대조로 600 nm 파장에서 흡광도 측정				

5) 측정법의 도해

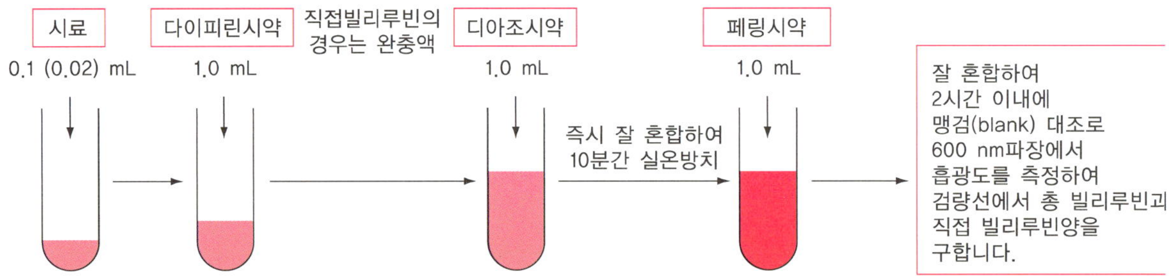

6) 계산법

$$\text{총빌리루빈양 (mg/dL)} = \frac{\text{총빌리루빈의 흡광도}}{\text{표준액의 흡광도}} \times \text{표준액의 농도(20 mg/dL)}$$

$$\text{직접빌리루빈양 (mg/dL)} = \frac{\text{직접빌리루빈의 흡광도}}{\text{표준액의 흡광도}} \times \text{표준액의 농도(20 mg/dL)}$$

7) 검량선 작성

그래프용지의 가로축에 농도와 세로축에 흡광도와의 대응점을 잡아 검량선을 작성한다.

※ 검량선의 예

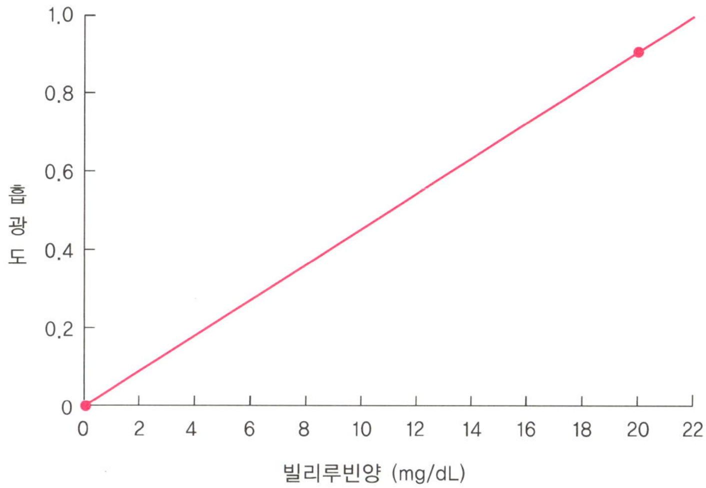

8) 정상 참고치

- 총 빌리루빈 : 0.1~1.0 mg/dL
- 직접 빌리루빈 : 0.0~0.5 mg/dL
- 신생아 : 2~10 mg/dL

9) 측정상의 주의사항

① 채혈한 혈액은 신속히 혈장 또는 혈청으로 분리하여야 한다. 혈청중의 빌리루빈은 차광, 동결보존하여도 서서히 치가 저하되는 경향을 보인다.

② 측정중에는 직사일광을 피하여야 한다.

③ 디아조시약을 가한 후에는 즉시 혼합하여야 한다.

④ 페링시약의 첨가(디아조 반응의 정지)는 디아조 시약을 가한 후 10분(9~12분사이)후에 행하여야 한다.

⑤ 표준액은 개봉후에도 장기간 안정하지만 오염되지 않도록 주의하여 취급하고 반드시 밀봉, 폐광하여야 한다.

⑥ 용혈의 영향은 혈청 blank를 세우므로 총빌리루빈에서는 거의 없지만, 직접 빌리루빈에서는 보다 강하게 용혈의 영향을 받아 저치를 보이므로 주의하여야 한다.

10) 임상학적 의의

(1) 간접형 빌리루빈 우위 황달 (뇨 빌리루빈 음성)

① 용혈성 질환

② 신생아 황달

(2) 직접형 빌리루빈 우위 황달 (뇨 빌리루빈 양성)

① 간세포성 장애 : 간염, 간경변

② 담즙울체증

201 . . ( )

실험 보고서

담당교수 확인

제목 : 반 : 학번 : 성명 :

1. 원리(요약)

2. 조작법(요약)

3. 결과

4. 토의사항

Chapter

10 연습문제

1 검체취급

1. 혈청의 분리과정에서 용혈이 생길 수 있는 것은?
   ① fibrin 제거 과정
   ② 원심분리과정
   ③ 다른 튜브로 옮기는 과정
   ④ 원심기에서 튜브를 옮기는 과정
   ⑤ 응고가 완료 되도록 기다리는 과정

2. 혈구내의 농도가 혈장보다 높은 것은?
   ① Na ② K ③ Cl ④ amylase ⑤ ALP

3. 용혈 된 검체를 이용하여 측정할 때 변동을 일으키는 성분은?

가. Fe	나. K	다. AST	라. Hb A1c

   ① 가, 나, 다 ② 가, 다 ③ 나, 라 ④ 라 ⑤ 가, 나, 다, 라

4. 용혈의 영향이 가장 <u>적은 것은</u>?
   ① ACP ② LD ③ K ④ Fe ⑤ Na

5. 식사에 의한 영향이 적은 것은?
   ① Na ② glucose ③ triglyceride ④ amino acid ⑤ total lipid

6. 공복상태에서 검사해야 하는 혈청 성분은?

가. 무기인	나. 크레아티닌	다. 혈당	라. 크레아틴

   ① 가, 나, 다 ② 가, 다 ③ 나, 라 ④ 라 ⑤ 가, 나, 다, 라

7. 햇빛에 영향이 큰 성분은?
① K ② Ca ③ cholesterol ④ protein ⑤ billirubin

8. 전혈을 장시간 실온에 방치한 후 혈청을 분리했을 때 상승하는 물질이 아닌 것은?
① bilirubin ② 무기인 ③ pH ④ 암모니아 ⑤ K

9. 검체 채취후에 측정시간이 지연되면 결과가 증가하는 것은?
① ACP ② glucose ③ bilirubin ④ ammonia ⑤ urobilinogen

10. 혈청성분 중에서 연령차를 가장 고려하여야 하는 것은?
① Albumin ② Glucose ③ Sodium ④ ALP ⑤ Protein

11. 설명 중 옳은 것은?

가. 운동에 의해 크레아틴카이나제(CK)의 치는 현저히 변동한다.
나. 혈청 알칼리성포스파타제의 활성치는 성별차가 있다.
다. 혈청 면역글로불린은 연령차가 있다.
라. 혈청 총단백 농도는 성별에 따라 다르다.

① 가, 나, 다 ② 가, 다 ③ 나, 라 ④ 라 ⑤ 가, 나, 다, 라

12. 응급검사 항목에 해당하는 것은?

가. 혈액 gas 나. 혈청 Na, K 다. 암모니아 라. 혈당

① 가, 나, 다 ② 가, 다 ③ 나, 라 ④ 라 ⑤ 가, 나, 다, 라

13. 소변으로 검사하는 항목이 아닌 것은?
① PSP ② ICG ③ creatinine ④ bilirubin ⑤ amylase

2 항응고제

1. 항응고제의 종류가 <u>아닌 것은</u>?
① heparin ② EDTA ③ sodium citrate ④ thymol ⑤ NaF

2. 항응고제가 반드시 필요한 검사는?
① AST ② amylase ③ ammonia ④ ChE ⑤ ACP

3. 측정 성분중에서 EDTA를 사용할 수 <u>없는 것은</u>?
① cholesterol ② phosphorous ③ protein ④ BUN ⑤ Ca

4. 혈액의 pH를 측정할 때 사용하는 항응고제는?
① sodium oxalate ② sodium citrate ③ EDTA
④ ACD ⑤ heparin

5. 항응고제의 사용방법 연결이 <u>틀린 것은</u>?
① 혈장 칼슘 - 원자 흡광법 - Heparin
② 혈액 가스와 pH - 이온 전극법 - 이중 수산염
③ 혈당(전혈) - toluidine-boric acid - NaF
④ 혈장요소질소 - urease-indophenol법 - Heparin
⑤ 혈장 transaminase - UV법- EDTA-Na_2

6. 항응고제 중에서 비단백질소 측정에 사용할 수 없는 것은?
① sodium oxalate ② sodium citrate ③ potassium oxalate
④ ammonium oxalate ⑤ heparin

3 포도당 측정

1. 혐기성 상태에서 탄수화물의 대사 종산물은 ?
   ① glycogen ② glucose ③ fructose ④ keto acid ⑤ lactic acid

2. 이당류에 해당되는 것은?

가. maltose	나. lactose	다. sucrose	라. glucose

   ① 가, 나, 다 ② 가, 다 ③ 나, 라 ④ 라 ⑤ 가, 나, 다, 라

3. 아미노산이나 glycerol과 같은 비탄수화물로부터 glucose가 생성되는 대사과정은?
   ① glycolysis ② glycogenesis ③ gluconeogenesis
   ④ gylcogenolysis ⑤ lipogenesis

4. 혈당 검사를 위한 항응고제로서 가장 적절한 것은?
   ① EDTA ② sodium citrate ③ sodium fluoride
   ④ heparin ⑤ double oxalate

5. 90 mg/dL인 혈청 포도당치를 국제단위(SI unit)로 환산하면? (glucose 분자량은 180)
   ① 5 mmol/L ② 10 mmol/L ③ 20 mmol/L ④ 50 mmol/L ⑤ 200 mmol/L

6. 당정량 방법이 <u>아닌 것은</u>?
   ① Folin-Wu법 ② GOD법 ③ Lieberman-Burchard법
   ④ OTB법 ⑤ Somogyi-Nelson법

7. glucose oxidase법에 의한 혈당측정에서 mutarotase의 역할은?
   ① α-glucose를 β-glucose로 전환 ② β-glucose를 α-glucose로 전환
   ③ 색도를 안정시킨다 ④ H_2O_2를 산화시켜 gluconic acid로
   ⑤ glucose를 산화시켜 gluconic acid로

8. GOD법으로 glucose 측정시 H_2O_2와 무엇이 생성되는가?
   ① gluconic acid ② glucinic acid ③ glucuronic acid
   ④ phosphoric acid ⑤ carbonic acid

9. β-glucose를 측정할 때 필요한 시약은?

가. gluconic acid	나. mutarotase & glucose oxidase
다. H_2O_2	라. peroxidase, 4-AAP

   ① 가,나,다 ② 가,다 ③ 나,라 ④ 라 ⑤ 가,나,다,라

10. 포도당 측정에서 $NADP^+$를 필요로 하는 방법은?
① GOD법 ② Hexokinase법 ③ OTB법 ④ Somogyi법 ⑤ Folin-Wu법

11. phosphomolybdic acid를 발색시약으로 사용하는 것은?
① blood glucose ② phosphate ③ urea
④ lipase ⑤ ACP

12. glucose oxidase법에 의하여 당정량을 하였더니 실제값보다 낮게 나왔다. 원인으로 볼 수 <u>없는 것은</u>?
① 반응 온도저하 ② 표준액의 희석 ③ 검체의 량 부족
④ 시약의 변성 ⑤ 반응시간의 단축

13. 당뇨병조절 지표로서 변동이 적고 장기간 당뇨병 조절에 유용한 것은?
① HbA ② HbA1c ③ HbA2 ④ HbA3 ⑤ HbF

14. 당뇨병에 대한 설명 중 맞는 것은?
① 공복시 혈청 glucose 농도가 80 mg/dL일 때
② 식후 2시간 혈청 glucose 농도가 200 mg/dL 이상일 때
③ HbA1c 비율이 6% 일때
④ 경구 glucose 내성시험에서 2시간의 농도가 140 mg/dL일 때
⑤ 식후 2시간 혈청 glucose 농도가 120 mg/dL일 때

15. 당뇨병 조절 지표로 사용하는 HbA1c 검사에 관한 설명은?

가. 당과 결합하므로 당화혈색소라 불린다.
나. 당뇨병 환자의 과거 1~3개월전의 혈당수준을 반영한다.
다. 전혈로 측정
라. 적혈구내에 존재한다.

① 가,나,다 ② 가,다 ③ 나,라 ④ 라 ⑤ 가,나,다,라

16. 설명 중 옳은 것은?
① 혈당측정법 중 헥소키나제법은 특이성이 낮다.
② 고혈당증 환자에서 혈중 fructosamine은 감소한다.
③ GOD-POD법은 아스코르빈산의 영향을 받지 않는다.
④ 전극법으로 glucose 측정 시 hexokinase를 써서 소비된 O_2양을 측정한다.
⑤ GOD법으로 glucose 측정 시 생성된 H_2O_2를 측정한다.

4 비단백질소 측정

1. 비단백질소 구성 물질이 아닌 것은?

가. urea	나. ammonia	다. creatinine	라. fibrinogen

① 가, 나, 다 ② 가, 다 ③ 나, 라 ④ 라 ⑤ 가, 나, 다, 라

2. 채혈 후 가장 먼저 검사해야 하는 것은?
① BUN ② LD ③ AST ④ ammonia ⑤ glucose

3. BUN 분석과 관계가 없는 것은?
① Nessler 시약 ② Berthelot 시약 ③ Urease
④ Uricase ⑤ Oxime시약

4. 요소량 측정 시 요소질소량에 얼마를 곱하는가?
① 1.16 ② 2.14 ③ 6.25 ④ 16 ⑤ 25

5. 암모니아 정량에 활용되는 반응은?

가. Fearon	나. Berthelot	다. Biuret	라. Nessler

① 가, 나, 다 ② 가, 다 ③ 나, 라 ④ 라 ⑤ 가, 나, 다, 라

6. ammonia 측정과정에서 적당한 pH와 촉매제, phenol, hypochlorite가 들어가는 반응명은?
① Nessler reactoin ② Berthelot reaction ③ Killiani reaction
④ Conway diffusion법 ⑤ 효소법

7. Berthelot 시약에 포함되지 않는 것은?
① sodium nitroprusside ② phenol ③ indophenol
④ NaOH ⑤ sodium hypochlorite

8. 성분의 측정에 resin을 사용하는 측정법은?
① uric acid ② urea nitrogen ③ ammonia ④ protein ⑤ creatine

9. 요 중 하루 배설량이 일정한 것은?
① 크레아티닌 ② 요소질소 ③ 요산
④ 단백질 ⑤ osmolarity

10. Jaffe반응에 대한 내용 중 맞는 것은?
① creatine은 picric acid와 결합하여 alkali picrate인 황적색을 띤다.
② creatinine은 picric acid와 결합하여 청색을 띤다.
③ creatinine은 picric acid와 결합하여 황적색을 띤다.
④ creatinine은 가수분해하여 creatine이 된다.
⑤ creatine이 creatinine picrate가 된다.

11. Jaffe법의 특이도를 증가시키는 방법은?
① urease로 전처리 ② 제단백 ③ 가열
④ Lloyd시약 사용 ⑤ 산처리

12. creatinine에 대한 설명이 **틀린** 것은?
① creatine을 탈수시키면 creatinine이 된다 ② 배설량이 일정치 않다.
③ Jaffe 반응은 alkaline picrate를 사용한다. ④ Jaffe 반응시 최종색은 황적색이다.
⑤ 신장 장애의 지표로 이용된다.

13. 근육 질환 시 증가하는 비단백질소 성분은?
① 암모니아 ② uric acid ③ creatine ④ BUN ⑤ amnino acid

14. creatine측정 시 creatinine을 측정 후 얼마를 곱하는가?
① 1.16 ② 2.14 ③ 6.25 ④ 16 ⑤ 25

15. 요산의 설명이 **틀린** 것은?
① 통풍일때 증가한다.
② 요산이 산화되어 allantoin이 생성된다.
③ 측정에 사용하는 효소는 urease이다.
④ 측정시약은 phosphotungstic acid 가 사용된다.
⑤ 핵산의 대사 종산물이다.

16. Henry법에 의한 요산의 측정과정에서 반응의 액성은?
① 강산 ② 약산 ③ 약알카리성 ④ 중성 ⑤ 완충성

17. 참고치 연결이 **틀린** 것은?
① uric acid : 2.5~7.0 mg/dL
② creatinine : 0.6~1.2 mg/dL
③ glucose : 80~120 mg/dL
④ BUN : 15~45 mg/dL
⑤ NPN : 25~40 mg/dL

5 단백질 측정

1. 단백질이 아닌 것은?
① albumin ② fibrinogen ③ globulin ④ urea ⑤ amylase

2. 단백질 대사의 최종 산물은?
① 아미노산 ② 젖산 ③ 요소
④ 질산 ⑤ 포도당

3. 아미노산의 정의로 옳은 것은?
① 아미노기와 알데하이드기 ② 아미노기와 카르복실기
③ 케톤기와 아미노기 ④ 하이드록실기만
⑤ 케톤기와 알데하이드기

4. 혈청 단백에 대한 설명 중 옳은 것은?
① transferrin은 구리 운반 단백질이다.
② 등전점보다 알카리성 용액 중에서는 (+)로 하전된다.
③ ceruloplasmin은 철 운반 단백질이다.
④ γ-globulin은 지용성이다.
⑤ 알부민 함량이 가장 적다.

5. 혈청 알부민에 대한 설명이 옳은 것은?

가. 색소와 잘 결합한다. 나. 간 질환 환자 혈청에서 감소한다. 다. 전기영동에서 가장 양극 쪽에 영동된다. 라. pH 8.6 완충액에서 (+)로 하전된다.

① 가,나,다 ② 가,다 ③ 나,라 ④ 라 ⑤ 가,나,다,라

6. 단백질의 측정법에 이용할 수 없는 것은?
① 비중법 ② 굴절법 ③ 염광광도법 ④ UV흡수법 ⑤ Kjeldahl법

7. micro-Kjeldahl법으로 측정한 질소를 단백질로 환산하는 변수는?
① 1.16 ② 2.14 ③ 6.25 ④ 16 ⑤ 25

8. Kjeldahl 법으로 단백질중의 질소함량을 측정한 결과 1.0 g/dL이었다. 단백질로 환산한 g/dL는?
① 5.52 ② 6.25 ③ 9.35 ④ 12.50 ⑤ 16.25

9. Biuret 시약의 성분이 <u>아닌 것은</u>?
① $CuSO_4$ ② KI ③ NaOH
④ $CaCO_3$ ⑤ sodium potassium tartrate (Rochelle salt)

10. Biuret시약의 색은?
① 자색 ② 청색 ③ 녹색 ④ 황색 ⑤ 적색

11. albumin과 globulin의 분리에 사용하는 염석 시약은?
① 0.85% NaCl ② 26.8% sodium sulfate ③ 5% ammonium sulfate
④ 5% sodium sulfate ⑤ 5% sodium sulfite

12. 알부민 측정 시에 이용하는 색소가 <u>아닌 것은</u>?
① BCG ② BCP ③ BPB ④ HABA ⑤ methylene blue

13. albumin 측정 시 사용되는 BCG시약이 pH 4.2일 때 색은?
① red ② blue ③ green ④ violet ⑤ yellow

14. 혈청 알부민과 반응하여 녹색이 되는 시약은?
① $CuSO_4$ ② KI ③ NaOH
④ sodium potassium tartrate ⑤ BCG

15. 단백질 전기영동법의 설명이 <u>틀린 것은</u>?
① 혈청은 음극 쪽에 도포한다.
② 여지의 탈색제는 5% NaOH로 할 수 있다.
③ cellulose acetate막은 투명화 할 수 있다.
④ 단백질의 하전량이 크면 빨리 움직인다.
⑤ 정확한 분획을 측정할 때는 densitometer가 사용된다.

16. 단백질을 전기영동 할 수 있는 이유는?
① 단백질이 전하를 띄기 때문
② 단백이 가수분해 되기 때문
③ 단백이 아미노기를 갖기 때문
④ 단백이 용해도 차이가 있기 때문
⑤ 단백질을 염석시약으로 침전시킬 수 있기 때문

17. 혈청단백분획 전기영동시 pH를 등전점과 같게 해주면 단백분획은?
① 양극으로 움직인다. ② 음극으로 움직인다. ③ 움직이지 않는다.
④ 투석된다. ⑤ 침전된다.

18. 혈청단백의 전기영동에 사용되는 veronal buffer의 pH는?
① 6.8 ② 7.4 ③ 8.6 ④ 9.4 ⑤ 12.0

19. 정상인 혈장 단백 중 가장 높은 농도와 가장 낮은 농도의 결합으로 이루어진 것은?
① albumin - α_1-globulin ② albumin - α_2-globulin
③ r-globulin - α_2-globulin ④ albumin - β-globulin
⑤ r-globulin - α_2-globulin

20. 유리지방산과 결합하여 이동하는 것은?
① albumin ② α_1-globulin ③ α_2-globulin ④ β-globulin ⑤ γ-globulin

21. transferrin이 속하는 단백 분획은?
① albumin ② α_1-globulin ③ α_2-globulin ④ β-globulin ⑤ fibrinogen

22. 혈청단백 전기영동에서 IgM은 어느 분획에 속하나?
① albumin ② α_1-globulin ③ α_2-globulin ④ β-globulin ⑤ γ-globulin

23. 혈청단백을 cellulose acetate 전기영동 시 시작점에서 음극으로 밀려나는 것은?
① albumin ② α_1-globulin ③ α_2-globulin ④ β-globulin ⑤ γ-globulin

24. 전기삼투의 영향이 가장 큰 단백분획은?
① albumin ② α_1-globulin ③ α_2-globulin ④ β-globulin ⑤ γ-globulin

25. 혈청 단백 중 간실질세포에서 합성되지 **않는 것은**?
① albumin ② prothrombin ③ thrombin ④ immunoglobin ⑤ fibrinogen

6 지질측정

1. 혈중 지질에 대한 설명이 옳은 것은?

가. 유리지방산은 알부민과 결합하여 이동된다. 나. HDL은 콜레스테롤 함유비가 가장 높다. 다. 유리지방산은 식사 후 감소한다. 라. 킬로미크론은 비중이 가장 크다.

① 가,나,다 ② 가,다 ③ 나,라 ④ 라 ⑤ 가,나,다,라

2. 콜레스테롤에 대한 설명이 옳은 것은?

가. 2/3는 에스테르형이다	나. LCAT의 작용을 받는다
다. Kiliani 반응	라. COD 효소

① 가,나,다 ② 가,다 ③ 나,라 ④ 라 ⑤ 가,나,다,라

3. 유리형 cholesterol의 기본구조에서 탄소의 수는?
① 17 ② 27 ③ 37 ④ 50 ⑤ 70

4. free cholesterol로부터 ester cholesterol을 합성하는 과정의 효소는?
① LPL ② LCAT ③ peroxidase
④ cholesterol oxidase ⑤ cholesterol esterase

5. free cholesterol을 침전시킬 때에 사용하는 시약은?
① KOH ② digitonin ③ $FeCl_3$ ④ H_2SO_4 ⑤ NaOH

6. 혼탁(유미)혈청과 가장 관련이 있는 것은?
① α-lipoprotein ② β-lipoprotein ③ HDL
④ chylomicron ⑤ LDL

7. 콜레스테롤 측정법은?

가. Kiliani법	나. Zak-Henly법	다. Lieberman-Buchard법	라. Van-Handel법

① 가,나,다 ② 가,다 ③ 나,라 ④ 라 ⑤ 가,나,다,라

8. 콜레스테롤 측정 중 표준액에서 제일 주의해야 할 것은?
① 용매 ② 안정성 ③ 순도 ④ 온도 ⑤ 습도

9. cholesterol에 KOH을 첨가하는 목적은?
① 발색 ② 추출 ③ 감화 ④ 산화 ⑤ 환원

10. 효소법에 의한 총 콜레스테롤 분석에 필요한 효소는?

가. Cholesterol esterase	나. Cholesterol oxidase
다. Peroxidase	라. Lecithin cholesterol acyltransferase

① 가,나,다 ② 가,다 ③ 나,라 ④ 라 ⑤ 가,나,다,라

11. 최소한 14시간 금식 후 검사해야 정확한 data를 얻을 수 있는 검사 종목은?
① glucose ② triglyceride ③ cholesterol
④ transaminase ⑤ lactate dehydrogenase

12. TG는 글리세롤과 지방산의 ( )결합이다. ( )안에 옳은 것은?
① 산 ② 알카리 ③ 에스테르화 ④ 탈아미노화 ⑤ 중화반응

13. Hantzsch법에 의한 TG측정과정에서 생성된 formaldehyde가 acetylacetone과 결합하여 나타나는 색은?
① 적색 ② 황색 ③ 청색 ④ 무색 ⑤ 자색

14. HDL-콜레스테롤 측정 시 침전시약은?

가. dextran Mg	나. heparin Mn
다. phosphotungstate Mg	라. heparin Ca

① 가, 나, 다 ② 가, 다 ③ 나, 라 ④ 라 ⑤ 가, 나, 다, 라

15. HDL-콜레스테롤은 어느 질환과 관계있는가?
① 관상동맥성질환 ② 신장염 ③ 간염
④ 다발성골수종 ⑤ 뇌경색

16. 동맥경화증일 때 감소하는 성분은?
① 인지질 ② TG ③ cholesterol ④ 유리지방산 ⑤ HDL-C

17. Fiske-Subbarow법으로 측정할 수 있는 성분은?
① 인지질 ② TG ③ cholesterol ④ 유리지방산 ⑤ HDL-C

18. lipoprotein중 인이 차지하는 비율은?
① 4% ② 8% ③ 25% ④ 50% ⑤ 80%

19. 지단백 전기영동에 사용되는 염색시약은?
① ponceau-3R ② Oil Red O ③ methylene blue
④ amido black 10B ⑤ brom phenol blue

20. 지단백 전기영동에서 혈청 도포위치에서 나타나는 성분은?
① albumin ② α_1-lipoprotein ③ pre β-lipoprotein
④ β-lipoprotein ⑤ chylomicron

21. 지단백을 전기영동 했을 때 양극으로 가장 빠르게 움직이는 것은?
① α-lipoprotein ② β-lipoprotein ③ pre β-lipoprotein
④ chylomicron ⑤ low-density lipoprotein

22. 지단백 전기영동에서 저비중 지단백(LDL)이 나타나는 위치는?
① albumin ② α_1-globulin ③ α_2-globulin
④ β-globulin ⑤ γ-globulin

23. 정상인의 지질 단백 전기영동에서 나타나지 <u>않는 것은</u>?
① LDL ② HDL ③ VLDL
④ chylomicron ⑤ pre β-lipoprotein

24. 혈청 지질 단백중 공복의 정상인에서 나타나지 <u>않는 분획은</u>?
① α-Lipoprotein ② pre-β-Lipoprotein ③ β-Lipoprotein
④ α-Lipoprotein ⑤ chylomicron

25. 외인성 TG(중성지방)가 많은 지단백은?
① HDL ② VLDL ③ pre β-lipoprotein
④ LDL ⑤ chylomicron

26. 지단백 분획중 콜레스테롤이 가장 많은 분획은?
① HDL ② VLDL ③ LDL
④ chylomicron ⑤ pre β-lipoprotein

7 무기질 측정

1. 설명이 옳은 것은?

가. Ca측정시 항응고제는 EDTA를 사용할 수 없다. 나. 혈청칼슘은 이온화 Ca, 단백결합 Ca 등이 있다. 다. *o*-CPC법은 알칼리하에서 Ca와 반응하여 적자색을 띤다. 라. 부갑상선 호르몬의 영향을 받아 칼슘 농도는 감소한다.

① 가, 나, 다 ② 가, 다 ③ 나, 라 ④ 라 ⑤ 가, 나, 다, 라

2. *o*-CPC법에 의한 Ca 측정결과는?
① 무색 ② 자색 ③ 적색 ④ 황색 ⑤ 녹색

3. *o*-CPC 측정법에서 Mg^{2+} 제거제는?
① 8-hydroxyquinoline ② EDTA ③ $KMnO_4$
④ sodium chloraniline ⑤ 2,4-DNPH

4. Clark-Collip법으로 Ca^{2+}측정시 $KMnO_4$로 적정하는 대상물질은?
① ammonium oxalate ② calcium oxalate ③ oxalic acid
④ copper sulfate ⑤ ammonium molybdate

5. Clark-Collip법에서 Ca 침전제는?
① ammonium oxalate ② diphenylcarbazone ③ oxalic acid
④ copper sulfate ⑤ $KMnO_4$

6. 임상적 의의가 큰 칼슘의 형태는?
① albumin과 결합한 Ca ② 이온화 Ca ③ 무기인과 결합한 Ca
④ globulin과 결합한 Ca ⑤ bilirubin과 결합한 Ca

7. Mg 측정 시약은?

가. titan yellow	나. methylene blue
다. xylidyl blue	라. bromphenol blue

① 가, 나, 다 ② 가, 다 ③ 나, 라 ④ 라 ⑤ 가, 나, 다, 라

8. 식후에 저하하는 것은?
① 혈당 ② 무기인 ③ 총단백 ④ 중성지방 ⑤ pCO_2

9. 무기인량 × (   ) = 인지질량, ( ) 안에 알맞은 수치는?
① 1.16 ② 2.14 ③ 6.25 ④ 16 ⑤ 25

10. Fiske-Subbarow법에 의한 무기인 측정과정에서 사용하는 제단백법은?
① Folin-Wu ② trichloroacetic acid ③ Somogyi
④ perchloric acid ⑤ picric acid

11. Fisk-Subbarow법에 의한 무기인 측정에서 발색제는?
① *o*-CPC ② $KMnO_4$ ③ ANSA
④ 8-hydroxyquinoline ⑤ diphenylcarbazone

12. Fisk-Subbarow법을 이용하여 분석할 수 있는 물질은?

가. phospholipid	나. inorganic phosphorus
다. ALP	라. Cl

① 가, 나, 다 ② 가, 다 ③ 나, 라 ④ 라 ⑤ 가, 나, 다, 라

13. 혈청 철에 대한 설명으로 옳은 것은?

가. 혈청철은 혈색소 합성에 관여한다.
나. 용혈에 의한 영향이 크다.
다. 채혈시간에 따라 일내 변동이 크다.
라. 성인에서 성별 차가 있다.

① 가, 나, 다 ② 가, 다 ③ 나, 라 ④ 라 ⑤ 가, 나, 다, 라

14. 혈청철 + (   ) = TIBC. 공식의 ( )에 알맞은 것은?
① UIBC ② transferrin 철 ③ myoglobin 철 ④ ferritin ⑤ 과잉의 철

15. 혈청철 측정 시 첫 번째 과정은?
① 혈청단백 침전
② 혈청단백과 철을 분리
③ 철을 가하여 분리
④ 환원제를 첨가하여 3가철을 2가철로
⑤ 과산화수소 첨가

16. 철측정시 $Fe^{3+} \rightarrow Fe^{2+}$로 환원시키는 시약이 <u>아닌 것은</u>?
① bathophenathroline ② ascorbic acid ③ thioglycollic acid
④ sodium sulfate ⑤ hydrazine sulfate

17. 혈청철은 어떤 형태로 결합하여 운반되는가?
① transferrin, Fe^{2+} ② albumin, Fe^{2+} ③ albumin, Fe^{3+}
④ transferrin, Fe^{3+} ⑤ ferritin, Fe^{2+}

18. 정상인의 transferrin에 포함되어 있는 Fe의 양은 ?
① 10%　② 30%　③ 50%　④ 70%　⑤ 90%

19. 정상인의 혈청 Na^+와 K^+의 참조치(mEq/L)가 바르게 짝지은 것은?
① Na^+:140　K^+:4　② Na^+:100　K^+:10　③ Na^+:4　K^+:140
④ Na^+:10　K^+:10　⑤ Na^+:100　K^+:4

20. K^+ 4 mEq/L는 몇 mg/dL인가? (K의 원자량은 39)
① 35 mg/dL　② 47.6 mg/dL　③ 15.6 mg/dL
④ 25.6 mg/dL　⑤ 10.4 mg/dL

21. Na^+, K^+ 검사 시 정밀도를 요하는 이유는?
① 생체의 변동폭이 좁으므로
② 미량 측정이므로
③ 전해질이므로
④ 측정기계의 정밀도
⑤ 측정원리가 우수하므로

22. Na 분석방법이 <u>아닌</u> 것은?
① 염광광도계법　② 이온선택전극법　③ 효소비색법
④ 원자흡광광도계법　⑤ 전기영동법

23. chloride 에 대한 설명 중 **<u>틀린 것은</u>**?
① 혈청 전체 음이온의 약 70%를 차지한다.
② 질산은 용액에 침전된다.
③ 혈청내 정상치는 98~106 mEq/L이다.
④ diphenylcarbazone 존재 하에서 질산제2수은으로 적정한다.
⑤ Schales-Schales법의 종말색은 적색이다.

24. Schales-Schales법에 의한 chloride 측정결과는?
① 청색　② 자색　③ 적색　④ 녹색　⑤ 황색

25. chloride 측정시 Schales-Schales법의 종말 자색은 어떤 반응에 의해서 나타나는가?
① 수은+methyl orange　② 은+methyl orange　③은+diphenylcarbazone
④ 수은+diphenylcarbazone　⑤ Cl +diphenylcarbazone

26. 정상인의 혈액이 pH 7.4를 유지하기 위한 H_2CO_3와 HCO_3^-의 비율은?
① 1:4　② 1:20　③ 4:1　④ 10:1　⑤ 20:1

27. pH = pKa + log HCO_3^-／H_2CO_3 공식에서 생체내의 pKa 값은?
① 6.1 ② 7.4 ③ 7.0 ④ 8.0 ⑤ 8.7

28. 혈액가스 측정시 **틀린 것은**?
① 동맥혈을 채혈한다. ② EDTA를 사용한다.
③ 즉시 검사한다. ④ heparin을 사용한다.
⑤ 기포가 생기지 않도록 채혈한다.

29. 혈액가스 측정 시 직접 측정되는 것은?
① pH, pO_2, pCO_2 ② pH, pO_2, HCO_3^- ③ pH, pCO_2, HCO_3^-
④ pO_2, pCO_2, HCO_3^- ⑤ pH, HCO_3^-, H_2CO_3

30. pCO_2 측정 시 사용하는 전극은?
① HCO_3^-를 선택적으로 감응하는 이온선택전극
② Na를 선택적으로 감응하는 이온선택전극
③ KCl을 선택적으로 감응하는 이온선택전극
④ CO_2를 선택적으로 감응하는 이온선택전극
⑤ O_2를 선택적으로 감응하는 이온선택전극

31. pO_2 전극에 대한 설명으로 옳은 것은?
① 폴리프로필렌 막으로 싸인 유리막 전극이다.
② Severinghaus 전극이다.
③ 분석 전극의 원리는 Amperometry이다.
④ 양극은 백금선으로 구성되어있다.
⑤ 전압의 차이를 측정하는 백금전극을 이용한다.

8 효소 측정

1. 효소정량에서 필수적인 요소는?
   ① 시간, 습도, 온도, 기질농도
   ② 습도, 시간, pH, 기질농도
   ③ 온도, 시간, 습도, pH
   ④ 온도, 시간, pH, 기질농도
   ⑤ 효소농도, 시간, 습도

2. 효소의 국제단위에서 1 IU이란?
   ① 1분에 1미리몰의 기질 농도를 변화시킨 효소량
   ② 1분에 1나노몰의 기질 농도를 변화시킨 효소량
   ③ 1뷴에 1마이크로몰의 기질 농도를 변화시킨 효소량
   ④ 1시간에 1몰의 기질 농도를 변화시킨 효소량
   ⑤ 1시간에 1마이크로몰의 기질 농도를 변화시킨 효소량

3. Michaelis - Menten식에서 Km이란?
   ① 최대속도의 절반에 해당되는 속도
   ② 최대속도의 절반에 해당되는 기질농도
   ③ 최대 기질 절반에 해당되는 속도
   ④ 단위시간당 최대 속도가 될 때의 기질량
   ⑤ 단위시간당 최대속도에 해당되는 기질량

4. 효소의 기질 농도를 결정하는데 중요한 인자는?
   ① Km ② 시간 ③ 온도 ④ pH ⑤ 활성제

5. 효소 활성 측정에 대한 설명으로 옳은 것은?

   가. 일반적으로 영차반응에서 측정한다.
   나. 초속도 분석은 일차반응에서 측정한다.
   다. 기질 농도는 Km의 20~100배 정도가 바람직하다.
   라. 측정 검체는 반드시 냉동 보관해야 안정하다.

   ① 가,나,다 ② 가,다 ③ 나,라 ④ 라 ⑤ 가,나,다,라

6. kinetic법에 의한 transaminase측정에서 참값(true value)보다 높게 나왔을 때 원인은?
   ① 기질변성 ② 완충액 변성 ③ 표준액 농도저하
   ④ 반응온도 저하 ⑤ 측정시간 단축

7. 효소를 분류할 때 class 1인 효소는?
   ① 산화환원효소 ② 전이효소 ③ 가수분해효소
   ④ 제거효소 ⑤ 이성화효소

8. amylase, lipase, ACP와 같은 효소는 어느 분류인가?
① 산화환원효소 ② 전이효소 ③ 가수분해효소
④ 제거효소 ⑤ 이성화효소

9. ALT, AST, GGT가 들어가는 효소의 분류는?
① 산화환원효소 ② 전이효소 ③ 가수분해효소
④ 제거효소 ⑤ 이성화효소

10. 산화환원효소는?
① cholinesterase ② amylase ③ phosphatase
④ LD ⑤ transaminase

11. 기질 starch를 가수분해해서 당을 생성하는 효소는?
① lipase ② ACP ③ cholinesterase ④ AST ⑤ amylase

12. amylase 옥도전분 측정법은?
① amyloclastic법 ② saccharogenic법 ③ chromogenic법
④ 효소법 ⑤ Somogy-Nelson법

13. amylase 측정 시 Caraway법에서 사용되는 시약은?
① potassium dichromate ② iodine ③ ammonium sulfate
④ ammonium molybdate ⑤ 2,4-DNPH

14. amylase 정량검사에 전분완충액에 함유되는 Cl^-의 역할은?
① amylase 활성 ② pH 안정 ③ 기질의 침전
④ 발색안정 ⑤ 효소의 저해

15. Tietz법에 의한 lipase를 측정과정에서 지시약과 적정시약은?
① phenolphthalein - 0.1 N NaOH ② thymolphthalein - 0.1 N NaOH
③ phenolphthalein - 0.05 N NaOH ④ thymolphthalein - 0.05 N NaOH
⑤ thymophthalein - 0.5 N NaOH

16. 적정법에 의한 lipase의 측정과정은?
① 지방산을 알칼리로 적정
② 지방산을 산성으로 적정
③ glycerol을 알칼리로 적정
④ glycerol을 산성으로 적정
⑤ glycerol을 중성으로 적정

17. Reitman-Frankel법에 의한 혈청 AST측정에 사용하는 기질은?
① pyruvic acid + glutamic acid
② aspartic acid + glutamic acid
③ aspartic acid + α-ketoglutaric acid
④ alanine + α-ketoglutaric acid
⑤ oxalacetic acid + α-ketoglutaric acid

18. Reitman-Frankel법에 의한 AST, ALT 측정에서 사용하는 표준용액은?
① sodium oxalate ② lithium pyruvate ③ dinitrophenyl hydrazine
④ diphenyl carbazone ⑤ NaOH

19. AST 측정법 중 자외부 측정에 사용되지 **않는 시약은**?
① aspartic acid ② malate dehydrogenase
③ α-ketoglutaric acid ④ malic acid ⑤ NADH

20. 급성 간염시 활성치가 상승하지 **않는 것은**?
① ALP ② ALT ③ AST ④ GGT ⑤ ACP

21. 간질환 때 혈중에 상승하는 효소는?

가. AMS	나. AST	다. CK	라. LD

① 가,나,다 ② 가,다 ③ 나,라 ④ 라 ⑤ 가,나,다,라

22. phosphatase의 측정법이 **아닌 것은**?
① Bessey-Lowry ② Bodansky ③ Kind-King
④ Kingsley ⑤ Shinowara

23. alkaline phosphatase의 일상 검사에서 기질로써 이용되지 **않는 것은**?

가. phenylphosphate	나. p-nitrophenyl phosphate
다. glycerophosphate	라. creatine phosphate

① 가, 나, 다 ② 가, 다 ③ 나, 라 ④ 라 ⑤ 가, 나, 다, 라

24. Bessey-Lowry법에 의한 ALP측정에서 사용하는 표준용액은?
① pyruvate ② p-nitrophenol ③ phenol ④ glycerol ⑤ phosphate

25. Bessey-Lowry법에 의한 ALP측정에서 사용하는 완충용액은?
① glycine buffer ② barbital buffer ③ carbonate buffer
④ phosphate buffer ⑤ citrate buffer

26. Kind-King법에 의한 ALP측정에서 사용하는 표준용액은?
① pyruvate ② p-nitrophenol ③ phenol ④ glycerol ⑤ phosphate

27. Kind-King법에 의한 ALP측정에서 결과는?
① 황색 ② 적색 ③ 녹색 ④ 청색 ⑤ 자색

28. 정상인의 혈청에서 볼 수 있는 ALP 동위효소의 유래는?

가. 신장 나. 간 다. 췌장 라. 골

① 가, 나, 다 ② 가, 다 ③ 나, 라 ④ 라 ⑤ 가, 나, 다, 라

29. Acid phosphatase 에 대한 설명이 옳은 것은?

가. 최적 pH는 약 9이다. 나. 전립선성 ACP는 tartrate에 저해된다. 다. 실온에서 안정하다. 라. 혈청보다 적혈구 중의 농도가 약 100배 높다.

① 가, 나, 다 ② 가, 다 ③ 나, 라 ④ 라 ⑤ 가, 나, 다, 라

30. 혈청을 방치 했을 때 성분의 변화가 일어나는 것은?
① AST ② ALT ③ AMS ④ ALP ⑤ ACP

31. GGT(γ-GTP)에 대한 설명으로 옳은 것은?

가. γ-글루타밀-p-니트로아닐리드 + 글리실글리신을 기질로 한다. 나. 알코올 중독환자는 낮은 수치를 나타낸다. 다. 정상 참고치에 남녀 성별 차이가 있다. 라. 가수분해 효소의 하나이다.

① 가, 나, 다 ② 가, 다 ③ 나, 라 ④ 라 ⑤ 가, 나, 다, 라

32. LD에 대한 설명중 **틀린 것은**?
① 기질로서 lactic acid 또는 pyruvic acid가 이용된다.
② 혈청 LD는 적혈구내 LD보다도 활성치가 낮다.
③ 수산염에 의해 저해를 받는다.
④ 간이나 골격근으로 부터 나온 LD는 열에 약하다.
⑤ 정상인 혈청 LD isoenzyme중에서 LD1의 활성치가 가장낮다.

33. 냉동보관(-20℃)한 혈청을 녹인 뒤에 효소 활성도를 측정하고자 할 때 활성이 급격히 떨어져 불안정한 효소는?
① AST ② LD5 ③ CK ④ ALP ⑤ LPS

34. LD isoenzyme중 동결에 쉽게 파괴되는 것은?
① LD1 ② LD2 ③ LD3 ④ LD4 ⑤ LD5

35. LD 측정용 시약에서 가장 불안정한 것은?
① NADH ② pyruvate ③ 인산완충액 ④ 표준액 ⑤ NaOH

36. LD isoenzyme중 심장과 관련이 있는 것은?
① LD1 ② LD2 ③ LD3 ④ LD4 ⑤ LD5

37. 배열된 시약과 관련이 있는 효소는?

phosphate buffer,	pyruvate substrate,	2,4-DNPH,	0.4 N NaOH

① ChE ② lipase ③ amylase ④ AST ⑤ LD

38. NADH를 필요로 하는 효소반응은?
① pyruvic acid → lactic acid ② lactic acid → pyruvic acid
③ aspartic acid → Alanine ④ alanine → pyruvic acid
⑤ creatine → creatinephosphate

39. NADH가 관여한 효소반응의 활성도를 측정하는 파장은?
① 260 nm ② 280 nm ③ 340 nm ④ 410 nm ⑤ 520 nm

40. 심장질환시 증가하는 LD isoenzyme 분획은?
① LD1 ② LD2 ③ LD3 ④ LD4 ⑤ LD5

41. 반응계에서 ATP를 필요로 하는 효소는?
① amylase ② creatine kinase ③ cholinesterase
④ lactic dehydrogenase ⑤ acid phosphatase

42. isoenzyme종류가 3가지인 효소는?
① LD ② ALT ③ AMS ④ ACP ⑤ CK

43. 심근경색증에서 예민하게 증가하는 isoenzyme은?
① CK1 ② CK3 ③ CK-MB ④ CK-MM ⑤ CK-BB

44. 심근경색증에서 상승하는 효소는?

가. CK	나. CK-MB	다. LD	라. AST

① 가, 나, 다 ② 가, 다 ③ 나, 라 ④ 라 ⑤ 가, 나, 다, 라

45. 간기능 검사가 **아닌 것은**?

① TTT ② AST ③ GFR ④ LD ⑤ ChE

46. cholinesterase에 대한 설명으로 옳은 것은?

> 가. 주로 간에서 합성된다.
> 나. 유기인 살충제에 의해 저해된다.
> 다. 간 질환에서 수치가 감소한다.
> 라. 산화환원효소이다.

① 가, 나, 다 ② 가, 다 ③ 나, 라 ④ 라 ⑤ 가, 나, 다, 라

47. 효소와 기질의 연결이 **틀린 것은**?

① amylase - starch
② AST - aspartic acid
③ LD - phenyl phosphate
④ lipase - olive oil
⑤ cholinesterase - acetylcholine

48. 각종질병과 효소의 연결이 **틀린 것은**?

① 심근경색 - ChE
② 췌장염 - AMS
③ 간염 - AST, ALT
④ 전립선암 - ACP
⑤ 폐쇄성 황달 - ALP

9 간기능검사(Liver Function Tests, LFT)

1. 햇빛에 불안정한 성분은?
① bilirubin ② sucrose ③ glucose ④ phosphorous ⑤ amino acid

2. 혈청 중 가장 많은 bilirubin은?
① 직접 bilirubin ② 간접 bilirubin ③ 단백결합 bilirubin
④ 혈색소 bilirubin ⑤ 결합 bilirubin

3. 간접 bilirubin이란?
① globulin과 결합한 bilirubin이다.
② albumin과 결합한 bilirubin이다.
③ 지방산과 결합한 bilirubin이다.
④ glucuronic acid와 결합한 bilirubin이다.
⑤ HCl과 결합한 bilirubin이다.

4. 간접bilirubin에 대한 설명 중 맞는 것은?

가. heme의 대사산물이다. 나. 요(소변)로 배설된다. 다. 용혈성 황달일 때 증가한다. 라. 디아조시약 단독으로 반응을 보인다.

① 가, 나, 다 ② 가, 다 ③ 나, 라 ④ 라 ⑤ 가, 나, 다, 라

5. 직접 빌리루빈에 대한 설명 중 맞는 것은?
① 알부민과 결합한다. ② diazo 시약과 직접 반응한다.
③ 용혈성 황달일 때 증가한다. ④ 비수용성이다.
⑤ 유리형 빌리루빈이다.

6. 용혈성 황달일때 **틀린** 것은?
① 혈중에 직접빌리루빈 증가 ② 혈중 urobilinogen 증가
③ 혈액에서 간접 bilirubin 증가 ④ urine에서 urobilinogen 증가
⑤ 혈중 direct bilirubin은 소장에서 재흡수

7. 폐쇄성 황달 환자의 혈액에서 증가하는 물질은?
① 간접빌리루빈 ② 직접빌리루빈 ③ 우로빌리노겐
④ 우로빌린 ⑤ 빌리버딘

8. bilirubin 측정법으로 맞는 것은?

가. Michaelsson	나. Malloy-Evelyn법
다. Van den Bergh	라. Jendrassik-Grof

① 가, 나, 다 ② 가, 다 ③ 나, 라 ④ 라 ⑤ 가, 나, 다, 라

9. bilirubin을 sulfanilic acid와 sodium nitrite 존재 하에서 azobilirubin으로 바뀌는 반응명은?

① Jaffe 반응 ② Nessler 반응 ③ Nonne-Apelt 반응
④ Hantzsch 반응 ⑤ Van den Bergh 반응

10. diazo 시약으로 옳은 것은?

① sulfanilic acid와 sodium nitrate ② sulfanilic acid와 sodium nitrite
③ hydrochloric acid와 sodium sulfate ④ sulfuric acid와 potassium nitrite
⑤ sulfuric acid와 sodium sulfate

11. bilirubin을 측정하는 Mallory-Evelyn법에서 Diazo A(I)시약의 용매제는?

① D.W ② ethyl ether ③ HCl ④ methanol ⑤ H_2SO_4

12. Malloy-Evelyn법에 들어가지 **않는** 시약은?

① caffeine ② methanol ③ sulfanilic acid
④ sodium nitrite ⑤ HCl

13. Jendrassik-Grof법에 의한 bilirubin측정에 사용하는 반응촉진제(coupling시약)는?

① methanol ② buthanol ③ isopropyl alcohol
④ chloroform ⑤ caffein

14. Jendrassik-Grof법에 의한 bilirubin측정에서 용액의 액성은?

① 강산 ② 약산 ③ 중성 ④ 알칼리 ⑤ 약알카리

15. 간기능 검사의 종류가 **아닌** 것은?

① ALT ② ICG ③ BSP ④ γ-GTP ⑤ PSP

16. ICG 시험 중 맞는 것은?

가. 소실률 측정	나. 정체율 측정	다. 색소 주사	라. 검체가 소변

① 가, 나, 다 ② 가, 다 ③ 나, 라 ④ 라 ⑤ 가, 나, 다, 라

17. ICG가 BSP보다 가장 좋은 이유는?

① 부작용이 없다. ② 100% 간에서 제거 ③ 정맥주사 불필요
④ 검사법 간단 ⑤ 단지 육안판정

18. 건강한 사람에게 BSP를 주사하면 빠른 시간내에 혈류에서 해독 배설된다. 이 색소를 제거하는 기관은?
① 신장 ② 간 ③ 비장 ④ 췌장 ⑤ 담낭

19. 티몰혼탁검사(TTT)에서 사용하는 thymol 완충용액의 pH는?
① 6.75 ② 7.55 ③ 8.65 ④ 9.25 ⑤ 10.40

10 기타

1) 호르몬

1. 17-KS, 17-OHCS 측정에서 제일 먼저 하는 과정은?
① 세척 ② 추출 ③ 가수분해 ④ 발색 ⑤ 산화

2. Zimmerman법에 의한 17-KS 측정에 사용하는 발색제는?
① diphenylcarbazone ② phenylhydrazine ③ dinitrophenylhydrazone
④ *m*-dinitrobenzene ⑤ diphenylhydracarbazine

3. 17- KS가 알칼리하에서 *m*-dinitrobenzene과 반응하여 적색을 나타내는 반응은?
① Porter-Silber 반응 ② Liebermann-Burchard 반응
③ Berthelot 반응 ④ Zimmerman 반응
⑤ Hantzsch 반응

4. Porter-Silber법에 의한 17-OHCS측정에 사용하는 발색제는?
① diphenylcarbazone ② phenylhydrazine ③ dinitrophenylhydrazone
④ *m*-dinitrobenzene ⑤ diphenylhydracarbazine

5. 17-OHCS가 환원하에서 phenylhydrazine과 반응해 황색을 나타내는 반응은?
① Porter-Silber 반응 ② Zimmerman 반응
③ Biuret 반응 ④ Lieberman-Burchard 반응
⑤ Killiani 반응

6. Porter-Silber법에 의한 소변내 17-OHCS 측정의 전처리 과정에 해당하는 효소는?
① β-glucuronidase ② hexokinase ③ glucose oxidase
④ phosphotase ⑤ peroxidase

7. 17-KS, 17-OHCS 측정을 위한 뇨 보존제로 적당한 것은?

가. HCl 나. H_2SO_4 다. acetic acid 라. chloroform

① 가, 나, 다 ② 가, 다 ③ 나, 라 ④ 라 ⑤ 가, 나, 다, 라

8. epinephrine, norepinephrin의 대사 최종산물은?
① VMA ② hemovanilic acid ③ hippuric acid
④ thyroxine ⑤ 17-KS

9. VMA측정시 vanilline을 산화시키는 것은?
① K_2CO_3 ② sodium citrate ③ Na_2SO_4
④ ethyl acetate ⑤ sodium periodate

10. steroid hormone은?
① cortisol, thyroxine, epinephrine ② epinephrine, nephrine, thyroxine
③ estrogen, epinephrine, aldosteron ④ androgen, estrogen, cortisol
⑤ androgen, thyroxine, aldosterone

11. 부신피질 호르몬에 속하는 것은?

가. cortisol	나. aldosterone	다. androgen	라. ADH

① 가, 나, 다 ② 가, 다 ③ 나, 라 ④ 라 ⑤ 가, 나, 다, 라

12. 갑상선 기능 측정검사 종목은?
① BSP ② BUN ③ CCF ④ PSP ⑤ PBI

2) 각종 기능검사, 약물검사, 연결형 등

1. 사구체 여과율 검사에서 필요가 **없는** 것은?
① 혈액농도 ② 혈액량 ③ 요중농도 ④ 체표면적 ⑤ 분당 요량

2. 크레아티닌 청정검사(Ccr)에서 사용되지 않는 것은?
① 요중 크레아티닌의량 ② 신혈류량 ③ 분당 요량
④ 혈액중의 크레아티닌량 ⑤ 체표면적

3. Creatinine clearance(Ccr) 계산 결과는?

a. 혈중농도 1.0 mg/dL	b. 뇨중농도 10 mg/dL	c. 뇨량 1440 mL/24 hrs

① 5 ② 10 ③ 20 ④ 50 ⑤ 100

4. 근위세뇨관의 기능을 검사하는 것은?
① BSP ② ICG ③ PSP
④ urea clearance ⑤ creatinine clearance

5. 간암의 종양 마커는?
① AFP ② CEA ③ CA19-9 ④ CA131 ⑤ PSA

6. 혈중 약물농도 및 그 측정에 관해 옳지 않은 것은?
① 효소면역 측정법을 많이 사용(EIA, RIA)한다.
② 간장기능, 신장기능의 영향을 많이 받는다.
③ 치료유효농도와 중독농도가 근접한 약제에 대해 이용한다.
④ 약제는 혈중에서 혈장단백과 결합하는 경우가 많다.
⑤ 동일량의 약제 투여는 동일한 혈중 농도를 나타낸다.

7. 심장의 수축작용이 있는 약물은?
① digoxin ② phenobarbital ③ lithium
④ theophylline ⑤ chloramphenicol

8. 연결이 **틀린** 것은?
① 17-KS - Zimmerman ② BUN - Fearon
③ 무기인 - Fiske-Subbarow ④ VMA - Porter-Silber
⑤ 총단백 - Biuret

9. 연결이 **틀린** 것은?
① $Ba(OH)_2$-$ZnSO_4$ - Somogyi
② H2SO_4-Na2WO_4 - Folin-Wu
③ diacetylmonoxime-thiourea - uric acid
④ $CuSO_4$-NaOH - Biruet
⑤ NaOH-picric acid - creatinine

부 록

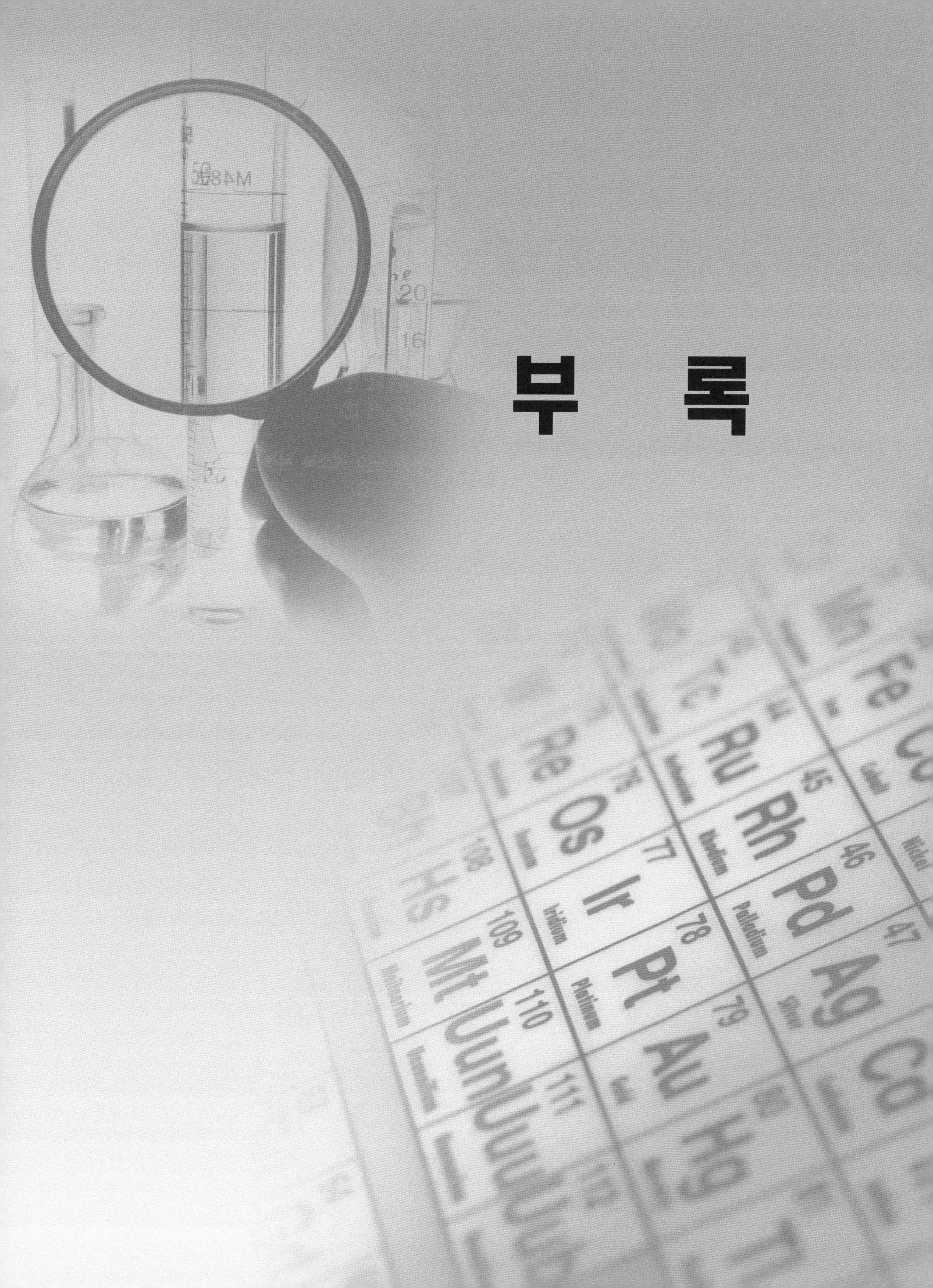
Fe
Ru
Re
Os
Rh
Pd
Ir
Pt
Ag
Au
Hg
Mt
Hs
Palladium
Iridium
Platinum
Rhodium

1. 원소와 원소 기호

원소	원소 기호	원자 번호	원소	원소 기호	원자 번호
Actinium	Ac	89	Mendelevium	Mn	101
Aluminum	Al	13	Mercury	Md	80
Americium	Am	95	Molybdenum	Hg	42
Antimony	Sb	51	Neodymium	Mo	60
Argon	Ar	18	Neon	Nd	10
Arsenic	As	33	Neptunium	Np	93
Astatine	At	85	Nickel	Ni	28
Barium	Ba	56	Niobium	Nb	41
Berkelium	Bk	97	Nitrogen	N	7
Beryllium	Be	4	Nobium	No	102
Bismuth	Bi	83	Osmium	Os	76
Boron	B	5	Oxygen	O	8
Bromine	Br	35	Palladium	Pd	46
Cadmium	Cd	48	Phosphorus	P	15
Calcium	Ca	20	Platinum	Pt	78
Californium	Cf	98	Plutonium	Pu	94
Carbon	C	6	Polonium	Po	84
Cerium	Ce	58	Potassium	K	19
Cesium	Cs	55	Praseodymium	Pr	59
Chlorine	Cl	17	Promethium	Pm	61
Chromium	Cr	24	Protactinium	Pa	91
Cobalt	Co	27	Radium	Ra	88
Copper	Cu	29	Radon	Rn	86
Curium	Cm	96	Rhenium	Re	75
Dysprosium	Dy	66	Rhodium	Rh	45
Einsteinium	Es	99	Rubidium	Rb	37
Erbium	Er	68	Ruthenium	Ru	44
Europium	Eu	63	Samarium	Sm	62
Fermium	Fm	100	Scandium	Sc	21
Fluorine	F	9	Selenium	Se	34
Francium	Fr	87	Silicon	Si	14
Gadolinium	Gd	64	Silver	Ag	47
Gailium	Ga	31	Sodium	Na	11
Germanium	Ge	32	Strontium	Sr	38
Gold	Au	79	Sulfur	S	16
Hafnium	Hf	72	Tantalum	Ta	73
Helium	He	2	Technetium	Te	43
Holmium	Ho	67	Tellurium	Te	52
Hydrogen	H	1	Terbium	Tb	65
Indium	In	49	Thallum	Tl	81
Iodine	I	53	Thorium	Th	90
Iridium	Ir	77	Thulium	Tm	69
Iron	Fe	26	Tin	Sn	50
Krypton	Ki	36	Titanium	Ti	22
Lanthanum	La	57	Tungsten	W	74
Lawrencium	Lw	103	Uranium	U	92
Lead	Pb	82	Vanadium	V	23
Lithium	Li	3	Xenon	Xe	54
Lutetium	Lu	71	Ytterbium	Yb	70
Magnesium	Mg	12	Yttrium	Y	39
Manganese	Mn	25	Zinc	Zn	30
			Zirconium	Zr	40

2. 원소의 주기율표

표 준 주 기 율 표

ACS와 IUPAC에서 권장함.

[a]가장 안정하거나 잘 알려진 동위원소의 질량수
[b]가장 반감기가 긴 동위원소의 질량

원소기호 / 이름 / 원자량 / 안정한산화수 — 원자번호 / 전기음성도 (예: O 8 / 산소 / 15.9994 / −2 3.5)

원자량은 탄소-12를 기초로 하였다. 괄호 속에 주어진 원자량은 가장 안정하거나 가장 잘 알려진 동위원소들의 것이다.

←―― 전 이 금 속 ――→

주기 \ 족	1 (IA)	2 (IIA)	3 (IIIB)	4 (IVB)	5 (VB)	6 (VIB)	7 (VIIB)	8 (VIIIB)	9 (VIIIB)	10 (VIIIB)	11 (IB)	12 (IIB)	13 (IIIA)	14 (IVA)	15 (VA)	16 (VIA)	17 (VIIA)	18 (VIIIA)
1	H 1 수소 1.00794 1 2.2																	He 2 헬륨 4.002602 – –
2	Li 3 리튬 6.941 1 1.0	Be 4 베릴륨 9.01218 2 1.5											B 5 붕소 10.81 3 2.0	C 6 탄소 12.011 +4, −4, 2.5	N 7 질소 14.0067 +3, −3 3.1	O 8 산소 15.9994 −2 3.5	F 9 플루오르 18.99840 −1 4.1	Ne 10 네온 21.1797 – –
3	Na 11 나트륨 22.98977 1 1.0	Mg 12 마그네슘 24.305 2 1.2											Al 13 알루미늄 26.98154 3 1.5	Si 14 규소 28.086 4 1.7	P 15 인 30.97376 5 2.1	S 16 황 32.06 6 2.4	Cl 17 염소 35.453 +1, −1 2.8	Ar 18 아르곤 39.948 – –
4	K 19 칼륨 39.098 1 0.9	Ca 20 칼슘 40.08 2 1.0	Sc 21 스칸듐 44.9559 3 1.2	Ti 22 타이타늄 47.90 4 1.3	V 23 바나듐 50.9415 5 1.5	Cr 24 크로뮴 51.996 3 1.6	Mn 25 망가니즈 54.9380 2 1.6	Fe 26 철 55.845 3 1.6	Co 27 코발트 58.9332 2 1.7	Ni 28 니켈 58.69 3 1.8	Cu 29 구리 63.546 2 1.8	Zn 30 아연 65.409 2 1.7	Ga 31 갈륨 69.72 3 1.8	Ge 32 저마늄 72.61 4 2.0	As 33 비소 74.9216 +3, −3 2.2	Se 34 셀레늄 78.96 4 2.5	Br 35 브로민 79.904 +1, −1 2.7	Kr 36 크립톤 83.80 – –
5	Rb 37 루비듐 85.4678 1 0.9	Sr 38 스트론튬 87.62 2 1.0	Y 39 이트륨 88.9059 3 1.1	Zr 40 지르코늄 91.22 4 1.2	Nb 41 나이오븀 92.9064 5 1.2	Mo 42 몰리브데넘 95.94 6 1.4	Tc 43 테크네튬 98.9062[b] 7 1.4	Ru 44 루테늄 101.07 (3, 4) 1.4	Rh 45 로듐 102.9055 3 1.5	Pd 46 팔라듐 106.4 2 1.4	Ag 47 은 107.868 1 1.4	Cd 48 카드뮴 112.411 2 1.5	In 49 인듐 114.82 3 1.5	Sn 50 주석 118.71 4 1.7	Sb 51 안티모니 121.760 +3, −3 1.8	Te 52 텔루륨 127.60 4 2.0	I 53 아이오딘 126.904 +1, −1 2.2	Xe 54 제논 131.293 – –
6	Cs 55 세슘 132.9054 1 0.9	Ba 56 바륨 137.327 2 1.0	La* 57 란타넘 138.9055 3 1.1	Hf 72 하프늄 178.49 4 1.2	Ta 73 탄탈럼 180.9479 5 1.3	W 74 텅스텐 183.84 6 1.3	Re 75 레늄 186.2 7 1.5	Os 76 오스뮴 190.2 4 1.5	Ir 77 이리듐 192.22 4 1.6	Pt 78 백금 195.078 4 1.4	Au 79 금 196.9665 3 1.4	Hg 80 수은 200.59 2 1.5	Tl 81 탈륨 204.3833 1 1.4	Pb 82 납 207.2 2 1.6	Bi 83 비스무트 208.9804 3 1.7	Po 84 폴로늄 (210)[a] 4 1.8	At 85 아스타틴 (210)[a] +1, −1 2.0	Rn 86 라돈 (222)[a] – –
7	Fr 87 프랑슘 (223)[a] 1 0.9	Ra 88 라듐 226.0254[b] 2 1.0	Ac** 89 악티늄 (227)[a] 3 1.0	Rf 104 러더포듐 (261)[a] 4 –	Db 105 더브늄 (262)[a] 5 –	Sg 106 시보귬 (266) – –	Bh 107 보륨 (264) – –	Hs 108 하슘 (269) – –	Mt 109 마이트너륨 (268) – –	– 110 – (269) – –	– 111 – (272) – –							

범례: 금속 / 준금속 / 비금속

내 부 전 이 원 소

란타넘족 원소 *6	Ce 58 세륨 140.116 3 1.1	Pr 59 프라세오디뮴 140.90765 (3,4) 1.1	Nd 60 네오디뮴 144.24 3 1.1	Pm 61 프로메튬 (145)[a] 3 1.1	Sm 62 사마륨 150.4 3 1.1	Eu 63 유로퓸 151.964 3 1.0	Gd 64 가돌리늄 157.25 3 1.1	Tb 65 터븀 158.92534 3 1.1	Dy 66 디스프로슘 162.50 3 1.1	Ho 67 홀뮴 164.93032 3 1.1	Er 68 어븀 167.26 3 1.1	Tm 69 툴륨 168.9342 3 1.1	Yb 70 이터븀 173.04 3 1.1	Lu 71 루테튬 174.97 3 1.1
악티늄족 원소 **7	Th 90 토륨 232.0381[b] 4 1.1	Pa 91 프로탁티늄 231.03588 5 1.1	U 92 우라늄 238.02891 6 1.2	Np 93 넵투늄 (237) 5 1.2	Pu 94 플루토늄 (244) 4 1.2	Am 95 아메리슘 (243) 3 1.2	Cm 96 퀴륨 (247)[a] 3 1.2	Bk 97 버클륨 (247) 3 1.2	Cf 98 캘리포늄 (251)[a] 3 1.2	Es 99 아인슈타이늄 (251) – 1.2	Fm 100 페르뮴 (257) 3 1.2	Md 101 멘델레븀 (258) – 1.2	No 102 노벨륨 (259) – –	Lr 103 로렌슘 (262) – –

3. Greek alphabet

Greek letter	Greek name	Greek letter	Greek name
Α α	Alpha	*Ν* ν	Nu
Β β	Beta	*Ξ* ξ	X λ
Γ γ	Gramma	*Ο* ο	Omicron
Δ δ	Delta	*Π* π	Pi
Ε ε	Epsilon	*Ρ* ρ	Rho
Ζ ζ	Zeta	*Σ* σ	Sigma
Η η	Eta	*Τ* τ	Tau
Θ θ	Theta	*Υ* υ	Upsilon
Ι ι	Leta	*Φ* φ	Phi
Κ κ	Kappa	*Χ* χ	Chi
Λ λ	Lambda	*Ψ* ψ	Psi
Μ μ	Mu	*Ω* ω	Omega

4. 숫자표시

1. mono	9. nona	17. heptadeca
2. di, bi	10. deca	18. octadeca
3. tri	11. undeca	19. nonadeca
4. tetra	12. dodeca	20. eicosa
5. penta	13. trideca	30. triaconta
6. hexa	14. tetradeca	40. tetraconta
7. hepta	15. pentadeca	1/2. hemi
8. octa	16. hexadeca	3/3. sesqil

5. SI단위에 대한 접두사

아랫자리	접두사	기 호	윗자리	접두사	기 호
10^{-1}	deci	d	10	deca	da
10^{-2}	centi	c	10^{2}	hecto	h
10^{-3}	milli	n	10^{3}	kilo	k
10^{-6}	micro	μ	10^{6}	mega	m
10^{-9}	nano	n	10^{9}	giga	G
10^{-12}	pico	p	10^{12}	tera	T

6. 측정 단위

1. 길이의 단위

1 m=100 cm	1 m=1000 mm	1 mile=1.61 km
1 m=10^6 μm	1 m=39.37 inch	1 km=0.62 mile
1 m=10^9 μm	1 m=1.094 yd	1 feet=30.48 cm
1 m=10^{10} Å	1 inch=2.54 cm	1 mile=1760 yd

2. 부피의 단위

1 L=1,000 mL	1 quart=946 mL	1 gallon=3.785 L
1 L=10^6 μL	1 pint=473.179 mL	1 oz=29.6 mL
1 mL=10^3 μL	1 barrel(석유)=158.99 L	

3. 무게(질량)의 단위

1 kg=1,000 gm	1 kg=10^6 mg	1 kg=10^9 μg
1 oz=28.35 gm	1 Lb=453.59 gm	1 gm=15.4 grain

7. Useful Information about Concentrated Acids and Bases

Chemical, reagent grade	Sp. gr at room temperature	Percent wt in wt(w/w%)	Molecular weight	Appoximate N in acid-base reactions
H_2SO_4.conc	1.84	95~98	98.08	36
HNO_3.conc	1.42	69~71	63.02	16
HCl.conc	1.18	36.5~38	36.46	12
CH_3COOH.glacial	1.05	99~100	60.05	17.5
H_3PO_4.ortho	1.7	85	98.00	15, 30, 45
	1.2	85	90.08	(depending on reaction)
Lactic acid	1.53	60~62	100.46	11
$HClO_4$.60%	1.68	70~72	100.46	9
71%	0.90	28~30	35.05(NH_4OH)	12
NH_4OH.conc		(as NH_3)	17.03(NH_3)	14.8
NaOH.saturated solution	1.5	50	40.00	19

8. 지시약의 범위

지시약	pH 범위	변색(산-염기)	용액 100mL에 첨가되는 양 (0.1%)
Thymol blue	1.2~2.8	red-yellow	0.1 g(20% Alc)
β-Dinitrophenol	2.0~4.0	colorless-yellow	0.1 g(Aq)
Methyl yellow	2.9~4.0	red-yellow	0.1 g(20% Alc)
Brom phenol blue	3.0~4.6	yellow-blue	0.1 g(20% Alc)
Methyl Orange	3.1~4.4	red-yellow	0.1 g(Aq)
Brom cresol green	3.8~5.4	yellow-blue	0.04 g(20% Alc)
Methyl Red	4.2~6.2	red-yellow	0.2 g(90% Alc)
Litmus	4.5~8.3	red-blue	0.2 g(Aq)
Brom cresol purple	5.2~6.8	yellow-purple	0.1 g(20% Alc)
Brom thymol blue	6.0~7.6	yellow-blue	0.1 g(20% Alc)
Neutral red	6.8~8.0	red-yellow	0.1 g(70% Alc)
Phenol red	6.8~8.4	yellow-red	0.1 g(20% Alc)
Phenolphthalein	8.3~10.0	coloress-red	0.1 g(90% Alc)
Thymolphthalein	9.3~10.6	colorless-blue	0.1 g(90% Alc)
Alizarin yellow R	10.1~12.0	yellow-violet	0.1 g(Aq)
α-Naphthol Benzene	9.0~11.0	yellow-blue	1.0 g(100% Alc)
Cresol red	7.2~8.8	yellow-red	0.1 g(20% Alc)
methyl cresol purple	1.2~2.8	red-blue	0.1 g(NaOH/Aq)
methyl violet	0.4~1.0	yellow-blue	0.05 g(Aq)
Töpfer reagent	2.5~4.0	Red-yellow	0.5 g100% Alc)
Congo Red	3.0~5.0	blue-Red	0.1 g(Aq)
Brom phenol Red	5.2~6.8	yellow-Red	0.05 g(NaOH/Aq)
Indigo Carmine	11.6~14.0	blue-yellow	0.25 g(50% Alc)
o-cresol phthalein	8.0~10.0	colorless-pink	0.05 g(100% Alc)
p-nitro phenol	5.0~7.6	pale yellow-yellow	0.25 g(Aq)
Brom phenol red	5.2~7.0	yellow-red	0.05 g(NaOH/Aq)
Brom chlorophenol blue	3.2~4.8	yellow-blue	0.05 g(NaOH/Aq)
m-cresol purple	1.2~2.8	red-yellow	0.05 g(NaOH/Aq)

9. 위험 물질

〈폭발성 물질〉

물 질	성 질
다량의 산소를 포함하는 물질: 염소산칼륨($KClO_3$), 과산화물: 과산화나트륨(Na_2O_2)	갑자기 센 충격이나 고온으로 가열하면 폭발한다. 또 타기 쉬운 것이 혼합해 있으면 폭발성이 더 강하여진다.
중금속의 아세틸리드: 구리, 은의 아세틸리드(Cu_2C_2, Ag_2C_2)	건조해 있을 때 폭발성이 크다.
니트로화합물, 니트로글리세린, 면화약, T.N.T., 피크린산	센 충격을 해주거나 가열하면 심하게 폭발한다.
암모니아성 질산은 용액	공기속에 방치해 두거나 가열하면 흑색의 시안산 은이 침전된다(용액을 오래 보존하지 말 것). 강한 폭발성을 가진다.
과산화수소(H_2O_2)의 진한 용액의 금속가루, 탄소가루, 산화물 염소산칼륨($KClO_2$)과 숯가루(C), 황(S), 마그네슘(Mg), 알루미늄(Al) 등의 가루, 유기물	폭발한다. 가열, 또는 진한 황산을 떨어뜨리면 폭발한다.
과망간산칼륨($KMnO_4$)과 숯(C), 황(S), 인(P)	가열, 마찰 또는 진한 황산을 떨어뜨리면 발화되고 폭발한다.
할로겐(Cl_2, Br_2, I_2)과 암모니아수(NH_4OH)	진한 할로겐화질소가 생긴다.
액체 공기, 에테르, 알코올, 아세톤	폭발성

〈인화성 물질〉

물 질	성질과 취급법	보 존
황인(P), 백금흑(Pt), 환원 니켈(Ni)	공기 속에서 자발적으로 발화하므로 공기 속에 방치해서는 안된다.	황인을 물 속에 넣어 둘 것
나트륨(Na), 칼륨(K), 산화칼슘(CaO), 탄산칼슘(CaC_2)	심하게 물과 반응하여 발화하므로 사용 양을 줄일 것	나트륨, 칼륨은 석유 속에 넣어 둘 것
알코올, 에테르, 석유에테르, 석유벤젠, 아세톤, 벤젠, 톨루엔, 이황화탄소, 코로디온	인화성이 크다. 불을 가까이 하면 위험하다.	실험실에는 다량 두지 말 것
안티몬(Sb)	마찰에 의해서 쉽게 발화한다.	진동이 심한 곳에 두지 말 것

10. 화합물의 명명법과 화학식

영어명	화합물	화학식	분자량
Acetone	아세톤	CH_3COCH_3	58.08
Acetic	초산	CH_3COOH	60.05
Acetic anhydride	무수초산	$(CH_3CO)_2O$	102.09
Ammonia	암모니아	NH_3	17.03
Ammonium acetate	초산암모니움	CH_3COONH_4	77.08
Ammonium carbonate	탄산암모니움	$(NH_4)_2CO_3$	96.08
Ammonium hydroxide	수산화암모니움	NH_4OH	35.04
Ammonium oxalate	수산암모니움	$(NH_4)_2C_2O_4$	124.10
Ammonium sulfate	황산암모니움	$(NH_4)_2SO_4$	132.14
Barbital	바비탈	$C_8H1_2N_2O_3$	184.20
Barium chloride	염화바리움	$BaCl_2$	172.79
Barium hydroxide	수산화바리움	$Ba(OH)_2$	171.35
Barium sulfate	황산바리움	$BaSO_4$	233.40
Benzoic acid	안식향산	C_6H_5COOH	122.12
Benzene	벤젠	C_6H_6	78.11
Boric acid	붕산	H_3BO_3	61.83
Calcium carbonate	탄산칼슘	$CaCO_3$	100.09
Calcium chloride	염화칼슘	$CaCl_2$	110.99
Calcium hydroxide	수산화칼슘	$Ca(OH)_2$	74.09
Carbonic acid	탄산	H_2CO_3	62.03
Chromic acid	크롬산	H_2CrO_4	118.01
Chloroform	크로로폼	$CHCl_3$	119.38
Cupper sulfate	황산동	$CuSO_4$	159.60
Creatinine	크리아치닌	$C_4H_7N_3O$	113.12
Cupric oxide	산화동	CuO	78.54
Dinitro phenylhydrajine		$C_6H_6N_4O_4$	198.14
Ethyl ether	에칠에텔	$(CH_3CH_2)_2O$	74.12
Ethylene diamine tetracetic acid		$C10H1_4N_2Na_2O_8 \cdot {}_2H_2O$	372.24
Ethanol	에칠알코올	C_2H_6O: CH_3CH_2OH	46.07
Ferric chloride	염화제2철	$FeCl_3$	162.20
Formaldehyde	포말알데하이드	$HCHO$	30.03
Hydrchloric acid	염산	HCl	36.46
Hydrogen peroxide	과산화수소	H_2O_2	34.02
α-Ketoglutaric acid	케토구루타릭산	$HOOC \cdot CH_2CH_2 \cdot Co \cdot COOH$	146.10
Magnesium chloride	염화마그네시움	$MgCl_2$	95.21
Magnesium hydroxide	수산화마그네시움	$Mg(OH)_2$	58.32
Mercuric chloride	염화수은	$HgCl_2$	271.50
Mercuric iodide	요오드화수은	HgI_2	454.43
Mercuric nitrate	질산수은	$Hg(NO_3)_2$	324.60
Methanol	메칠알코올	CH_3OH	32.04
Nitric acid	질산	HNO_3	63.01
Oxalic acid	수산	$(COOH)_2$	90.04
Perchloric acid	과염소산	$HClO_4$	100.46
Phenol	석탄산	C_6H_5OH	94.11
Phosphoric acid	인산	H_3PO_4	97.99
Picric acid	피크린산	$C_6H_3N_3O_7$	279.11
Potassium chloride	염화카리	KCl	74.55

영어명	화합물	화학식	분자량
Potassium chromate	크롬산카리	K_2CrO_4	194.18
Potassium dichromate	중크롬산카리	$K_2Cr_2O_2$	294.19
Potassium periodate	과요소산카리	KIO_4	230.00
Potassium iodide	요오드화카리	KI	166.01
Potassium iodate	요도산카리	KIO_3	214.00
Potassium carbonate	탄산카리	K_2CO_3	138.21
Potassium cyanide	시안화카리	KCN	65.12
Potassium hydroxide	수산화카리	KOH	56.11
Potassium permanganate	과망간산카리	$KMnO_4$	158.04
Potassium phospate monobasic	인산2수소카리	KH_2PO_4	136.09
Potassium phosphate dibasic	인산1수소카리	K_2HPO_4	174.17
Sodium azide		NaN_3	65.01
Sodium acetate	초산나트륨	$NaC_2H_3O_2$	82.03
Sodium benzoate	안식향나트륨	C_6H_5COONa	144.11
Sodium barbital		$C_8H11N_2NaO_3$	206.18
Sodium bicarbonate	중탄산소다	$NaHCO_3$	84.01
Sodium bisulfite	중아황산나트륨	$NaHSO_3$	104.16
Sodium carbonate	탄산소다	Na_2CO_3	105.99
Sodium chloride	염화나트륨	NaCl	58.44
Sodium citrate	구연산소다	$C_6H_5Na_3O_7$	258.0.7
Sodium fluoride	불화나트륨	NaF	41.99
Sodium hydroxide	수산화나트륨	NaOH	40.00
Sodium hypochlorite	차염소산나트륨	NaOCl	74.44
Sodium nitrate	질산소다	$NANO_3$	84.99
Sodium nitrite	아질산소다	$NaNO_2$	68.99
Sodium phosphate monobasic	인산2수소나트륨	NaH_2PO_4	119.98
Sodium phosphate dibasic	인산수소나트륨	$NaHPO_4$	141.96
Sodium sulfate	황산소다	Na_2SO_4	142.04
Sodium sulfite	아황산소다	Na_2SO_3	126.04
Sodium tetraborate	붕산나트륨	$Na_2B_4O_7$	201.22
Sodium thiosulfate	치오황산나트륨	$Na_2S_2O_3$	158.10
Sodium tungstate	텅그스텐소다	Na_2WO_4	339.81
Sodium oxalate	수산나트륨	$Na_2C_2O_4$	134.00
Sodium periodate	과요오드산나트륨	$NaIO_4$	213.89
Silver nitrate	질산은	$AgNO_3$	169.88
Sulfuric acid	황산	H_2SO_4	98.08
Trichloroacetic acid	삼염화초산	CCl_3COOH	163.39
Tungstic acid	텅그스텐산	H_2WO_4	249.86
Urea	요소	$CO(NH_2)_2$	60.06
Zinc sulfate	황산아연	$ZnSO_4$	161.44
Zinc chloride	염화아연	$ZnCl_2$	136.99
Xylene	키실렌	$C_6H_4(CH_3)_2$	106.17

11. 임상에서 사용되는 약자

(A)		
AAS	Atomic absorption spectrophotometer	원자흡광도계
ACP	Acid phosphatase	산성인산효소
ACTH	Adrenocorticotropic hormone	부산피질자극호르몬
ADH	Alcohol dehydrogenase	알코올탈수소효소
	Antidiuretic hormone	항이뇨호르몬
ADP	Adenosine diphosphate	아데노신2인산
AFP	α-fetoprotein	
AIDS	Acquired immunodeficiency syndrome	후천성면역부전증후군
ALP	Alkaline phosphatase	알칼리성인산효소
ALT(GPT)	Alanine aminotransferase	지피티
AMY	Amylase	아밀레이스
APTT	Activated partial thromboplastin time	활성화부분트롬보프라스친시간
ASO	Antistreptolysin	
AST(GOT)	Aspartate aminotransferase	지오티
ATP	Adenosine triphosphate	아데노신3인산
(B)		
BCG	Brom cresol green	
BCP	Brom cresol purple	
BUN	Blood urea nitrogen	혈중 요소질소
BSP	Bromsulfophthalein	
(C)		
CA	Catecholamine	
CCF	Cephalin cholesterol flocculation	
CEA	Carcinoembryonic antigen	암 태아항원
CFT	Complement fixation test	보체결합시험
ChE	Cholineesterase	코린에스터라제
CIE	Counter immunoelectrphoresis	대항면역전기영동법
CM	Chylomicron	
Cp	Ceruloplasmin	
CK	Creatine kinase(CPK, Creatine phosphokinase)	
CRP	C-reactive protein	C-반응성 단백
CSF	Cerebrospinal fluid	뇌척수액
CV	Coefficient of variation	변동계수
(D)		
δ-ALA	δ-aminolevulinic acid	
DOC	Desoxycorticosterone	
DPN	Diphosphopyridine nucleotide	
DHEA	Dehydroepioandrosterone	
DNA	Deoxyribonucleic acid	
(E)		
EDTA	Ethylenediamine tetraacetic acid	
EEG	Electroencephalogram	뇌파
EIA	Enzyme immuno assay	효소면역법
ELISA	Enzyme-linked immuno sorbent assay	
EMG	Electromyogram	근전도
EMIT	Enzyme multiple immunoassay technique	

(F)		
FAD	Flavin adenine dinucleotide	
FBS	Fasting blood sugar	공복시 혈당
FIA	Fluorescent immuno assay	형광면역법
FMN	Flavin mononucleotide	
FM	Frequency modulation	주파수 변조
FPIA	Fluorescent polarization immuno assay	형광면역측정법
(G)		
Gc	Gas chromatography	
GFR	Glomerular filtration rate	사구체여과율
GH	Growth hormone	성장 호르몬
GLC	Gas-liquid chromatography	
GLDH	Glutamic acid dehydrogenase	
GOD	Glucose oxidase	
GOT(AST)	Glutamic oxalacetic transaminase	
GPT(ALT)	Glutamic pyruvic transaminase	
GGTP	Gamma glutamyl transpeptidase	
(H)		
HAIT	Hemagglutination inhibition test	적혈구응집저지시험
HB	Hepatitis B	B형 간염
Hb	Hemoglobin	혈색소
α-HBD	Hydroxybutylic dehydrogenase	
HCG	Human chorionic gonadotropin	
HDL	High density lipoprotein	고비중지단백
HI	Hemagglutination inhibition	적혈구응집저지반응
5-HIAA	5-hydroxy indole acetic acid	
HK	Hexokinase	
HLTV	Human T cell leukemia virus	
HPLC	High performance liquid chromatogrphy	고속액체크로마토그래피
Ht=HCT	Hematocrit	
(I)		
ICD	Isocitric dehydrogenase	
ICG	Indocyanine green	
ID	Immuno diffusion	면역확산법
IEP	Isoelectric point	등전점
IR	Infrad Red	
IU	International units	
IVP	Intravenous pyelography	정맥성 신우조영
17-KS	17-Ketosteroid	
(L)		
LAP	Leucine aminopeptidase	
LA	Latex agglutionation	
LCAT	Lecithin cholesterol acyltransferase	
LD	Lactic dehydrogenase	유산탈수소효소
LDL	Low density lipoprotein	저비중지단백
LE	Lupus erythematosus	홍반성 낭창
LPL	Lipoprotein lipase	
(M)		
MAO	Monoamine oxidase	

MCH	Mean corpuscular hemoglobin	평균적혈구 혈색소량
MCHC	Mean corpuscular hemoglobin concentration	평균적혈구혈색소농도
MCV	Mean corpuscular volume	평균적혈구용적
MDH	Malic dehydrogenase	
MPHA	Maxid passive hemagglutination	혼합수신적혈구응집반응
(N)		
NA	Noradrenalin	
NAD	Nicotiamide adenine dinucleotide(oxidized)	
NADH	Nicotiamide adenine dinucleotide(reduced)	
NADP	Nicotiamide adenine dinucleotide phosphate	
NBT	Nitroblue tetrazolium	
NPN	Non protein nitrogen	비단백질소
(O)		
o-CPC	o-cresolphthalein complexone	
OGTT	Oral glucose tolerance test	경구당부하시험
OCT	Ornithine carbamyl transferase	
17-OHCS	17-hydroxy corticosteroid	
(P)		
PAGE	Polyacryamide gel electrophoresis	
PAH	P-amino hippurate	파라 아미노 마뇨산
PAS	Periodic acid of schiff	
	P-aminosalicylic acid	
PHA	Passive hemagglutionation	수신적혈구응집반응
PK	Pyruvate kinase	
POD	Peroxidase	
PPM	Part per million	
PSP	Phenolsulfophthalein	
PT	Prothrombin time	
PTH	Parathyroid hormone	
PTT	Partial thromboplastin time	
(R)		
RA	Rheumatoid arthritis	
RAHA	Rheumatoid arthritis hemagglutionation	
RBC	Red blood cell	적혈구
RF	Rheumatoid factor	
RI	Radioisotope	방사성동위원소
RIA	Radio immuno assay	
RIP	Radio immuno precipitation	
RNA	Ribonucleic acid	
RPF	Renal plasma flow	
RPHA	Reversed passive hemagglutionation test	역수신혈구응집반응
RPR	Rapid plasma reagin.: card test for syphilis	
(S)		
SLE	Systemic lupus erythematosus	
SLFIA	Substrate linked fluorescent immunoassay	
SRID	Single radial immunodiffusion	일원방사상 면역확산
SUN	Serum urea nitrogen	혈청뇨소질소
STP	Standard temperature and pressure	

(T)		
TBG	Thyroxin binding globulin	
TBP	Thyroxin binding protein	
TCA	Trichloroacetic acid	
TDM	Toxic drug monitoring	
TG	Triglyceride.: thyroglobulin	
THAM	Tris hydroxymethyl aminomethane	
TIBC	Total iron binding capacity	총철결합능
TLC	Thin layer chromatography	
TMP	Thiamine monophosphate	
TPHA	Treponema pallidum hemagglutination	
TRP	Thyrotropin releasing hormone	세뇨관 재 흡수율
TSA	Tumor specific antigen	종양특이성항원
	P-toluene sulfonic acid test	
TSH	Thyroid stimulation hormone	갑상선자극호르몬
TT	Thrombin time	
TTP	Thiamine triphosphate	
TTT	Thymol turbidity test	
(U)		
UDP	Uridine diphosphate	
UIBC	Unsaturated iron binding capacity	불포화철결합능
UMP	Uridine monophosphate	
UV	Ultra violet	
(V)		
VDRL	Venereal disease research laboratory test	
VLDL	Very low density lipoprotein	초저비중지단백
VMA	Vanil mandelic acid	
(Z)		
ZTT	Zinc sulfate turbidity test	황산아연혼탁시험

12. 대수표

											Proportional parts								
N	0	1	2	3	4	5	6	7	8	9	1	2	3	4	5	6	7	8	9
10	0000	0043	0086	0128	0170	0212	0253	0294	0334	1374	4	8	12	17	21	25	29	33	37
11	0414	0453	0492	0531	1569	0607	0645	0682	1719	0755	4	8	11	15	19	23	26	30	34
12	0792	0828	0864	0899	0934	0969	1004	1038	1072	1106	3	7	10	14	17	21	24	28	31
13	1139	1173	1206	1239	1271	1303	1335	1367	1399	1430	3	6	10	13	16	19	23	26	29
14	1461	1492	1523	1553	1584	1614	1644	1673	1703	1732	3	6	9	12	15	18	21	26	27
15	1761	1790	1818	1847	1875	1903	1931	1959	1987	2014	3	6	8	11	14	17	20	22	25
16	2041	2068	2095	2122	2148	2175	2201	2227	2253	2279	3	5	8	11	13	16	18	21	24
17	2304	2330	2355	2380	2405	2430	2455	2480	2504	2529	2	5	7	10	12	15	17	20	22
18	2553	2577	2601	2625	2648	2673	2695	2718	2742	2765	2	5	7	9	12	14	16	19	21
19	2788	2810	2833	2856	2878	2900	2923	2945	2967	2989	2	4	7	9	11	13	16	18	20
20	3010	3032	3054	3075	3096	3118	3139	3160	3181	3201	2	4	6	8	11	13	15	17	19
21	3222	3243	3263	3284	3304	3324	3345	3365	3385	3404	2	4	6	8	10	12	14	16	18
22	3424	3444	3464	3488	3502	3522	3541	3560	3579	3598	2	4	6	8	10	12	14	15	17
23	3617	3636	3655	3674	3692	3711	3729	3747	3766	3784	2	4	6	7	9	11	13	15	17
24	3802	3820	3838	3856	3874	3892	3909	3927	3945	3962	2	4	5	7	9	11	12	14	16
25	3979	3997	4014	4031	4048	4065	4082	4099	4116	4133	2	3	5	7	9	10	12	14	15
26	4150	4166	4183	4200	4216	4232	4249	4265	4281	4298	2	3	5	7	8	10	11	13	15
27	4314	4330	4346	4362	4378	4393	4409	4425	4440	4456	2	3	5	6	8	9	11	13	14
28	4472	4487	4502	4518	4533	4548	4564	4579	4594	4609	2	3	5	6	8	9	11	12	14
29	4624	4639	4654	4669	4698	4698	4713	4728	4742	4757	1	3	4	6	7	9	10	12	13
30	4771	4786	4800	4814	4829	4843	4857	4971	4886	4900	1	3	4	6	7	9	10	11	13
31	4914	4928	4942	4955	4969	4983	4997	5011	5024	5038	1	3	4	6	7	8	10	11	12
32	5051	5065	5079	5092	5105	5119	5132	5145	5159	5172	1	3	4	5	7	8	9	11	12
33	5185	5198	5211	5224	5237	5250	5263	5276	5289	5302	1	3	4	5	6	8	9	10	12
34	5315	5328	5340	5353	5366	5378	5391	5403	5416	5428	1	3	4	5	6	8	9	10	11
35	5441	5453	5465	5478	5490	5502	5514	5527	5539	5551	1	2	4	5	6	7	9	10	11
36	5563	5575	5587	5599	5611	5623	5623	5647	5658	5670	1	2	4	5	6	7	8	10	11
37	5682	5694	5705	5717	5729	5740	5740	5763	5775	5786	1	2	3	5	6	7	8	9	10
38	5798	5809	5821	5832	5843	5855	5855	5877	5888	5899	1	2	3	5	6	7	8	9	10
39	5911	5922	5933	5944	5955	5966	5966	5988	5999	6010	1	2	3	4	5	7	8	9	10
40	6021	6031	6042	6053	6064	6075	6085	6096	6107	6117	1	2	3	4	5	6	8	9	10
41	6128	6138	6149	6160	6170	6180	6191	6201	6212	6222	1	2	3	4	5	6	7	8	9
42	6232	6243	6253	6263	6274	6284	6294	6304	6314	6325	1	2	3	4	5	6	7	8	9
43	6335	6345	6355	6365	6375	6385	6395	6405	6415	6425	1	2	3	4	5	6	7	8	9
44	6435	6444	6454	6464	6474	6484	6493	6503	6513	6522	1	2	3	4	5	6	7	8	9
45	6532	6542	6551	6561	6571	6580	6590	6599	6609	6618	1	2	3	4	5	6	7	8	9
46	6628	6637	6646	6656	6665	6675	6684	6693	6702	6712	1	2	3	4	5	6	7	7	8
47	6721	6730	6739	6749	6758	6767	6776	6785	6794	6803	1	2	3	4	5	5	6	7	8
48	6812	6821	6830	6839	6848	6857	6866	6875	6884	6893	1	2	3	4	4	5	6	7	8
49	6902	6911	6920	6928	6937	6946	6955	6964	6973	6981	1	2	3	4	4	5	6	7	8
50	6990	6998	7007	7016	7024	7033	7042	7050	7059	7067	1	2	3	3	4	5	6	7	8
51	7076	7084	7093	7101	7110	7118	7126	5135	7143	7152	1	2	3	3	4	5	6	7	8
52	7160	7168	7177	7185	7193	7202	7210	7218	7226	7235	1	2	2	3	4	5	6	7	7
53	7243	7251	7259	7275	7275	7284	7292	7300	7308	7316	1	2	2	3	4	5	6	6	7
54	7324	7332	7340	7356	7364	7364	7372	7380	7388	7396	1	2	2	3	4	5	6	6	7
N	0	1	2	3	4	5	6	7	8	9	1	2	3	4	5	6	7	8	9

*Interpolation in this section of the table is inaccurate.

										Proportional parts								
N	0	1	2	3	4	5	6	7	8	9	1	2	3	4	5	6	7	8	9
55	7404	7412	7419	7427	7435	7443	7451	7459	7466	7474	1	2	2	3	4	5	5	6	7
56	7482	7490	7497	7505	7513	7520	7528	7536	7543	7551	1	2	2	3	4	5	5	6	7
57	7559	7566	7574	7582	7589	7597	7604	7612	7619	7627	1	2	2	3	4	5	5	6	7
58	7634	7642	7649	7657	7664	7672	7679	7686	7694	7701	1	1	2	3	4	4	5	6	7
59	7709	7716	7723	7731	7738	7745	7752	7760	7767	7774	1	1	2	3	4	4	5	6	7
60	7782	7789	7796	7803	7810	7818	7825	7832	7839	7846	1	1	2	3	4	4	5	6	6
61	7853	7860	786879	7875	7882	7889	7896	7903	7910	7917	1	1	2	3	4	4	5	6	6
62	7924	7931	38	7945	7952	7959	7966	7973	7980	7987	1	1	2	3	3	4	5	6	6
63	7993	8000	8007	8014	8021	8028	8035	8041	8048	8055	1	1	2	3	3	4	5	5	6
64	8062	8069	8075	8082	8089	8096	8102	8109	8116	8122	1	1	2	3	3	4	5	5	6
65	8129	8136	8142	8149	8156	8162	8169	8176	8182	8189	1	1	2	3	3	4	5	5	6
66	8195	8202	8209	8215	8222	8228	8235	8241	8248	8254	1	1	2	3	3	4	5	5	6
67	8261	8267	8274	8280	8287	8293	8299	8306	8312	8319	1	1	2	3	3	4	5	5	6
68	8325	8331	8338	8344	8351	8357	8363	8370	8376	8382	1	1	2	3	3	4	4	5	6
69	8388	8395	8401	8407	8414	8420	8426	8432	8439	8445	1	1	2	2	3	4	4	5	6
70	8451	8457	8463	8470	8476	8482	8488	8494	8500	8506	1	1	2	2	3	4	4	5	6
71	8513	8519	8525	8531	8537	8543	8549	8555	8561	8567	1	1	2	2	3	4	4	5	5
72	8573	8579	8585	8591	8597	8603	8609	8615	8621	8627	1	1	2	2	3	4	4	5	5
73	8633	8639	8645	8651	8657	8663	8669	8675	8681	8686	1	1	2	2	3	4	4	5	5
74	8692	8698	8704	8710	8716	8722	8722	8733	8739	8745	1	1	2	2	3	4	4	5	5
75	8751	8756	8762	876888	8774	8779	8785	8791	8797	8802	1	1	2	2	3	3	4	5	5
76	8808	8814	8820	25	8831	8837	8842	8848	8854	8859	1	1	2	2	3	3	4	5	5
77	8865	8871	8876	8882	8887	8893	8899	8904	8910	8915	1	1	2	2	3	3	4	4	5
78	8921	8972	8932	8938	8943	8949	8954	8960	8965	8971	1	1	2	2	3	3	4	4	5
79	8976	8982	8987	8993	8998	9004	9009	9015	9020	9025	1	1	2	2	3	3	4	4	5
80	9031	9036	9042	9047	9053	9058	9063	9069	9074	9079	1	1	2	2	3	3	4	5	5
81	9085	9090	9096	9101	9106	9112	9117	9122	9128	9133	1	1	2	2	3	3	4	5	5
82	9138	9143	9149	9154	9159	9165	9170	9175	9180	9186	1	1	2	2	3	3	4	4	5
83	9191	9196	9201	9206	9212	9217	9222	9227	9232	9238	1	1	2	2	3	3	4	4	5
84	9243	9248	9253	9258	9263	9269	9274	9279	9284	9289	1	1	2	2	3	3	4	4	5
85	9294	9299	9304	9309	9315	9320	9325	9330	9335	9340	1	1	2	2	3	3	4	4	5
86	9345	9350	9355	9360	9365	9370	9375	9380	9385	9390	1	1	2	2	3	3	4	4	5
87	9395	9400	9405	9410	9415	9420	9425	9430	9435	9440	0	1	1	2	2	3	3	4	4
88	9445	9450	9455	9460	9465	9469	9474	9479	9484	9489	0	1	1	2	2	3	3	4	4
89	9494	9499	9504	9509	9513	9518	9523	9528	9533	9538	0	1	1	2	2	3	3	4	4
90	9542	9547	9552	9557	9562	9566	957196	9576	9581	9586	0	1	1	2	2	3	3	4	4
91	9590	9595	9600	9605	9609	9614	19	9624	9628	9633	0	1	1	2	2	3	3	4	4
92	9638	9643	9647	9652	9657	9661	9666	9671	9675	9680	0	1	1	2	2	3	3	4	4
93	9685	9689	9694	9699	9703	9708	9713	9717	9722	9727	0	1	1	2	2	3	3	4	4
94	9731	9736	9741	9745	9750	9754	9759	9763	9768	9773	0	1	1	2	2	3	3	4	4
95	9777	9782	9786	9791	9795	9800	9805	9809	9814	9818	0	1	1	2	2	3	3	4	4
96	9823	9827	9832	9836	9841	9845	9850	9854	9859	9863	0	1	1	2	2	3	3	4	4
97	9868	9872	9877	9881	9886	9890	9894	9899	9903	9908	0	1	1	2	2	3	3	4	4
98	9912	9917	9921	9926	9930	9934	9939	9943	9948	9952	0	1	1	2	2	3	3	4	4
99	9956	9961	9965	9969	9974	9978	9983	9987	9991	9996	0	1	1	2	2	3	3	3	4
N	0	1	2	3	4	5	6	7	8	9	1	2	3	4	5	6	7	8	9

13. 투과율-흡광도(환산표) TRANSMIT

%T (透過率)	OPTICAL DENSITY(O.D.) (吸光度)				%T (透過率)	OPTICAL DENSITY(O.D.) (吸光度)			
		1 (.25)	2 (.50)	3 (.75)			1 (.25)	2 (.50)	3 (.75)
1	2.000	1.903	1.824	1.757	51	.2924	.2903	.2882	.2861
2	1.699	1.648	1.602	1.561	52	.2840	.2819	.2798	.2777
3	1.523	1.488	1.456	1.426	53	.2756	.2736	.2716	.2696
4	1.398	1.372	1.347	1.323	54	.2676	.2656	.2636	.2616
5	1.301	1.280	1.260	1.240	55	.2596	.2577	.2557	.2537
6	1.222	1.204	1.187	1.171	56	.2518	.2499	.2480	.2460
7	1.155	1.140	1.126	1.112	57	.2441	.2422	.2403	.2384
8	1.097	1.083	1.071	1.059	58	.2366	.2347	.2328	.2310
9	1.046	1.034	1.022	1.011	59	.2291	.2273	.2255	.2236
10	1.000	.989	.979	.969	60	.2218	.2200	.2182	.2164
11	.959	.949	.939	.930	61	.2147	.2129	.2111	.2093
12	.921	.912	.903	.894	62	.2076	.2059	.2041	.2024
13	.886	.878	.870	.862	63	.2007	.1990	.1973	.1956
14	.854	.846	.838	.831	64	.1939	.1922	.1905	.1888
15	.824	.817	.810	.803	65	.1871	.1855	.1838	.1821
16	.796	.789	.782	.776	66	.1805	.1788	.1772	.1756
17	.770	.763	.757	.751	67	.1739	.1723	.1707	.1691
18	.745	.739	.733	.727	68	.1675	.1659	.1643	.1627
19	.721	.716	.710	.704	69	.1612	.1596	.1580	.1565
20	.699	.694	.688	.683	70	.1549	.1534	.1518	.1503
21	.678	.673	.668	.663	71	.1487	.1472	.1457	.1442
22	.658	.653	.648	.643	72	.1427	.1412	.1397	.1382
23	.638	.634	.629	.624	73	.1367	.1352	.1337	.1322
24	.620	.615	.611	.606	74	.1308	.1293	.1278	.1264
25	.602	.598	.594	.589	75	.1249	.1235	.1221	.1206
26	.585	.581	.577	.573	76	.1192	.1177	.1163	.1149
27	.569	.565	.561	.557	77	.1135	.1121	.1107	.1093
28	.553	.549	.545	.542	78	.1079	.1065	.1051	.1037
29	.538	.534	.530	.527	79	.1024	.1010	.0996	.0982
30	.523	.520	.516	.512	80	.0969	.0955	.0942	.0928
31	.509	.505	.502	.498	81	.0915	.0901	.0888	.0875
32	.495	.491	.488	.485	82	.0862	.0848	.0835	.0822
33	.482	.478	.475	.472	83	.0809	.0796	0.783	.0770
34	.469	.465	.462	.459	84	.0757	.0744	.0731	.0718
35	.456	.453	.450	.447	85	.0706	.0693	.0680	.0667
36	.444	.441	.438	.435	86	.0655	.0642	.0630	.0617
37	.432	.429	.426	.423	87	.0605	.0593	.0580	.0568
38	.420	.417	.414	.412	88	.0555	.0543	.0531	.0518
39	.409	.406	.403	.401	89	.0505	.0494	.0482	.0470
40	.398	.395	.392	.390	90	.0458	.0446	.0434	.0422
41	.387	.385	.382	.380	91	.0410	.0398	.0386	.0374
42	.377	.374	.372	.369	92	.0362	.0351	.0339	.0327
43	.367	.364	.362	.359	93	.0.315	.0304	.0292	.0281
44	.357	.354	.352	.349	94	.0269	.0257	.0246	.0235
45	.347	.344	.342	.340	95	.0223	.0212	.0200	.0188
46	.337	.335	.332	.330	96	.0177	.0166	.0155	.0144
47	.328	.325	.323	.321	97	.0132	.0121	.0110	.0099
48	.319	.317	.314	.312	98	.0088	.0077	.0066	.0055
49	.310	.308	.305	.303	99	.0044	.0033	.0022	.0011
50	.301	.299	.297	.295	100	.0000	.0000	.0000	.0000

14. 임상화학분야의 검사종목과 참고치

일반화학검사(I)-L-30

검사명	참고치	단위	검체	주의사항	검사방법
Admission panel			Serum 1 mL	공복채혈, 용혈방지, 채혈 후 즉시, 혈청	자동분석기
Liver panel			Serum 1 mL		
Calcium	8.8~10.5	mg/dL	Serum 1 mL		OCPC법
Phosphorus	2.5~4.5	mg/dL	Serum 1 mL		Molybdate reduction
Glucose	70~110	mg/dL	Serum 1 mL		Oxidase법
Blood urea nitrogen (BUN)	10~26	mg/dL	Serum 1 mL		Urease/GLDH법
Uric acid	3.0~7.0	mg/dL	Serum 1 mL		Uricase/POD법
Cholresterol	〈240	mg/dL	Serum 1 mL		COD/POD법
Protein, total	6.0~8.0	g/dL	Serum 1 mL		Biuret법
Albumin	3.3~5.2	g/dL	Serum 1 mL		BCG법
Bilirubin, total	0.2~1.2	mg/dL	Serum 1 mL	광선노출 시 감소	Bilirubin oxidase법
Alkaline phosphatase (ALP)	C : 60~300 P : 30~165 A : 30~115	u/L	Serum 1 mL		AMP-PNPP법
AST(GOT)	〈40	u/L	Serum 1 mL	용혈 시 증가	NADH, UV법(IFCC)
ALT(GPT)	〈40	u/L	Serum 1 mL	용혈 시 증가	NADH, UV법(IFCC)
GGT(r-GT)	M : 11~63 F : 8~35	u/L	Serum 1 mL		Carboxylated GGPNA(IFCC)
Bilrubin, direct	0~0.5	mg/dL	Serum 1 mL	광선노출 시 감소	Bilirubin oxidasc법
Amylase	60~180	u/L	Serum 1 mL		Enzyme법(CNP, α, β glucosidase)
Creatine Kinase(CK)	20~270	u/L	Serum 1 mL		UV법(GSCC)
Lactate dehydrogenase(LD)	100~225	u/L	Serum 1 mL	용혈 시 증가	L→P법(Wacker)
Thymol Turibidity Test(TTT)	0~5.0	Maclagan units	Serum 1 mL		Thymol turbidity법
Adnosine deaminase (ADA)	S 5.3~17.8 PF 12.3±8.0 AC 12.3 CSF 8.0	u/L	Serum 1 mL Body Fluid 1 mL		효소법

검사명	참고치	단위	검체	주의사항	검사방법
Creatinine*	0.7~1.4	mg/dL	Serum 1 mL		Jaffe, Picrate/kinetic
Electrolyte panel		mmol/L	Serum 1 mL		indirect ISE
Sodium(Na)	135~145	mmol/L	Serum 1 mL		indirect ISE
Potassium(K)	3.5~5.5	mmol/L	Serum 1 mL		indirect ISE
Chloride(Cl)	98~110	mmol/L	Serum 1 mL		indirect ISE
CO_2, total	24~31	mmol/L	Serum 1 mL	진공채혈관 사용	indirect ISE
Iron(Fe)	Birth : 200 M : 50~170 F : 50~130	μt/dL	Serum 1 mL	진공채혈관 사용 용혈시 증가	Ferrozine
TIBC	280~400	μt/dL	Serum 1 mL	진공채혈관 사용	Iron+UIBC
Lipid panel-A			Serum 2 mL	12시간 공복	
Lipid panel-B			Serum 2 mL		
Triglyceride(TG)	〈200	mg/dL	Serum 1 mL	12시간 공복	GPO-PAP법
HDL-cholesterol	M : 35~55 F : 45~65	mg/dL	Serum 1 mL	12시간 공복	Enzymatic.
Aplipoprotein A-I	110~140	mg/dL	Serum 0.5 mL	12시간 공복	Nepheolo
Apolipoprotein B	57~110	mg/dL	Serum 0.5 mL	12시간 공복	Nepheolo
Lipoprotein profile	보고서 참조		Serum 3 mL	12시간 공복	
LDL-choresterol	〈140	mg/dL	Serum 1 mL	12시간 공복	Enzymatic
CRP, quan. ***	〈0.5	mg/dL	Serum 1 mL		TIA

* Creatinine : 2일에 1회 보험인정
** Electrolyte panel : 주 1회 보험인정
*** CRP, quan : 주 1회 보험인정

일반화학검사(II)

검사명	참고치	단위	검체	주의사항	검사방법
urine		mmol/d	24hr urine 또는 Random urine 5 mL		L-30과 동일
Sodium	40~220	mmol/d			L-30과 동일
Potassium	25~120	mmol/d			L-30과 동일
Chloride	110~250	mmol/d			L-30과 동일
Calcium	70~180	mg/dL			OCPC법
Magnesium	6.0~8.5	mEq/d			Xylidyl blue법
Phophorus	0.4~1.3	g/d			L-30과 동일
Uric acid	250~750	mg/dL			L-30과 동일
Glucose, quantitation	0.5~1.5	g/d			L-30과 동일
Protein, quantitation	1~114	mg/dL			Pyrogallo red
Creatinine	M : 1.0~2.0 F : 0.8~1.8	g/d			L-30과 동일
Creatinine clearance (Ccr)	75~125	mL/min			계산식
Urea nitrogen	12~20	g/d			L-30과 동일
Urea clearance (C-urea, Ucr)		mL/min			계산식
Amylase	80~5000	U/d			L-30과 동일
Amylase clearance (C-amylase)		mL/min			계산식
Microalbumin, urine	〈30	mg/dL			Nephelo.
Oxalate, quantitation, urine	M : 0.08~0.49 F : 0.04~0.32 C : 0.14~0.42	mmol/d			Enzymatic.
Citrate, quantitation, urine	〈20세, 〈0.029〉 20세 ; 0.029에 1세 증가시 1.367씩 증가	mmol/d			Enzymatic.
Glucose, body fluid		mg/dL			Oxidase
Chloride, body fluid		mmol/d			Coulometry
Protein, body fluid	CSF 15~45	mg/dL			Pyrogallol red
Amylase, body fluid		u/L			Enzyme법(CNP α, β glucosidase)
LD, body fluid		u/L			L→P법(Wacker)

- Random urine: 10~15 mL 정도를 접수시킨다.
- 24hr urine : 입원; 병실에서 정확한 용량 측정 후 잘 혼합된 뇨 10~15 mL 정도를 보낸다.
  외래; 입원환자와 동일하게 하거나 전량을 접수시킨다.
- Ccr, Curea, Camylase을 의뢰시에는 혈청을 동시에 보내야 한다(일반화학 I검체를 이용시는 병기요망).
- 결과단위 : Random urine; 일반화학 I 참조
  hrs urine; 24hrs로 환산됨
- 참고치는 24hrs urine의 최고치임

위액검사

검사명	참고치	단위	검체	주의사항	검사방법
Gastric juice analysis for BAO	3.50 ± 3.5/ 성인	mEq/hr	Gastric Juice	아침 공복에 매15분 간격으로 4회 채취	
Gastric juice analysis for MAO	12.5 ± 7.0/ 성인	mEq/hr	Gastric Juice		

- BAO=Base Acid Output
- MAO=Maximum Acid Output
- MAO 측정을 위한 자극제로는 다음과 같은 것들을 사용한다.
  ① Caffein(oral)
  ② Histamine(0.04 mg/kg)
  ③ Histolog(1.7 mg/kg)
  ④ Pentagastrin(6 μg/kg)

당부하검사(Glucose, 50 g dose)

검사명	참고치	단위	검체	주의사항	검사방법
Blood Glucose (Quantitation)					
Glucose, fasting	70~110	mg/dL	Serum 0.5 mL	공복	Oxdase법
Glucose, PP 30 min	110~170	mg/dL	Serum 0.5 mL		Oxdase법
Glucose, PP 60 min	120~170	mg/dL	Serum 0.5 mL		Oxdase법
Glucose, PP 90 min	100~140	mg/dL	Serum 0.5 mL		Oxdase법
Glucose, PP 120 min	70~120	mg/dL	Serum 0.5 mL		Oxdase법
Glucose, PP 180 min	70~110	mg/dL	Serum 0.5 mL		Oxdase법
Glucose, PP ( )min		mg/dL	Serum 0.5 mL		Oxdase법
Glucose, PP ( )min		mg/dL	Serum 0.5 mL		Oxdase법
Hemoglobin Alc	2.3~7.1	%	Blood 2 mL (EDTA)	공복 채혈	HPLC
Urine Glucose(Stick)					
Glucose, fasting, urine	Negative	(-)~(+++)	Urine 5 mL	공복	Urine Stick
Glucose, PP 30 min urine		(-)~(+++)	Urine 5 mL		Urine Stick
Glucose, PP 60 min urine		(-)~(+++)	Urine 5 mL		Urine Stick
Glucose, PP 90 min urine		(-)~(+++)	Urine 5 mL		Urine Stick
Glucose, PP 120 min urine		(-)~(+++)	Urine 5 mL		Urine Stick
Glucose, PP 180 min urine		(-)~(+++)	Urine 5 mL		Urine Stick
Glucose, PP ( )min urine		(-)~(+++)	Urine 5 mL		Urine Stick
Glucosc, PP ( )min urine		(-)~(+++)	Urine 5 mL		Urine Stick

- 채혈 및 채뇨 시간을 정확히 지킨다.
- Hemoglobin Alc 검체는 EDTA tube에 채혈해야 한다.

약물 및 중금속검사

검사명	참고치	단위	검체	주의사항	검사방법
Primidme	5~12	μg/mL	Serum 0.3 mL		FPIA(TDx)
Phenobarbital	15~40	μg/mL	Serum 0.3 mL		FPIA(TDx)
Carbamaxepine, total	8~12	μg/mL	Serum 0.3 mL		FPIA(TDx)
Ethosuximide	40~100	μg/mL	Serum 0.3 mL		FPIA(TDx)
Phenytoin, total	10~20	μg/mL	Serum 0.3 mL		FPIA(TDx)
Theophyline	10~20	μg/mL	Serum 0.3 mL		FPIA(TDx)
Gentamicin	5~10(peak)	μg/mL	Serum 0.3 mL		FPIA(TDx)
Methotrexate(MTX)	24hr〈5.0 48hr〈0.5 72hr〈0.05	μmol/L	Serum 0.3 mL	주사시각과 채혈시각을 반드시 기록	FPIA(TDx)
Calcium, serum	8.8~10.5	mg/dL	Serum 0.5 mL		Hitachi 747
Magnesium, serum	1.5~2.5	mEq/L	Serum 0.5 mL		Hitachi 747
Lithium, serum	0.5~1.0	mEq/L	Serum 0.5 mL	Toxic level〉2.0	AAS
Lead, blood	〈80	μg/dL	Bolld 5 mL (Heparin)	진공채혈	AAS
Zinc	70~150	μg/dL	Serum 1 mL	진공채혈	AAS
Copper, serum	70~155	μg/dL	Serum 2 mL	용혈방지, 진공채혈	AAS
Valproic acid	50~100	μg/dL	Serum 0.3 mL		FPIA(TDx)
Copper, urine	15~30	μg/d	24hr Urine		AAS
Salicylate	〈30	mg/dL	Serum 0.3 mL		Fe(No3)3
Doxepin		μg/L	Serum 0.3 mL		HPLC
Desipramine	150~300	μg/L	Serum 3 mL		HPLC
Nortriptyline	50~150	μg/L	Serum 3 mL		HPLC
Imipramine	150~250	μg/L	Serum 3 mL		HPLC
Amitriptyline	120~250	μg/L	Serum 3 mL		HPLC
Amikacin	15~25	μg/mL	Serum 0.3 mL		FPIA(TDx)
Tobramycin	5~10	μg/mL	Serum 0.3 mL		FPIA(TDx)
Quindine	2~5	μg/mL	Serum 0.3 mL		FPIA(TDx)
Opiates screening, urine	Negative		Urine 5 mL		HA
Digoxin	0.9~2.2	ng/mL	Serum 0.5 mL		FPIA(TDx)
Lactic acid	0.7~2.5	mmol/L	CSF 0.3 mL Blood 2 mL		FPIA(TDx)
Vancomycin	peak 30~40 trough 5~10	μg/mL	Serum 0.3 mL		FPIA(TDx)
Tarcolimus	5~20	ng/mL	Blood 2 mL (EDTA)		MEIA

단백 · 면역화학 검사

검사명	참고치	단위	검체	주의사항	검사방법
Protein electrophoresis	보고서 참조		Serum 1 mL, Urine 10 mL, CSF 5 mL	Protein 기록요망	Cellulose acetate
Lipoprotein electrophoresis	보고서 참조		Serum 0.5 mL	12시간 공복 Lipid panel 동시의뢰	Agarose plate
Hemoglobin electrophoresis	보고서 참조		Blood 3 mL (EDTA)	혈액학 소견, 환자정보 기록요망	Cellulose acetate
ALP isoenzymes(EP)	보고서 참조		Serum 2 mL	ALP 기록요망	Cellulose acetate
LD isoenzyme(EP)	보고서 참조		Serum 1 mL	채혈시각 기록 Total CK 동시의뢰	REP, agarose
CK isoenzyme(EP)	보고서 참조		Serum 1 mL	채혈시각 기록 Total CK 동시의뢰	REP, agarose
Haptoglobin	100~300	mg/dL	Serum 1 mL		Nephelo.
Ceruloplasmin	15.0~60.0	mg/dL	Serum 0.5 mL		Nephelo.
α_1-antitrypsin	190~350	mg/dL	Serum 0.2 mL		RID
Transferrin	200~400	mg/dL	Serum 0.2 mL		Nephelo.
Selectivity index	〈0.2		Urine 10 mL & Serum 0.2 mL	채혈과 동시에 채취한 신선뇨를 즉시 보냄	계산식
Urine IgG					Nephelo.
Serum IgG					Nephelo.
Urine Transferrin					Nephelo.
Serum Transferrin					Nephelo.
Immunoelectrophoresis (IEP)	보고서 참조		Serum 0.5 mL Urine 10 mL CSF 5 mL	PEP 동시 의뢰. 정성	Agarose film
Immunoglobin G	408~1788	mg/dL	Serum 0.5 mL		Nephelo.
Immunoglobin A	64~544	mg/dL	Serum 0.5 mL		Nephelo.
Immunoglobin M	49~355	mg/dL	Serum 0.5 mL		Nephelo.
Immunoglobin D	1.6~10.0	mg/dL	Serum 0.5 mL		RID
Immunoglobin E	0~200	IU/mL	Serum 0.3 mL		Nephelo.

단백 · 면역화학 검사(계속)

검사명	참고치	단위	검체	주의사항	검사방법
C3	70~150	mg/dL	Serum 0.3 mL	채혈 즉시운송, 혈청분리 (-40℃ 이하)	Nephelo.
C4	10~40	mg/dL	Serum 0.3 mL		Nephelo.
Albumin, CSF			CSF 0.5 mL	Traumatic tap주의	Nephelo.
CSF IgG			CSF 0.5 mL	Traumatic tap주의	Nephelo.
Oligoclonal fraction	Negative		CSF 0.5 mL	Traumatic tap주의	IEF
CK-MB, quan.	〈5	μg/L	Serum 0.5 mL		MEIA
Immunofixation eletrophoresis	보고서 참조		Serum 0.3 mL Urine 10 mL CSF 5 mL	PEP 동시 의뢰. 정성.	
Lp(a)	〈25	mg/dL	Serum 0.3 mL		EIA
HbA2, quan.	2.2~2.3	%	Blood 1 mL		Elution
Hemoglobin, isoelectric focusing	보고서 참조		Blood 2 mL (EDTA)		IEF
Troponin I	0.5〈	ng/mL	Serum 1 mL		EIA

특수화학검사

검사명	참고치	단위	검체	주의사항	검사방법
17-OHCS	M : 3.6~9.0 F : 2.4~6.4	mg/d	24hr Urine	HCl 5 mL 첨가, 냉장	Porter-Silv.
VMA, qual.	Negative		Urine 5 mL	약물, 커피, 코코아, 바나나 금기, 냉장.	PNA
VMA, quan.	0.7~6.9	mg/d	24hr Urine		WHO (Sigm)
5-HIAA, quan.	1.8~6.0	mg/d	24hr Urine	약물, 과일 금기	Spectro.
Total porphyrin, urine, qual.	Negative		Urine 5 mL	광선차단	UV lamp
Total porphyrin, stool, qual.	Negative		Stool 1 g	광선차단	UV lamp
Porphobilinogen(PBG), qual.	Negative		Urine 5 mL	광선차단, 신선뇨	Watson-S
Corproporphyrin quan.	5~200	μg/d	24hr Urine	Na_2CO_3, 5 g 첨가 광선차단, 냉장보관	Fluoro.

특수화학검사(계속)

검사명	참고치	단위	검체	주의사항	검사방법
Uroporphyrin, quan.	5~50	μg/d	24hr Urine	HCl 5 mL 첨가, 냉장. PBG동시 의뢰시	Fluoro.
Porphobilinogen(PBG), quan.	0.5~2.1	mg/d	24hr Urine		Spectro.
δ-Aminolevulinic acid	1.5~7.5	mg/d	24hr Urine	HCl 10 mL 첨가, 냉장	Spectro.
Catecholamine, blood (NE, Epinephrine)	NE<150 Epi<375	pg/mL	Plasma 2 mL (EDTA)	냉장	HPLC
Catecholamine, urine (NE, EPinephrine, dopamine)			24hr Urine	광선차단	HPLC
Clonidine suppression test(Basal, 30 min, 60 min)			Plasma 2 mL (EDTA)	소변량 기록	HPLC
Total porphyrin, blood, qual.	Negative		Blood 3 mL (EDTA)	Second moming urine, 24hr urine	UV lamp
Amino acid analysis	보고서 참조		Plasma 1 mL (EDTA) 24hr Urine	용혈 시 증가	HPLC
N-telopeptide(NTx)	<40	nM BCE /mM Cr	Urine 5 mL		EIA
Plasma Hb	<5	mg/dL	Plasma 2 mL (EDTA)	정성분석	OxyHb
Homocysteine	5~15, 5~20 (60세이상)	μmol/L	Blood 3 mL		FPIA
Stone analysis, qual.			Stone	광선차단	
Aminiotic fluid L/S ratio	>2.0		AMF 2 mL		TLC
Aminiotic fluid scanning			AMF mL		Spectro.
Free fatty acid(FFA)	0.3~0.9	mmol/L	Serum 0.5 mL		Spectro.
Semen fructose	>315	mg/dL	Serum 1 mL		Spectro.
Xylose absorption test, blood	>25	g/dL	Serum 1 mL		PBA
Xylose absorption test, urine	>4.0	g/5h	5hr Urine		PBA
Indycyaning green(ICG) test	Rmax>0.8		Serum 2 mL	주사, 재검시간 기록	Dianogreen

대사이상질환검사

검사명	참고치	단위	검체	주의사항	검사방법
Inborn error of metabolism scr.(PKU, galactosemia, CAH)	보고서 참조		혈액여과지	혈액을 충분히 묻힐 것	EIA
Galactokinase(GK)	보고서 참조		Heparinzed 3 mL		Radimetry
UDP-galactose epimerase	보고서 참조		Heparinzed 3 mL		Radimetry
Sorbitol dehydrogense	보고서 참조		Heparinzed 3 mL		Spectro.
PKU screening (ferric chloride test)	Negative		Urine 10 mL		FeCl3
Methylmalonic acid, quan.	보고서 참조		24hr Urine		Spectro.
Orotic acid	보고서 참조		24hr Urine		Spectro.
Mucopolysaccharide screening	Negative		24hr Urine		Spectro.
Glucose-6-phosphatase assay	보고서 참조		Live Bx 30 mg	예약 요망	Spectro.
Acid-α-glucosidase assay	보고서 참조		Heparinzed 5 mL		Fluoro.
β-Glucocerebrosidase assay	보고서 참조		Heparinzed 5 mL		Fluoro.
Hexosaminidase A assay	보고서 참조		Heparinzed 5 mL		Fluoro.
Arylsulfatase A assay	보고서 참조		Heparinzed 5 mL		Spectro.
Galactose-1-phosphate	보고서 참조		Heparinzed 5 mL		Radimetry
Galacotose-1-phosphate uridyl transferase	보고서 참조		Heparinzed 5 mL		Radimetry
Carbohydrate screening test	Negative		Heparinzed 3 mL		Spectro.
Mucopolysaccharidosis (MPS) 확진검사	보고서 참조		Urine 10 mL	임상소견서 첨부	Fluoro.
MPS type I(Hurler/ Scheie) alpha-iduronidase	보고서 참조		Heparinzed 5 mL	임상소견서 첨부	Fluoro.
MPS type IIIB (Sanfilippo B) alpha-N-	보고서 참조		Heparinzed 5 mL	임상소견서 첨부	Fluoro.

대사이상질환검사(계속)

검사명	참고치	단위	검체	주의사항	검사방법
MPS type IVB(Morquio) beta-galactosidase	보고서 참조		Heparinized 5 mL	임상소견서 첨부	Fluoro.
MPS type VI (Maroteaux-Lamp) Arylsulfatase B	보고서 참조		Heparinized 5 mL	임상소견서 첨부	Spectro.
MPS type VII(Sly) beta-glucuronidase	보고서 참조		Heparinized 5 mL	임상소견서 첨부	Fluoro.
Febry병 확진검사 alpha-galactosidase	보고서 참조		Heparinized 5 mL	임상소견서 첨부	Fluoro.

요검사

검사명	참고치	검체	주의사항	검사방법
Routine urinanalysis		아침 체뇨가 좋음, 체뇨 후 1시간 내 검사		
Color & turbidity	황색, 투명	fresh urine 10 mL 이상		육안관찰
Specific gravity	1.005~1.030			N-multistix SG
pH	5.0~8.5			N-multistix SG
Albumin	(—) ~ (±)			N-multistix SG
Glucose	(—)		Vit. C 복용금지	N-multistix SG
Ketone	(—)		Vit. C 복용금지	N-multistix SG
Bilirubin	(—)		광선노출 시 감소	N-multistix SG
Blood	(—)		Vit. C 복용금지	N-multistix SG
Urobilinogen	(±)		광선차단, 실온피함	N-multistix SG
Nitrite	(—)		아침 첫뇨가 좋음	Cytur test
WBC stick	(—)	fresh urine 10 mL 이상	아침 첫뇨가 좋음 체뇨 후 1시간 내 검사	Phase microscopy 필요시 modified Sternheimer 염색
Microscopy		fresh urine 10 mL 이상		
RBC	0~4/HPF(Gr.2)			
WBC	0~4/HPF(Gr.2)			
Squamous cell	0~4/HPF(Gr.3)			
Transitional cell	0~4/HPF(Gr.2)			

요검사(계속)

검사명	참고치	검체	주의사항	검사방법
Renal tubular cell	0.1/HPF(Gr.1)			Phase microscopy 필요시 modified Sternheimer 염색
Cast				
Crystals				
Dysmorphic RBC			비중≤1.010 RBC≤Grade 2 이면 검사불가	
Hemosiderin				Rous법

Routine urinalysis 결과 검사

검사명	단위	±	+	++	+++
Albumin	mg/dL	15	30	100	300
Glucose	mg/dL	100	250	500	1000
Bilirubin	mg/dL		0.6	1.6	3.2
Urobilinogen(Ehrlich unit)	u/dL	0.1~1.0	2	4	8
Ketone: acetoacetic acid	mg/dL	5	15	40	80
Blood(Sangur test)	RBC/μL		5~10	약 50	약 250
WBC(Cytur test)	WBC/μL		〉10	〉25	
Nitrite	양성일 경우 세균뇨를 의미				

Microscopy 결과 검사

Cell		Casts		Crystal & others	
Grade	/HPF	Grade	/LPF	Grade	/HPF
1	〈1	1	〈1	1	a few (1+)
2	1~4	2	1~2	2	moderate (2+)
3	5~9	3	3~5	3	many (3+)
4	10~19	4	6~10	4	positive
5	20~29	5	11~20		
6	30~49	6	〉20		
7	50~99				
8	≥100				

체액검사

검사명	참고치	검체	주의사항	검사방법
Routine analysis				
Color				육안관찰
Turbidity				육안관찰
Specific gravity				Refractometer
Cell count RBC WBC Others		Body fluid 2 mL	검체형 반드시 명기	Chamber count
Differential count Poly Lymphocyte				Wright stain
Cytospin		Body fluid 2 mL		Wright stain
Mucin clot test of joint fluid	Good	Joint fluid 1 mL		Acetic acid ppt.
Microscopy of joint fluid* Crystal Bacteria	 Negative Negative	Joint fluid 1 mL		Direct wet smear

▦ Pleural fluid, Ascitic fluid, Joint fluid

EDTA tube-Cell count, Differential count, Mucin clot test, Cytospin Plain tube-Chemistry

*: Joint fluid의 differential count를 위해서는 헤파린을 묻힌 주사기로 체액을 채취해야 한다.

정액검사

검사명	참고치	검체	주의사항	검사방법
Semen Analysis		Semen		
Amout	〉2.0 mL			
Number	〉20 × 10^6/mL			Hemocytometer
Motility	〉50%(forward) 혹은 〉25%(rapid) (사정 후 60분 이내)		2~7일간 금욕 후 채취, 환자 보냄 채취 후 1시간 이내 접수, 접수 시 정액받은 시간 기록	
Morphology				
pH				pH 지시종이
Others Agglutinated spermatozoa RBC WBC	 negative negative 〈1 × 10^6/mL			
Motile spermatozoa	〉50%(forward) 혹은 〉25%(rapid)			
Liquified after 60 mins?	Yes			

기타 검사(I)

검사명	검체종류 및 양	검체용기	RIA
1,25(OH)$_2$ Vit. D$_3$*	Blood 7 mL	SST	*
25(OH) Vit. D$_3$	Blood 7 mL	SST	*
11-deoxycorticosterone*	Blood 4 mL	SST	*
11-deoxycortisol*	Blood 2 mL	SST	*
11-OHCS	Blood 4 mL	SST	
17-α-OH-pregnenolone*	Blood 3 mL	SST	*
17-KS	24 hr urine 20 mL	소변용기	
18-OH-deoxycorticosterone*	Blood 4 mL	SST	*
2-5A synthetase(즉시접수)	Blood 2 mL	SST	*
Acid phosphatase	Blood 2 mL	SST	
Adenovirus Ab type 1	Blood 2 mL CSF 1 mL	SST	
Adenovirus Ab type 2			
Adenovirus Ab type 3			
Adenovirus Ab type 4			
Adenovirus Ab type 5			
Adenovirus Ab type 6			
Adenovirus Ab type 7			
Adenovirus Ab type 8			
Adenovirus Ab type 11			
Adenovirus Ab type 19			
Adenovirus Ab type 37			
Aldolase	Blood 3 mL	SST	
Aluminum	Blood 3 mL 24hr urine	SST	
Androstenedione	Blood 3 mL	SST	*
Androsterone*	Blood 3 mL	SST	*
Angiotensin II	Blood 6 mL	EDTA	*
Angiotension converting	Blood 3 mL	SST	
Anti-gastric parietal cell Ab	Blood 3 mL	SST	
Anti-GBM Ab*	Blood 3 mL	SST	
Anti-Jo-1 Ab	Blood 3 mL	SST	
Anti-MAG Ab	Blood 3 mL	SST	
Anti-mitochondrial Ab	Blood 3 mL	SST	
Anti-neutrophil cytoplasmic Ab	Blood 3 mL	SST	
Anti-RNP Ab	Blood 2 mL	SST	
Anti-Scl-70 Ab	Blood 2 mL	SST	
Anti-Sm Ab	Blood 2 mL	SST	
Anti-smooth muscle Ab	Blood 3 mL	SST	
Anti-SS-A/Ro Ab	Blood 2 mL	SST	

기타 검사(I) (계속)

검사명	검체종류 및 양	검체용기	RIA
Anto-SS-B/La Ab	Blood 2 mL	SST	
Aspergillus Ab titer	Blood 3 mL	SST	
β-endorphin	Blood 6 mL	EDTA	*
C1 esterase inhibitor	Blood 3 mL	SST	
CA 15-3	Blood 3 mL	SST	*
CA 50	Blood 3 mL	SST	
Cadmium(Cd) (전용용기)	Blood 3 mL 24hr urine 10 mL	전용용기 소변용기	
cAMP(6N HCL 첨가)	24hr urine 10 mL	소변용기	*
Chlamydia Ab, lgG	Blood 3 mL	SST	
Chromium(Cr) (전용용기)	Blood 3 mL 24hr urine 10 mL	전용용기 소변용기	
Clonazepam	Blood 3 mL	SST	
CMV Ab, lgG	Blood 3 mL/CSF 1 mL	SST	
Collagen IV	Blood 3 mL	SST	
Collagen IV-7S	Blood 3 mL	SST	*
Coxsackie A Ab type 2	Blood 2 mL CSF 1 mL	SST	
Coxsackie A Ab type 3			
Coxsackie A Ab type 4			
Coxsackie A Ab type 5			
Coxsackie A Ab type 6			
Coxsackie A Ab type 7			
Coxsackie A Ab type 8			
Coxsackie A Ab type 9			
Coxsackie A Ab type 10			
Coxsackie A Ab type 16			
Coxsackie A Ab type 1			
Coxsackie A Ab type 2			
Coxsackie A Ab type 3			
Coxsackie A Ab type 4			
Coxsackie A Ab type 5			
Coxsackie A Ab type 6			
Creatine	Blood 3 mL 24hr urine 10 mL	SST 소변용기	
CYFRA 21-1	Blood 3 mL	SST	
Deoxypyridinoline(아침첫뇨)	Random urine 10 mL	소변용기	

기타 검사(I) (계속)

검사명	검체종류 및 양	검체용기	RIA
EBV EA Ab, lgA	Blood 3 mL CSF 1 mL	SST	* *
EBV EA Ab, lgG			
EBV EA Ab, lgM			
EBV EBNA Ab			
EBV VCA Ab, lgA			
EBV VCA Ab, lgG			

*: 전용용기를 받아간다.

응급 요 · 체액검사(체액)

검사명	참고치	단위	검체	주의사항	검사방법
Routine cell count(23, 24)				L-62 체액검사 참조	
Cell count RBC WBC		/mm^3	Body Fluid 1.0 mL 이상 (EDTA)	응고되지 않게	현미경 관찰
Differential count Poly Lymphocyte Others		%	Body Fluid 1.0 mL 이상 (EDTA)	응고되지 않게	현미경 관찰
Chemistry(25~29)					
Total protein		mg/dL	Body Fluid 0.5 mL 이상		Biuret
Glucose		mg/dL			Oxygen electrode법
Chloride		mmol/L			ISE(indirect)
LD		μ/L			L→P Enzyme법
Amylase		μ/L			Enzyme법
Diphtheria smear			도말표본 2장	swab면봉도말한다	Albert st.

- Body fluid : EDTA tube ⇒ Cell count, Diff count　　Plain tube ⇒ Chemistry
- Body fluid cell count 검사 결과에서 others cell이 50% 이상이거나 악성 세포등이 의심스러운 경우 추후 일반혈액에서 확인검사 후 결과를 낸다.
- 검체의 종류를 명확히 표시한다.

응급혈액가스검사

검사명	참고치	단위	검체	주의사항	검사방법
Blood gas analysis			Blood 3 mL (Heparin) (arterial)	1) 즉시 공기차단 2) 얼음에 채워 운반 3) 응고되지 않게	Blood gas analyzer AVL995 NOVA SP3 ABL 520 소아 : ABL 520
pH	7.42 ± 0.4				
pCO_2	39 ± 7	mmHg			
pO_2	91 ± 17	mmHg			
Bicarbonate	25 ± 4	mmol/L			
Base excess	0 ± 2	mmol/L			
O_2 content	20 ± 2	ml/dL			
O_2 saturation	94 ± 2	%			
CO-oximeter, emergency					
Total Hb	M : 13~17 F : 12~16	g/dL	Blood 3 mL (Heparin) (arterial or venous)	1) 즉시 공기차단 2) 얼음에 채워 운반 3) 응고되지 않게	ABl-520
O_2Hb(%)	94~100	%			
COHB(%)	흡연〈1.5~5.0 비흡연〈1.5	%			
Methemoglobin	0.4~1.5	%			
Volume % O_2	15~23	vol. %			

응급화학검사

검사명	참고치	단위	검체	주의사항	검사방법
Electrolyte battery (29~32)					
Sodium	135~145	mmol/L	Serum or Urine 1 mL		
Potassium	3.5~5.5	mmol/L	Serum or Urine 1 mL	용혈 시 증가	ISE (indirect)
Chloride	98~110	mmol/L	Serum or Urine 1 mL		
CO_2, total	24~31	mmol/L	Serum or Urine 1 mL	진공채혈관 (공기차단)	
BUN	10~26	mg/dL	Serum 1 mL		Urease (conductivity)
Creatinine	0.7~1.4	mg/dL	Serum or Urine 1 mL		Jaffe reaction (Alk. Picrate)
Bilirubin, total	0.2~1.2	mg/dL	Serum 1 mL	광선노출 시 감소	Diazo (end point)법
Glucose	70~110	mg/dL	Serum or Urine 1 mL		Oxygen electron법
Ketone bodies	Negative	(—)~(+++)	Serum 1 mL		Test stick법

응급화학검사

검사명	참고치	단위	검체	주의사항	검사방법
Amylase	60~180	U/L	Serum or Urine 1 mL		Enzymatic rate법
Osmolality, serum	299~302	mOsm/kg	Serum 2 mL	X선 조영제 금기	Osmometer (Freezing point법)
Osmolality, urine	300~900	mOsm/kg	Urine 2 mL	X선 조영제 금기	Osmometer (Freezing point법)
Ammonia	〈75	μg/dL	Blood 1 mL (EDTA)	용혈 및 응고방지, 채혈 후 30분 내 검사	Microdeiffusion법
Calcium, inonized	1.05~1.35	mmol/L	Serum 1 mL	진공채혈관 (공기차단)	Ca++ analyzer (ISE)
AST(GOT)	〈40	IU/L	Serum 1 mL	용혈시 증가	Enzymatic rate법
ALT(GPT)	〈40	IU/L	Serum 1 mL	용혈시 증가	Enzymatic rate법
LD	100~255	IU/L	Serum 1 mL	용혈시 증가	Enzymatic rate법 (LD-L)
CK, total	20~270	IU/L	Serum 1 mL		Enzymatic rate법
Lipase	8~57	IU/L	Serum 1 mL		Enzymatic rate법

- Blood 채혈량은 검사에 필요한 Serum량의 3.5배 이상, 최소한 3 mL 이상이어야 한다.
- 용혈된 검체는 병실에 연락하여 다시 채혈하도록 하며, 혈관 내 용혈질환이 있는 환자에게만 검사를 그대로 진행한다.

15. SI(국제) 단위 환산표

Components	Otd	×	Factor	SI unit
Albumin	g/dL	×	10.000	g/L
Ammonia	μg/dL	×	0.5872	μmol/L
Bilirubin	mg/dL	×	17.104	μmol/L
Calcium	mg/dL	×	0.2495	mmol/L
Cholesterol	mg/dL	×	0.0259	mmol/L
Copper	mg/dL	×	0.1574	μmol/L
CRP	mg/dL	×	10.000	mg/L
Creatine	mg/dL	×	76.254	μmol/L
Creatinine	mg/dL	×	88.402	μmol/L
FFA	meq/L	×	1.00	mmol/L
Fibrinogen	mg/dL	×	0.0100	g/L
Fructose	mg/dL	×	0.0555	mmol/L
Galactose	mg/dL	×	0.0555	mmol/L
Glucose	mg/dL	×	0.0555	mmol/L
Hemoglobin	mg/dL	×	0.1000	mg/L
Haptoglobin	mg/dL	×	10	mg/L
Iron	μg/dL	×	0.1791	μmol/L
TIBC	μg/dL	×	0.1791	μmol/L
Lactate	mg/dL	×	0.1110	mmol/L
Lead	μg/dL	×	0.0483	μmol/L
Lipid, total	mg/dL	×	0.0100	g/L
Lipoproteins	mg/dL	×	0.0100	g/L
Magnesium	meq/L	×	0.500	mmol/L
Molality	mosm/kg	×	1.0000	mmol/L
Oxyhemoglobin	%	×	0.0100	L
Phosphorus	mg/dL	×	0.3229	mmol/L
Proteins	g/dL	×	10.000	g/L
Transferrin	mg/dL	×	0.0100	g/L
Triglyceride	mg/dL	×	0.0114	mmol/L
Urea	mg/dL	×	0.1665	mmol/L
Urea nitrogen	mg/dL	×	0.3561	mmol/L
Uric acid	mg/dL	×	59.485	μmol/L
Zinc	μg/dL	×	0.1530	μmol/L

16. 일반화학 검사 결과보고지

생년월일 성별	등 록 번 호	
	환 자 성 명	
의 뢰 처	접 수 일 자	
	보 고 일 자	
접 수 번 호	참 고 사 항	
	검 체 검 증	L H I

코드	검사명	참고치	결 과	단 위	Factor SI unit
03	CALCOUM	8.8~10.5		mg/100 mL	0.2495 mmol/L
04	PHOSPHORUS	2.5~4.5		mg/100 mL	0.3229 mmol/L
05	GLUCOSE	70~110		mg/100 mL	0.0555 mmol/L
06	BUN	10~26		mg/100 mL	0.3561 mmol/L
07	URIC ACID	3.0~7.0		mg/100 mL	59.485 mmol/L
08	CHOLESTERROL	〈240		mg/100 mL	0.0259 mmol/L
09	T.PROTEIN	6.0~8.0		mg/100 mL	10.000 g/L
10	ALBUMIN	3.3~5.2		mg/100 mL	10.000 g/L
11	T.BILIRUBIN	0.2~1.2		mg/100 mL	17.104 umol/L
12	ALK.PHOSPHATE	A30~115 P30~165 C60~300		U/L	U/L
14	AST(GOT)	〈40		U/L	U/L
15	ALT(GPT)	〈40		U/L	U/L
16	GGT(r-GTP)	M11~63 F 8~35		U/L	U/L
17	CHOLINESTERASE	1140~1590		U/L	U/L
18	D.BILIRUBIN	0~0.5		mg/100 mL	17.104 umol/L
24	TTT	0~5.0		unit	unit
19	ACID PHOSPHATASE	1.0~4.0		K.AU/100 mL	K.AU/100 mL
20	AMYLASE	60~180		U/100 mL	U/100 mL
21	LIPASE	8~57		U/L	U/mL
22	CK	20~270		U/L	U/L
23	LD	100~225		mg/100 mL	U/L
41	CREATININE	0.7~1.4		mg/100 mL	8.402 mol/L
42	CREATINE	M 0.2~0.5 F 0.4~0.9		mmol/L	76.254 mol/L
43	SODIUM	135~145		mmol/L	mmol/L
44	POTASSIUM	3.5~5.5		mmol/L	mmol/L
45	CHLORIDE	98~100		mmol/L	mmol/L
47	CO_2 TOTAL	24~31		μg/100 mL	mmol/L
51	IRON	M 50~170 F 45~130		μg/100 mL	0.1791 umol/L

코드	검사명	참고치	결 과	단 위	Factor SI unit
52	TIBC	280~400		mg/100 mL	0.1791 umol/L
61	TRIGLYCERIDE(TG)	〈200		mg/100 mL	0.0114 mmol/L
62	HDL·CHOLESTEROL	M 35~55 F 50~65		mg/100 mL	0.0259 mmol/L
63	T·LIPID	400~700		mg/100 mL	0.0100 mmol/L
64	PHOSPHOLIPID	150~250		mg/100 mL	0.0100 mmol/L
65	APOLIPOPROTEIN A	109~250		mg/100 mL	0.0100 mmol/L
66	APOLIPOPROTEIN B	51~91		mg/100 mL	0.0100 mmol/L
67	LIPOPROTEIN PROFILE				
25	ADA	5.3~17.8		U/L	U/L
92	CRP	〈0.5		mg/100 mL	10.000 mg/L

단위 * factor = SI unit

17. 정도관리용 혈청

CLINICAL CHEMISTRY CONTROL SERUM
5 mL용 × 6 Vials

SUITROL N
(Lot No. 041801)

측정성분	제품 Code No.	측 정 방 법	Nomal치 ± 2SD
• 효소			
GOT(AST)	AM 101-K	Reitman-Frankel법	22.5 ± 5.8 K-U
GPT(ALT)	AM 101-K	Reitman-Frankel법	15.0 ± 5.5 K-U
ALP	AM 105S-K	Kind-King법	10.55 ± 1.7 K-U
LD	AM 159-K	Wrobrewski법	320 ± 38 W-U
CK	AM 150S-K	Rosalki법	76.5 ± 19.6 IU/L
γ-GTP(GGT)	AM 158-K	γ-Glutamyl-3-Carboxy -4Hydroxyanilide법	36.0 ± 4.1 mU/mL
AMY	AM 501S-K	Caraway변법	124 ± 25S-U
• 지질			
TG	AM 157S-K	효소법(GPO)	90.1 ± 8.4 mg/dL
T-CHO	AM 202-K	효소법(COD, POD)	128 ± 8 mg/dL
F-CHO	AM 302-K	효소법(CO, POD)	28.5 ± 2.7 mg/dL
HDL-CHO	AM 203-K	인텅스텐산침전법	24.5 ± 8.1 mg/dL
• 함질소화합물			
CREA	AM 119-K	Jaffe법	1.16 mg/dL
UN	AM 165-K	효소법 (Urease Indophenol법)	15.3 ± 1.6 mg/dL
UA	AM 162-K	효소법	4.90 ± 0.7 mg/dL
ALB	AM 127	BCG법	3.74 ± 0.30 g/dL
• 단백			
TP	AM 54-1011	Buiret법	6.23 ± 0.31 g/dL
• A/G비		Buiret-BCG법	1.60 ± 0.35
• 전해질			
Ca	AM 117-K	OCPC법	9.10 ± 0.71 mg/dL
Mg	AM 303-K	비색법	1.90 ± 0.24 mg/dL
Pi	AM 123-K	인몰리브덴산법	3.43 ± 0.20 mg/dL
FE	AM 506-K	NPS법	123 ± 12 μg/dL
TIBC	AM 507-K	NPS법	328 ± 28 μg/dL
• 당			
GLU	AM 201-K	효소법	90.2 ± 8.0 mg/dL
• 색소			
T-BIL	AM 301-K	A-A-B법	1.08 ± 0.10 mg/dL
D-BIL	AM 301-K	A-A-B법	0.43 ± 0.13 mg/dL
• 혈청 교질			
TTT	AM 502S-K	Maclagan법	1.62 ± 0.28 M-U

사용법
- 본품 1병에 증류수 5.0 ml를 가하여 약 20분간 실온에 방치한 후 천천히 전도 혼합 용해합니다.

(강하게 혼합하지 마십시오.)

주의사항
- 위 분석치는 본 Lot No.에만 유용합니다.
- 용해 후 2~10℃에서 24시간 안정합니다.

찾아보기

ㄱ

가연성 가스 5
검체혼합법 61
경고치 55
경향 56
계통요차 49
고밀도지단백 136
고압멸균기 28
과포화용액 35
관리혈청 55
교질용액 39
구연산 나트륨 91
규정용액 37

ㄴ

냉각기 19
누화법 58
눈금의 표시 11

ㄷ

도수분포 49
독성 물질 5

ㅁ

몰랄용액 38
몰용액 37

ㅂ

반복측정법 60
발화성 물질 5
변동계수 51
변동계수법 58
변이지수 67
변화치 54
복염 89
부식성 물질 5
분광광도계 31
분액깔때기 17
불포화용액 35
불화 나트륨 91
비례오차 52
비색관 21

ㅅ

산화성 물질 5
상관계수 54
선택변이계수 66
수용액 35
쌍치법 57

ㅇ

안전 pipette 13
여과용 플라스크 16
예민도 48
오스몰용액 38
외부정도관리법 66
요동 56
용량 플라스크 16
용량백분율 36
용매 35
용액 35
용질 35
용해도 35
우연오차 49
이중수산염 89
인화성 물질 5

ㅈ

자동뷰렛 15
재현성 47
정도관리 47
정밀도 47
정상치 평균치법 61
정확도 47

제습기 20
중량백분율 36
중량용량백분율 36
중크롬산 세척액 27

ㅊ

착염 90
초자기구의 종류 11

ㅌ

탈선 56
특이도 48

ㅍ

편재 56
포화용액 35
폭발성 물질 5
표준편차 50

ㅎ

항응고제 89
회귀직선 52
회수율 52
희석율 41

A

Allihn condenser 19
Anticoagulant 89, 99, 127, 141, 193
Autopipett 26
average of normals method 61

B

blow out pipette 11
Büchner funnel 17
Buret 14

C

C.V method 58
Calibration curve 43
Capillary pipette 13
CCV : chosen coefficient of variation 66
Centrifuge 32
Cleaning solution 27
Coefficient of variation 51
Colloidal solution 39
Condenser 19
conterol serum 55
Control survay 65
CUSUM method 58
Cuvett 21

D

Delta check 54
Desiccator 20
Diazo tube 18
Dispenser 22
Double oxalate 89

E

EDTA-Na 90
Erlenmeyer flask 16
Esbach tube 18
etched ring 11
External quality control 66

F

Filtering flask 16
Folin-Wu sugar tube 18
Frequency distribution 49
Funnel 17

G

Gaussian 50

H

Hazards in the laboratory 3, 41
Heparin 90

K

Kirk pipette 12
Kjeldahl flask 16

L

Lang-Levy pipette 12
Liebig condenser 19
Lithium oxalate 90

M

Magnetic stirrer 24
Micropipett 12
mixed sample method 61
Mohr pipette 12
molality 38
molarity solution 37

N

N.P.N tube 18
Nissl tube 18
normality solution 37
Number plus법 61

O

osmolarity 38
Ostwald pipette 12
outlier 56

P

Panic value 55
Pasteur pipette 14
Percent(%)-용액 35
pH meter 29

pipette fuller 13
Protein free protein 93

Q

Quality Assurance program 66
Quality control 47

R

random error 49
Recovery rate 52
Refractometer 24
repeat analysis method 60
reprocibility 47

S

Sahli pipette 12
Sanz pipette 14
Seitz 70
Separating funnel 17
Separatory funnel 26
sequestrene 90
Serological pipette 12
shift 56
Sod. citrate 91
Solubility 35
solute 35
solvent 35
spectral-Absorbance Curve 32
Spectrophotometer 31
Standard deviation 50
systematic error 49

T

To contain 11
To deliver 11
Tonk's 허용범위 52
transfer pipette 12
trend 56
twin plot method 57

U

unrest 56

V

Variance index(VI) 66
Variation of index score : VIS 67
Versene 90
Voltex mixer 23
Volumetric flask 16, 26
Volumetric pipette 12

기본 임상화학 실험

정가 25,000 원

ISBN 987-89-7043-753-8

2010년 2월 2일 초판 인 쇄
2010년 2월 5일 초판 발 행

저 자 : 권세영 · 김상락 · 나영악
류재두 · 문기영 · 박 철

발 행 자 : 최병진

발 행 처 : 도서출판 **고 려 의 학**
(136-821) 서울 성북구 성북동 115-24 보문빌딩 3층
Tel. 765-0333, 0337
Fax. 743-2288
등록번호 : 제 1-519호 1978. 6. 29.